瑜伽文库
YOGA LIBRARY

正念 · 解读

瑜伽文库
YOGA LIBRARY

正念·解读

A Scientific
Approach to Yoga

瑜伽可以很科学

刘子玉　吕晓丹／编著

四川人民出版社

图书在版编目（CIP）数据

瑜伽可以很科学 / 刘子玉, 吕晓丹编著. -- 成都：
四川人民出版社, 2024.1
（瑜伽文库）
ISBN 978-7-220-13531-6

Ⅰ.①瑜… Ⅱ.①刘… ②吕… Ⅲ.①瑜伽—基本知
识 Ⅳ.①R793.51

中国国家版本馆CIP数据核字（2023）第216252号

YUJIA KEYI HEN KEXUE

瑜伽可以很科学

刘子玉　　吕晓丹　编著

出　版　人	黄立新
责任编辑	蒋科兰　张新伟
责任校对	吴　玥　林　泉
封面设计	李其飞
版式设计	戴雨虹
责任印制	周　奇
出版发行	四川人民出版社（成都三色路238号）
网　　址	http://www.scpph.com
E-mail	scrmcbs@sina.com
新浪微博	@四川人民出版社
微信公众号	四川人民出版社
发行部业务电话	（028）86361653　86361656
防盗版举报电话	（028）86361653
照　　排	四川胜翔数码印务设计有限公司
印　　刷	四川机投印务有限公司
成品尺寸	146mm×208mm
印　　张	12
字　　数	290千
版　　次	2024年1月第1版
印　　次	2024年1月第1次印刷
书　　号	ISBN 978-7-220-13531-6
定　　价	56.00元

与客观事实相比，我们全部的科学都很原始和幼稚。但是，这正是我们所拥有的最宝贵的东西。

——阿尔伯特·爱因斯坦

"瑜伽文库" 总序

　　古人云：观乎天文，以察时变；观乎人文，以化成天下。人之为人，其要旨皆在契入此间天人之化机，助成参赞化育之奇功。在恒道中悟变道，在变道中参常则，"人"与"天"相资为用，相机而行。时时损益且鼎革之。此存"文化"演变之大义。

　　中华文明源远流长，含摄深广，在悠悠之历史长河，不断摄入其他文明的诸多资源，并将其融会贯通，从而返本开新、发闳扬光，所有异质元素，俱成为中华文明不可分割的组成部分。古有印度佛教文明的传入，并实现了中国化，成为华夏文明整体的一个有机部分。近代以降，西学东渐，一俟传入，也同样融筑为我们文明的一部分，唯其过程尚在持续之中。尤其是20世纪初，马克思主义传入中国，并迅速实现中国化，推进了中国社会的巨大变革……

　　任何一种文化的传入，最基础的工作就是该文化的经典文本之传入。因为不同文化往往是基于不同的语言，故文本传入就意味着文本的翻译。没有文本之翻译，文化的传入就难以为继，无法真正兑现为精神之力。佛教在中国的扎根，需要很多因缘，而前后持续近千年的佛经翻译具有特别重要的意义。没有佛经的翻译，佛教在中国的传播就几乎不可想象。

　　随着中国经济、文化之发展，随着中国全面参与到人类共同体之中，中国越来越需要了解更多的其他文化，需要一种与时俱进的文化心量与文化态度，这种态度必含有一种开放的历史态度、现实态度和面向未来的态度。

人们曾注意到，在公元前8世纪至公元前2世纪，在地球不同区域都出现过人类智慧大爆发，这一时期通常被称为"轴心时代"（Axial Age）。这一时期所形成的文明影响了之后人类社会2000余年，并继续影响着我们生活的方方面面。随着人文主义、新技术的发展，随着全球化的推进，人们开始意识到我们正进入"第二轴心时代"。但对于我们是否已经完全进入一个新的时代，学者们持有不同的意见。英国著名思想家凯伦·阿姆斯特朗（Karen Armstrong）认为，我们正进入第二轴心时代，但我们还没有形成第二轴心时代的价值观，我们还需要依赖第一轴心时代之精神遗产。全球化给我们带来诸多便利，但也带来很多矛盾和张力，甚至冲突。这些冲突一时难以化解，故此，我们还需要继续消化轴心时代的精神财富。在这一意义上，我们需要在新的处境下重新审视轴心文明丰富的精神遗产。此一行动，必是富有意义的，也是刻不容缓的。

在这一崭新的背景之下，我们从一个中国人的角度理解到：第一，中国古典时期的轴心文明，是地球上曾经出现的全球范围的轴心文明的一个有机组成部分；第二，历史上的轴心文明相对独立，缺乏彼此的互动与交融；第三，在全球化视域下不同文明之间的彼此互动与融合必会加强和加深；第四，第二轴心时代文明不可能凭空出现，而必具备历史之继承性和发展性，并在诸文明的互动和交融中发生质的突破和提升。这种提升之结果，很可能就构成了第二轴心时代文明之重要资源与有机组成部分。

简言之，由于我们尚处在第二轴心文明的萌发期和创造期，一切都还显得幽暗和不确定。从中国人的角度看，我们可以来一次更大的觉醒，主动地为新文明的发展提供自己的劳作，贡献自己的理解。考虑到我们自身的特点，我们认为，极有必要继续引进和吸收印度正统的瑜伽文化和吠檀多典籍，并努力在引进的基础上，与中国固有的传统文化，甚至与尚在涌动之中的当下文化彼此互勘、参照和接轨，努力让印度的古老文化可以服务于中国当代的新文化建设，并最终可以服务于人类第二轴心时代文明之发展，此所谓"同归而殊途，一致而百虑"。基于这样朴素的认识，我们希望在这些方面做一些翻译、注释和研究工作，出版瑜伽文化和吠檀多典籍就是其中的一部分。这就是我们组织出版这套"瑜伽文库"的初衷。

由于我们经验不足，只能在实践中不断累积行动智慧，以慢慢推进这项工作。所以，我们希望得到社会各界和各方朋友的支持，并期待与各界朋友有不同形式的合作与互动。

"瑜伽文库" 编委会

2013年5月

"瑜伽文库"再序

经过多年努力，"瑜伽文库"已粗具体系化规模，涵盖了瑜伽文化、瑜伽哲学、瑜伽心理、瑜伽实践、瑜伽疗愈、阿育吠陀瑜伽乃至瑜伽故事等，既包含古老的原初瑜伽经典，又包含古老瑜伽智慧的当代阐释和演绎。瑜伽，这一生命管理术，正滋养着当下的瑜伽人。

时间如梭，一切仿佛昨日，然一切又有大不同。自有"瑜伽文库"起，十余年来，无论是个人，还是环境、社会，抑或整个世界，都经历了而且正在经历着深刻且影响深远的变化。在这个进程中，压力是人们普遍的感受。压力来自个人，来自家庭，来自社会。伴随着压力的，是无措、无力、无奈，是被巨大的不确定性包裹着的透支的身体和孤悬浮寄的灵魂。

不确定性，是我们这个世界的普遍特征，而我们却总渴望着确定性。在这尘世间，种种能量所建构起来的一切，都是变动不居的。一切的名相都是暂时的、有限的。我们须要适应不确定性。与不确定性为友，是我们唯一的处世之道。

期盼，是我们每个人的自然心理。我们期盼身体康健、工作稳定、家庭和睦，期盼良善地安身立命，期盼世界和平。

责任，是我们每个人都须要面对、须要承担的。责任就是我们的存在感：责任越大，存在感越强；逃避责任或害怕责任，则让我们的存在感萎缩。我们须要直面自身在世上的存在，勇敢地承担我们的责任。

自由，是我们每个人真正渴望的。我们追求自由——从最简单的身体自由，到日常生活中的种种功能性自由，到内心获得安住的终极存在的自由。自由即无限，自由即永恒。

身份，是我们每个人都期望确定的。我们的心在哪里，我们的身份就在哪里。心在流动，身份在转变。我们渴望恒久的身份，为的是尘世中的安宁。

人是生成的。每个个体好了，社会才会好，世界才会好。个体要想好，身心安宁是前提。身心安宁，首先需要一个健康的身体。身体是我们在这世上存在的唯一载体，唯有它让我们生活的种种可能性得以实现。

身心安宁，意味着有抗压的心理能量，有和压力共处的能力，有面对不确定的勇气和胆识，有对自身、对未来、对世界的期盼，有对生活的真正信心、对宇宙的真正信心、对人之为人的真正信心。有了安宁的身心，才能履行我们的责任——不仅是个体的责任，还有家庭的责任、社会的责任、自然和世界的责任。我们要有一种宇宙性的信心来承担我们的责任。在一切的流动、流变中，"瑜伽文库"带来的信息，可以为承担这种种的责任提供深度的根基和勇气，以及实践的尊严。

"瑜伽文库"有其自身的愿景，希望为中国文化做出时代性的持续贡献。"瑜伽文库"探索生命的意义，提供生命实践的路径，奠定生命自由的基石，许诺生命圆满的可能。"瑜伽文库"敬畏文本，敬畏语言，敬畏思想，敬畏精神。在人类从后轴心时代转向新轴心时代的伟大进程中，"瑜伽文库"为人的身心安宁和精神成长提供帮助。

人是永恒的主题。"瑜伽文库"并不脱离或者试图摆脱人的身份。人是什么？在宏阔的大地上，在无限的宇宙中，人的处境是什么？"瑜伽文库"又不仅仅是身份的信息。透过她的智慧原音，我们坦然接受人的身份，却又自豪并勇敢地超越人的身份。我们立足大地，我们又不只属于大地；我们是宇宙的，我们又是超越宇宙的。

时代在变迁，生命在成长。走出当下困境的关键，不在于选择，而在于参与，在于主动地担当。在这个特别的时代，我们见证一切的发生，参与世界的永恒游戏。

人的经验是生动活泼的。存在浮现，进入生命，开创奋斗，达成丰富，获得成熟，登上顶峰，承受时间，生命圆满——于这一切之中领略存在的不可思议和无限可能。

"瑜伽文库"书写的是活泼泼的人。愿你打开窗！愿你见证！愿你奉献热情！愿你喜乐！愿你丰富而真诚的经验成就你！

"瑜伽文库"编委会

2020年7月

序

　　随着近些年来瑜伽的普及，我们欣喜地看到它已经融入人们的生活，成为一种时尚的身心训练，而同时又不免忧心地发现，它在服务中还有着诸多不足，甚至被描述为"粗糙危险的""故弄玄虚的"……那么除了引入和普及瑜伽所植根的哲学，大概没有什么比科学的视角更是瑜伽亟须的了。站在科学的视角，我们会发现瑜伽这门学科、这种服务就接上了源头活水，于此练习的功效可以验证，方便传播，在普通练习者面前，它的时尚就不是消费主义式、昙花一现的，而是清晰、安全、有效、散发着理性的长久魅力的。

　　这本书的撰写，就建立在上述愿景之下，尽管深知所学有限，但我们深切渴望着建立一种纽带，既帮助瑜伽从业者更清晰地认知、更恰当地应用这门知识，也让习练群体擦亮慧眼，以开放而务实的态度接近瑜伽，让这练习能在古老传统与现代科学的双重滋养下，服务于人们的日常生活。推而言之，本书也可以是一个容人各取所需的宝藏。希望本书的一孔之见，能够成为读者诸君脚下的一个阶梯。

子玉

2023年8月

目　录

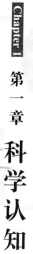

Chapter 1 第一章 **科学认知**

医生眼中的瑜伽（一）：
关于健康，
这是一位肿瘤科医生和他的瑜伽老师告诉我的

采访/子玉

一位去医院教医生们练瑜伽的老师接受了访谈，其后介绍了一位"男学员"给我认识。请原谅我如此乏味的客观叙述，事实上，这个特别的瑜伽课堂，两位特别的采访对象，给了我们许多关于瑜伽与健康关系的"一手资料"。

子玉：老师起初是怎样去医院教瑜伽课的呢？

赵雪雅：我一个朋友在本市肿瘤医院教瑜伽课，有一次她临时有事，我替她上了两次课。医院方面挺喜欢我的风格，就希望加一些我的课。之后我的朋友怀孕了，那边的课就全是我上了。每周两三次课，每节十几个人，主要是医生们。另外，我还在一家综合性传染病医院教课，疫情开始后课就停了。

在学员中间，年龄最大的70多岁。有一个男医生，其他都是女医生。这个男医生还是做得最好的，一开始在课堂上，他还会在适合的时候，给大家讲讲理论层面的知识（班上有个学霸的感觉）：比如坐立冥想前，用手轻轻拉动臀部肌肉向后、向上，他会解释说，这样坐骨能更好地向下扎根，利于脊柱向上延展；练习战士二式，他会告诉大家，这类站立体式可以锻炼腿部肌肉，比如让股四头肌更加强壮。

子玉：教给医生们的动作，和在瑜伽馆里有什么不同？

赵雪雅：相对简单。瑜伽馆会员还是有一部分追求高难度，喜欢炫的体式，毕竟群体相对年轻。

其实简单的动作要做好，单是找到呼吸和动作的连接，都不简单。这个"不简单"，对"僵硬""柔软"的人都是存在的，大家各有各的功课。也不能一味追求"柔软"，实际上我们要的是一个平衡状态，更合适的说法是"柔韧"。有人前屈能摸到脚，有人只能摸到小腿，但从中获得的功效是差不多的。

我自己属于天生僵硬的人，刚接触瑜伽的时候既僵硬，又自卑，所以比较能理解身体僵硬的人，特别是男学员的感受。但你要知道，灵魂是不分男女的。在课堂上，不应被别人打扰，也不应被自己的想法打扰，专注于练习就可以了。

子玉：那么医生这个"高知群体"，从练习里面收获了什么呢？

赵雪雅：医生们目的很清楚——我要通过这个练习，让自己的身体越来越好。比如有人说，来的时候颈椎不舒服，练完就特别舒服，或者说浑身轻松，腰不疼了。那位70多岁的阿姨专门告诉我，说自己去体检，发现身体状况有所改善。

还有医生专门告诉我，瑜伽老师讲课耗气血，"日出千言，不损自伤"：在摊尸式的时候，说你用录音啊，自己也要躺下休息一会儿，要么在课后打坐，不然消耗太严重了。作为老师，相对于我给予他们的来说，我从他们身上学到更多。

下面访谈的这位医生，就是赵老师在医院课堂上唯一的男学员，原来他接触瑜伽相当早……

子玉：作为一名医生，这些年您是怎样"找到"瑜伽的呢？

王黎：我是1983年从河南中医学院毕业，毕业后在河南省肿瘤医院工作了30多年，主要做肿瘤的中西医结合治疗。从自己的专业经历来讲，我感觉肿瘤治疗在20世纪90年代末，就已经走入瓶颈：晚期治疗没办法，化疗只能缓解一时，让人反应很大，"生不如死"，很多人这么形容。如果能在早期手术，或者其他治疗措施得当，有时候还能治愈，但稍晚一点，基本上不可治愈了。

所以我在2001—2007年去英国，做了一些生物医学方面的研究。平常主要在实验室，周末去英国的中医馆出门诊。在这期间我简单接触了瑜伽，欧美还是比较流行的。

我在研究过程中越来越意识到，中医在治疗肿瘤方面有很多独到之处。回国以后，在原来基础上就有一个想法，要搞肿瘤的综合治疗，在化疗之外加入中医治疗和体育锻炼（即运动疗法），包括我们1980年代接触过的气功。我想能不能引入其他方法，就去找太极拳馆。

到太极拳馆一看，觉得运动量太大，不太适合肿瘤病人。旁边正好有一家瑜伽馆，进去一问，我觉得这也不错，所以2008年就开始练瑜伽，也把它应用到日常对病人的康复指导上，让适合的病人去练。从2015年开始，我鼓励医院工会把瑜伽课开起来，让职工来练习，很受欢迎。

现在我是从两方面来看瑜伽：从治病的角度，它是有帮助的。对于健康人，缓解职业工作的紧张、焦虑、疲劳，也很有帮助。

子玉：你们在课上练习的简单瑜伽动作，您从专业背景来理解是怎样的呢？

王黎：从中医、西医来讲，都能明白其中一定的道理，但说实在的，也都有一定局限性。

在西医眼里，他们会从骨骼、肌肉、韧带这些方面考虑，西方还专门有了瑜伽解剖学。有一定道理，但我觉得纯粹从这个角度来看，是把瑜伽当一个"死"东西来弄了。

在中医看来，瑜伽本质上是一种疏通经络的方法。

但不管以怎样的角度来看，它的效果是一样的。瑜伽练习的核心点，不在高难度动作，而在于身体、呼吸和意念的配合，由此说来——也可能是我层次不到——高难度动作可能只是个噱头。

练得时间长了，他可以扭得千奇百怪了，别人都达不到，觉得这是个高手。其实在人体经络的视角，你扭到一定程度，能起疏通作用，就可以了。扭得再多，只是韧带、关节的活动度问题。瑜伽如果只在追求动作难度，就舍本逐末了。

子玉：现在在一线体式教学中，确有一种倾向，追求"难"，或者"累"。而印度瑜伽大师的说法是"以尽可能小的力气完成一个动作"，不能垮塌，也未过度。这与我们传统道家或武术里面的练习方法，是非常相似的。

王黎：从第一轴心时代，中国文明（和其他文明）就是相通的。那时候人是以一种本源、本能的角度，来看待世界，包括看待自身的。越是古老的年代，人受所谓现代文明影响就越少，因而往往能调动自己原始的认知（能力），直指生命的本质问题。在道家的修行中，"天人合一"的观念和瑜伽实际上是一致的。

子玉：我觉得瑜伽这类练习，对于今天的生活来说，有个宝贵的切入点，即一个"净化"的过程，或者说，放下日常习惯的"思考"，回到"感受"层面上来。瑜伽八支的一个基本目标，是帮助人从身心的不安稳、不平衡，特别是沉重的思虑里面解放出来。物质相对丰富的现代生活里，人的不安稳、不平衡和沉重思虑没有减少，或许还增加了。

王黎：有病人问我，找什么样的瑜伽老师好，我说你看他教不教冥想。他的教学包括了冥想，这个老师就可以。冥想也是帮助人找回安稳、回到平衡的。

还有那样的，你交多少钱，我教你多少个动作，再交钱，再教你多少个……我一听简直是笑话，完全把瑜伽当另外一种东西了。

子玉：对普通人来说，在高难度动作中要实现动作、呼吸和意识的整合是很难的。这个趋势，仍然在造成伤病问题……

王黎：要说大众对瑜伽的理解，我倒不很担心。瑜伽练到一定程度，他自己会去找的，因为这个时候老师已经"不够"了。

子玉：听说您对于情绪问题很有心得体会。我们的情绪如何影响健康，从你们的实践中是怎么看？

王黎：因为毕竟治疗肿瘤方面的工作做得多。肿瘤的病因，实际上，现在医学上并没有真正搞清楚。一个正常人，每天有数千个细胞变异，为什么没有都得癌症？

我们说"病因"，就必须有因有果，才能称为病因。比如我们说"吸烟得肺癌"，但实际上没有真正的因果关系，通过简单的数据分析，你就可以发现：

中国每年大概有78万肺癌新发患者（2019年国家癌症中心数据），同时抽烟的人数有多少呢？至少3亿。而每年肺癌新发患者中约有26万是女性（中国女性高发恶性肿瘤，首位是乳腺癌，其次就是肺癌），她们大部分不抽烟。再有一部分男性肺癌新发患者也不抽烟，所以78万人里大概30万人是吸烟的。这样一算，比例就更小。30万对3亿，这能成因果关系吗？（当然不是说吸烟无害）

还有一种观点，认为是雾霾的原因。丹麦是肺癌发病率最高的国家，几乎比中国高50%，人家都是蓝天白云。现在又有研究者说，肺癌高发是因为烧垃圾（据说丹麦人均生活垃圾焚烧量世界第一），将两者做了相关性分析，我觉得很可笑。

目前来讲，这些所谓的直接的因果关系并不成立。

我们倾向于认为，肿瘤是源自我们身体内在一种"力量"的失衡，该控制的没有控制。

我们的免疫功能是分类的，有一类专门对外防御，有一类专门对内清除，所以（患病）准确地说是免疫功能失调，并不是简单的"免疫力低下"。

有些人感冒，动不动就咳嗽、发烧，去住院了，可是你问肺癌病人，一半以上的人说我平时身体好得很，没住过院，药都没吃过。你说他免疫力低吗？身边人都感冒了，就他没感冒，你说他免疫力低吗？他对外防御功能并不低下。现在对病人说提高免疫功能，是一个伪概念。大家都这么说，我们也没法硬掰。

那么肿瘤形成最可能的原因，我们现在认为，是人自身内部的失调。自身内部为什么会失调呢？

大体可以分几个方面：

第一，过度疲劳；

第二，生活非常不规律，熬夜、暴饮暴食等；

第三，情绪上、心理上受过重大打击，长期郁郁寡欢。

实际上第三个更重要，也很常见。这种情绪上的失常，会导致（对内）免疫功能低下，对突变细胞不能及时清除，造成了肿瘤的免疫逃逸，然后肿瘤就一步一步发展起来了。

如果你细问肿瘤病人，基本上每个人都在情绪上经历过重大波折，或者长期抑郁。早在18世纪，英国医学家就注意到这一点，其发现修道院的修女乳腺癌发病率高，调查发现，这批人往往是性格内向，有话不敢说，有意见不敢提。而教会层级森严，普通修女很受欺负。

现在乳腺癌也有年轻化的趋势，这和现在人的生活状况、工作压力有关系，更多人情绪的自我调节能力下降。我认为，这是肿瘤发病率升高的一个主要原因。

而瑜伽对调节情绪非常有效，坚持练习一段时间，情绪会获得比较好的舒展。

按我现在的理解，瑜伽练习中入静的时候，你是把自己的身体——包括大脑意识——交给了你的潜意识。此时你的潜意识在调节身体。而潜意识是生物自我调理的本能及原始状态，是最有效的。

一般动物是靠本能生活，几乎没有高层次的意识活动，所有活动都是本能驱使，动物得肿瘤的就比较少。从这个角度出发，我们通过内观，或者说冥想，实际是让自己尽可能进入潜意识状态，让潜意识来调节身体，调节我们内在的身心平衡。

子玉：原来您是从动物的深层生存本能上来理解的。

王黎：再比如说，人为什么要睡觉？医学上会讲"血脑屏障"，在血液和大脑细胞之间有一种屏障，一般血液里大部分物质过不去，只有大脑需要的东西才能过去，大脑里的杂质也出不来。在睡眠状态，而且是深睡眠的时候，血脑屏障会开个缝，通过内在的转运机制，将里面的垃圾清出来。这在一定程度上可以解释，为什么人必须睡觉。

而练瑜伽入静，或者说正念，就是人为地进入大脑清除垃圾的一种状态。

子玉：现在睡眠问题确实很严重。在您看来，针对情绪造成的睡眠问题，除了瑜伽这样可以入静的练习，是不是还需要谈话、运动等方式？

王黎：肯定需要全面的解决方式。首先需要让他有自我认识，认识到情绪对疾病的影响；其次就要学习如何面对情绪，如何通过不同方法，让情绪更平和、更阳光。

这也不都是中老年人的问题，瑜伽本身任何年龄段都能练，并从中受益。也不只是健康人能练，我的病人中就有不少案例。

比如乳腺癌患者，切除手术之后，要清扫同侧淋巴结，这会造成淋巴回流障碍，一侧肢体会水肿。而且不做术后康复锻炼的话，手术一侧的上肢会有运动障碍，甚至连梳头都梳不了。瑜伽可以解决这种康复问题。

现在一些比较负责任的医院，护理部门会教病患怎样做康复，有专门的术后康复操。这个康复操我见过，相对比较简单，不如借助瑜伽恢复得全面——这不仅是身体层面的，也是内在情绪层面的。

总的来说，国内这方面做得不多，我查了文献发现也很少。国外把瑜伽和正念结合，倒是有一些报道，作为替代疗法或辅助疗法。如果场地允许，我想也应该把瑜伽引入治疗，作为癌症治疗的辅助手段，让更多的患者从中获益。

赵雪雅

2008年开始结缘瑜伽，美国整体瑜伽学院指定中国整体瑜伽培训导师。目前就职于郑州市"我爱运动"瑜伽健身会所。

王黎

主任医师，省管专家，现任河南大学附属郑州颐和医院肿瘤内科主任，中国老年学学会老年肿瘤学会中西医结合分会执行委员，河南省中医肿瘤学会副主任委员。

医生眼中的瑜伽（二）：
泌尿外科"瑜伽医生"谈性健康与"性理性"

为什么瑜伽可以被视为一种"神经反馈训练法"？围绕性健康的专业话题，袁谦医生将自己多年的经验和思考条分缕析，这或许会让你对瑜伽有一种新鲜的认知。

子玉：关于性能量，我们听到的谈论并不少，作为跨界瑜伽与临床医学的"瑜伽医生"，您为什么会同时强调"性理性"？

袁谦：传统瑜伽里面，有将性能量提升、转化的说法，比如传统昆达里尼瑜伽，提出将原始能量提升至灵性层面。在我看来，是将你的渴求、欲望用在正道上，而不是用在一个偏的方面。

而从现代科学的角度看，为什么通过瑜伽可以提升"性理性"呢？

我们需要了解成瘾的脑机制原理。大脑会产生多巴胺，多巴胺给人带来愉悦的感觉，在吸烟以及一切可能成瘾的行为中，都会大大激发这个"奖励通路"。现在的刷短视频成瘾，在我看来，和男性手淫成瘾机制相似。通过快速、反复的刺激，达到刺激多巴胺分泌的目的。

　　而在持续寻求快速刺激、多巴胺水平提高的过程中，人体会出现一个负反馈调节，即多巴胺的受体下调。这样就要求有更高的多巴胺水平去刺激，才能达到跟以前一样的兴奋、快感程度。就好比吸毒的人，他们会越吸越大量（纯度越高）。正因为受体减少，即便刺激更大了，人感受到的快感反而没有以前强烈。恶性循环由此形成，人的神经认知模式陷入困境。

　　在以前的生活中，你通过不断努力，取得了一个好成绩，或者吃到一个好东西，这时候多巴胺会释放，你便感到兴奋或者产生快感。问题在于，现代社会中，人取得快感的途径越来越多、速度越来越快，如上所述，反而使多巴胺受体下调，整个人做什么事都提不起兴趣（进而去渴望更快、更强的刺激）。

　　过去好多病人会说，医生，我年轻时不懂事，手淫次数太多。出现性唤起障碍后，他会倾向于追求网上越来越变态的刺激。在正常的性活动里，人接收的反馈是多层次的，包括视觉、听觉、嗅觉、触觉……而在屏幕上只是（越来越刺激的）视听反馈，久而久之，在正常的性活动中反而无法获得满足，于是形成不太正常的反馈通路，造成性唤起障碍、早泄、性高潮缺失等问题。

　　从根本上说，这是一个非理性的状态。

　　瑜伽的练习，相当于改变一个人的神经反馈通路：

　　其一，体位法可以视为一种神经反馈训练法。人在这种状态里面，可以重新建立神经反馈的通路；

　　其二，瑜伽在精神上给人一个更高层次的目标，增加人对于理性，或者按照传统说法——"君子"的精神状态的追求；

　　其三，瑜伽让人在整体上改变自己不良的生活方式，比如注意饮食健康，早睡早起；

　　其四，瑜伽的社群中，还会产生有益的社会连接，比如课堂练习，或者练瑜伽的朋友在一起交流、研讨，可以帮助人走出困境，提高他理性认知的能力。

子玉：瑜伽八支中，包含"禁欲"之义，用修行人的话语，禁欲是字面意义上的，何况瑜伽士过的就是独身生活。而对于居家的人，尚未到达"遁世"人生阶段的人，这种"禁欲"的要求有其宽容度。我们生活在世俗社会的人，一方面无法套用修行话语，另一方面从常识来讲也都理解"纵欲—成瘾"的危害。从您这里谈论的科学角度，为什么瑜伽对享用健康的性有所帮助？

袁谦：男科医生最常面对的是两个病，一个是勃起功能障碍，另一个是早泄。在辅助治疗这两方面，瑜伽都有一定的效果。

从流行病学的角度，勃起功能障碍与现代的生活方式，比如紧张、焦虑的心理因素，久坐及其导致的肌肉松弛、糖尿病、血管硬化、高血压，都有很大的关系。

体位法本身也属于身体锻炼，可以修复损伤的肌肉和筋膜，特别是久坐导致的损伤。在有些久坐的职业群体中，长时间坐位会导致盆腔、腰腹部核心肌群功能失调，而在性活动中，腰腹核心区域肌肉的功能，是很重要的。

同时，体式也算一种有氧运动，不管动态还是静态的，都可以增强心肺功能，对于降低血压、血脂，恢复血管弹性等方面有较好的效用，从而可以改善勃起功能。

另外，瑜伽对紧张焦虑的情绪是一个缓解，而心理上的持续紧张，会导致性唤起障碍。疫情防控期间，其他门诊人数大幅下降，但我们科的门诊在增加，很多门诊患者会说，那半年性功能下降很厉害——"我都不想了，不知为什么"。我就问他们的职业，基本是受疫情影响很大的工作，收入下降比较明显，精神很紧张，所以出现了性唤起障碍。

至于早泄，我认为很大一部分继发性早泄是习得性的，与过度手淫，习惯快速、强烈刺激有关，当他进行正常性活动时，大脑很难达到高潮状态，但躯体的反馈却很即时，心理和身体处于不同步（分离）的状态。

瑜伽的练习，恰恰要求把身和心连接起来。

这种身心的连接，为什么说也是重建神经反馈通路的过程呢？当进入一个体式，感受到身体被拉伸这种刺激以后，你要应对这种刺激，这时候你要对自身感受保持专注，呼吸、放慢、调节。在反复应对这种刺激的过程中，你就学会了应对刺激的方法。

在男科里面治疗早泄，有几种"行为疗法"，比较典型的叫"动停技术"，就是男性感觉即将射精时停下来，放松一下，然后再继续。练瑜伽的时候，不也是一个"动停"嘛——停下来，呼吸一下，面对自己的些微不适，再继续。

所以从科学的角度，瑜伽对提升性能量、改善性功能，很有价值。

至于健康、理性的性生活频次，以前有研究认为，一般每周两三次性生活，对于预防心脑血管疾病、提升体能都有好处。

子玉：瑜伽有时候被称作"温和的苦行"，即从轻微的不适状态中慢慢寻找稳定、舒适，从失衡的身心状态中慢慢寻找平衡。当练习结束，从摊尸式起来，那放松、精力充沛的感受，需要经历一个练习的过程，并不是很快实现的，这与通过快速、强烈的刺激获得快感恰恰相反，对吧？

袁谦：练习瑜伽，就是建立寻求"正常快乐"的生活方式。

子玉：此前看到您的盆底调节疗法——"三步法"，看起来就是从瑜伽体式演变而来的，这是如何构想的呢？

袁谦：这是逐渐改进出来的。

通常女性讲究盆底训练，特别是产后女性，需要做盆底训练，比如凯格尔训练法。凯格尔训练法在瑜伽练习者看来很简单，就是桥式，或者说根锁的收束。一开始我想，女性的这种训练法，可否用来治疗男性患者，特别是因为久坐造成盆腔疼痛、排尿症状的，就在门诊尝试，结果失败了。有些人排尿困难，练习之后更困难，怎么办？

所以我就反思，是不是用收紧盆底的方法，对于男性是错的？那是2018到2019年间，我正好看到《骨盆中的头痛》（*A Headache in the Pelvis*）那本书，作者是美国一个著名的心理医生，他自己得过慢性前列腺炎。其实所谓慢性前列腺炎，七八成的人在病理上根本没有炎症表现，它是一个成因很复杂的综合征，表现为尿频、尿急、会阴疼痛，发病机制很复杂，肌肉、筋膜、神经以及内脏器官都可能有问题，任一问题引发的恶性循环，就导致症状出现。那本书里，作者讲到男性因为久坐、精神紧张，引起盆底肌痉挛，跟女性完全相反。

女性很多是因为生育导致的盆底肌松弛，需要收紧它来锻炼，我想男性的盆底肌痉挛，应该用拉伸的方法，所以去探索盆底拉伸的体式。将其应用到门诊中适合的病人，效果很好。

我开始总结了八个动作，其中两个动作有人反映说做不到，特别是年龄大的、缺乏锻炼的，我就简化成六步法。当时六步法的呼吸频次还比较少，每个动作5～6个呼吸（因为我是练阿斯汤加瑜伽的），结果发现很多人还是记不住，于是简化到三步，只是把呼吸拉长。这就不仅仅是体式了，呼吸疗法也是很重要的。

这个方法从两个方面起作用：一方面拉伸盆底，放松紧张痉挛的肌肉；另一方面通过呼吸，缓解紧张焦虑的情绪。体位法和呼吸法，共同作用。动作看起来很简单，实际上摸索了一年多。

子玉：您一开始是怎样接触瑜伽练习的呢？

袁谦：之前因为工作、生活一系列压力，身心比较疲劳，就去练长跑，很快跑到马拉松，结果身体损害比较厉害，2015年之初，出现比较严重的跑步损伤，一个是足跟痛（足底筋膜炎），一个是膝盖痛（髂胫束综合征）。

足跟痛严重到什么程度，早晨起床足跟不敢踩地，钻心地疼。骨科医生的建议，一是踩高尔夫球，二是休息、不要再跑，三是打封闭。后来我自己在网上搜拉伸动作，把一个跑后拉伸动作做了一年，慢慢地把足跟痛的症状缓解了，但是膝盖痛继续存在。

后来发现这个拉伸动作跟瑜伽一样，就在附近直接找了个瑜伽馆，和女生们学了很多瑜伽课，比如哈达瑜伽、舞韵瑜伽……2016年我想找个男老师，正好克雷顿·霍顿在深圳开工作坊，就报名参加，一直跟随他学习阿斯汤加瑜伽到现在。

到了2019年，我发现，瑜伽可以用在男科一些治疗上，也得到了一些正面反馈。于是跟随乔尼·纳塞洛老师，接受了教师培训，从中得到不少启发。

子玉：这个过程想必相当不易，很多男性因为觉得自己"身体僵硬"，不会走进瑜伽课堂的。

袁谦：因为自己在练习中得到了好处，也向身边同事推荐，许多人说"我身体太硬了，练不了瑜伽"。我就说"僵硬是福"——

一方面，僵硬意味着关节稳定性好，不容易发生超伸等不稳定现象。本来练习的目的，就包括找到稳定性和灵活性的平衡。

另一方面，僵硬的人练瑜伽，只要一个简单动作，对筋膜、韧带的牵张感受器产生的刺激，已经足够强烈。在他自己有意识地呼吸、应对刺激的过程中，所需要的努力也就更多。

体位法真正的价值，不在于他最终能拗到什么姿态，而在于在达到体式的这条路上，怎么面对"不良刺激"，怎么达到一个更加平衡的状态。

当身体进入体式时，周围神经系统会向大脑传递三种信号：

第一种是本体觉，也就是告诉大脑肢体所处的位置；

第二种是张力觉，是由被拉伸的肌肉和韧带中的牵张感受器发出的神经冲动，告诉大脑这些部位正处于的张力大小；

第三种是痛觉，痛觉相当于一个报警器，告诉大脑张力已经到达极限，不要再对拮抗肌发出收缩的指令了。

意识层面最先察觉到的是张力觉和痛觉，这两者经常是同步的，其作用是反馈信号给大脑，调节拮抗肌用力的大小，避免出现损伤。人体在感受到疼痛时的应激反应，包括内分泌和神经两个方面：肾上腺素分泌，交感神经兴奋，心跳加快，呼吸加快；位于丘脑和间脑的低级神经中枢激活，情绪变得躁动。

瑜伽练习者大脑的高级神经中枢（在大脑皮层）察觉到这些变化后，可以通过调慢呼吸，抑制低级中枢的躁动，控制应激反应。经过这样日复一日地千锤百炼，练习者的高级中枢对于低级中枢的控制能力会越来越强，外在表现为练习者的情绪控制能力越来越强，越来越平静。

与此同时，随着肢体柔韧性和关节灵活度的改善，肢体反馈给大脑的张力觉和痛觉越来越弱，练习者就逐渐观察到本体觉的存在，用句圈里的老话讲——产生了"觉知"。

随着练习深入，为了再度找到张力觉和痛觉，练习者会寻找更难一些的体式。你别看瑜伽大师做高难度动作，他们是没办法，因为在简单的体式中，他们不易收获那种刺激水平。

如果你是一个身体僵硬的人，完全没有必要冒着受伤的危险去做高难度体式，因为在基础体式中，你就可以接收到很强的张力觉和痛觉信号，对神经系统的训练强度已经足够了。

而对于身体柔软的人，初学阶段太容易进入体式，因而失去了对神经系统的锻炼机会。此外，由于反馈信号太弱，加之对身体顺位的把握不当，也更容易出现关节韧带的慢性损伤。

因此不要担心身体僵硬，因为僵硬的人练习瑜伽，收获可能更大，你需要的只是找到专业的老师。

子玉：您这样阐释体式效用，其实又一次触及"神经反馈训练法"，可否再进一步谈谈？

袁谦："神经反馈训练法"这个观察角度，是一个神经外科的同学给我的灵感。

我们在群里讨论这样一个问题：人的大脑离开身体，还能不能存活？

单纯技术上讲，似乎是可以的，只要供氧、供血就是了；但那位同学讲，人的大脑/中枢神经系统，是与周围神经系统共同存在的自调节结构，没有周围神经系统的刺激，没有输入信号之后，也就意味着大脑死亡了。这句话给我一个启示，瑜伽那么多体位法练习，目的是什么？

中国传统上讲，外练筋骨皮，内练一口气，这口气是什么？这口气就是，你对于自己的呼吸、控制能力、身体状态的一种自我意识状态。瑜伽同样是围绕"刺激—反馈"展开的练习，其目标于"外"于"内"，都有许多相近之处。

你在体式中，出现刺激、拉伸、酸胀、本体牵拉的感觉，你要应对这种感觉，就要通过呼吸，认知自己，慢慢放松，达到一个稳定、舒适的平衡状态。这是一个周而复始的训练过程。你在瑜伽中学会的这种反馈模式，可以用于日常生活中。在应对"不良刺激"的时候，比如你开车，前面有人加塞，自己的火上来了，做几个呼吸，火就下去了。

从脑科学来看，人的情绪中枢在杏仁核，当你感知到外界危险，或者说"不良刺激"，进而产生强烈情绪反应时，会出现"杏仁核劫持"状态，要么呆若木鸡，要么陷入狂躁，呼吸加速、心跳加快，行为失去控制。大脑皮层（高级神经中枢）监控这种反应的，是额叶前回，如果说杏仁核是人体的"烟雾报警器"，额叶前回就相当于一个判断系统，看前者的危险警报是真实的，还是在乱叫。老年痴呆的病例，首先会表现为情绪失控，他们的额叶前回萎缩得很厉害。

我问我的学生，人最傻的时候，是什么时候？回答千奇百怪。我说，人最傻的时候，就是发火的时候。

瑜伽练习中，也是在不断训练额叶前回。脑科学研究表明，长时间的瑜伽练习者，额叶前回的灰质层是增厚的，它的功能被强化了。额叶前回对于人来说，是重要的行为控制机构，在判断"烟雾报警器"的情绪反应是误报之后，可以选择主动放慢呼吸（反向利用杏仁核的机制，这也是瑜伽士、禅修者早已发现的秘密），来让情绪安稳下来。

呼吸是意识和潜意识之间的一道大门，平时意识不到呼吸的存在，但你可以有意识地调节它，进而作用于潜意识层面，或者说作用于自主神经系统。它是重要的调节工具。

通过融合了体式、呼吸、意识的瑜伽练习，我们锻炼身体、学习更好地调节情绪（有利于促进性健康）、更理性地应对刺激（有利于保持"性理性"）。一定程度上，"练身体"除了有助于身体健康，也可让人变得更聪明。

近年来的科学研究发现，进行复杂的认知和记忆测试时，瑜伽练习者相应的脑功能区域激活度较低，这说明他们在完成这些测试时需要动用的脑能量更少，更轻松。

瑜伽圈里流行一句话："瑜伽看起来拉伸的是身体，实际拉伸的是大脑。"开始我是不信的，但随着练习时间的增长，我逐渐体会到了瑜伽对自己精神、生活态度的影响。

总的来说，现代生活的快速、紧张，给人们造成了很多身心疾病，"盆腔疼痛综合征"就是其中的代表，要治疗这类身心疾病、摆脱亚健康状态，一个非常有效的方法，就是进行瑜伽练习。

袁谦

深圳市人民医院泌尿外科副主任医师，拥有20年临床经验，也是中国第一个获得全美瑜伽联盟RYT认证的外科医生。

医生眼中的瑜伽（三）：
当一位整脊医师去上瑜伽课

采访/子玉

　　我不止一次听人说，收治了多少因为练瑜伽受伤的人。说这样话的，往往是骨科医生或整脊医师，所以一直有点好奇，他们有没有去体验一下瑜伽课？体验之后，观点是怎样的？恰好这位资深整脊医师坦率地分享了自己的体验和看法，或许对瑜伽练习者有一定参考意义，至少希望能激发有益的讨论吧。

　　子玉：作为一名整脊医师，您去上瑜伽课的体验是怎样的？
　　秦中明：我每天会接待二三十个患者，大多是患有脊柱病的，所以我对脊柱、骨盆、膝关节、踝关节等骨骼和关节的健康问题很熟悉，也非常重视。
　　现在生活方式病已经是个共识了，平常我们会跟病人讲，现在很多已经不是职业病了，而是生活方式病。从小孩儿就开始了，今年暑假我就接待了几十个小学生，颈椎、胸椎、腰椎各种问题。
　　首先我要做治疗，而对于快痊愈的人，会布置他在家做规定的康复操。动作很简单，比如扩胸运动，但我对动作的要求稍微高一些——肩膀要抬高，手臂抬高、超过肩膀等。我们编了一些简单的康复操，比如颈椎操、扩胸运动、俯卧屈腿、小燕飞等等……

但是不少病人——特别是女性病人——会告诉我说，在腰疼之前自己在练瑜伽，以后还能不能练？我没法回答，因为没有上过瑜伽课。后来跟着太太体验了一下瑜伽，是跟着网上的课程练，十几个动作一节课。其中我发现，往前弯腰的动作非常多，（初级课程）往后仰的动作不多。对于（坐立前屈）手去抓脚、头碰膝盖，站在脊柱科医生的角度，我们是非常反对的。

现在主要什么人在练瑜伽？白领、非体力劳动者居多。你观察久坐的人，都是弯着腰、脖子向前够，整个后群肌肉——从颈椎后群肌肉，如竖脊肌，到背上的后群肌肉，如背阔肌、斜方肌、多裂肌，一直到腰部的肌肉——已经受到长时间的牵拉。它们不缺乏拉伸，因为已经拉伸过度了。你再去做向前屈曲，"做到头儿"还要坚持一会儿的牵拉，对人有百害而无一利。

久坐人群反复做这种动作，会造成以下问题：

其一，会把后面已经被拉松的肌肉，拉得更松、更长；

其二，会对已经被延长的韧带造成损伤；

其三，会造成颈椎和腰椎的椎间盘突出；

其四，瑜伽老师常说骨盆前倾，但我们这一行更多见到的是"骶骨后倾"。整脊科大夫一般不说"骨盆前倾/后倾"，那是不准确的，骨盆的构成包括骶骨和髂骨，你到底是骶骨前倾还是髂骨前倾，还是两个都前倾，是不一样的。而所有过度前屈的动作，都会造成已经被过度牵拉的组织进一步损伤，甚至在动作中就会造成椎间盘突出。如果教练再帮你往下按按头、按按肩、按按腰，一瞬间就会出问题。

这个锅不都是瑜伽老师背的。我曾遇到一个13岁的男生，体育课上练体前屈，体育老师按了一下他的肩膀，听见腰咔嚓一声，就疼得不能动了。拍了核磁共振，然后来我这里，就是椎间盘突出。

所以在体验瑜伽的时候，体前屈的动作我就偷懒，根本不用头碰膝盖、用手摸脚。我手摸膝盖就完了，不加力下压。

还有一个"身体拼命向一侧扭转"的动作，我根本不做。这两个动作我印象比较深，其他一般的初级动作，比如（山式中）稍微往后挺一挺，还是比较喜欢的。

我给病人编的脊柱保健操，有一个动作是小燕飞，它是俯卧，双臂、双腿都伸直抬离地面（类似蝗虫式）。这种动作你可以试一下，腰一般不可能抬得超过30°。头、手、脚一块儿抬，首先需要核心收紧，核心收紧之后脊椎被锁住，弯曲角度是受控的，远远达不到你站在那儿往后挺腰的角度。站立姿态下，你或许可以后弯45°，俯卧下来最多向上30°。稍微力量弱一点的，腿只能离开地面5厘米。这种动作，我们会推荐给病人做。

至于向后比较大幅度折腰的动作，有的可以做，有的不能做，要根据具体个人的情况来定。比如此人驼背，后弯的动作可以适当做，不过要经过评估。比如趴在垫子上的时候，用手摸一下他的腰、背是不是往后鼓。这种动作对他就是治疗性的，不仅仅是健身了。后弯动作他也不是可以一直练下去、练到高阶的，脊椎曲度够了，就不要再练了。

现在有好多人，包括年轻人，腰椎不是后凸，而是前凸。美国人有一个"靠墙实验"，人的头后侧、后背、脚后跟靠墙上的时候，腰后面应该是什么标准？是可以平平地插进去一只手掌，微微有点压住的感觉，腰椎的曲度就是正常的。这种情况下，就不要练太多后仰的动作了，腰椎的曲度过大之后，损害更大。

我们专业里有句话，"不怕后凸，就怕凹陷"。胸椎后凸，或者腰椎后凸，咱们想要纠正，比较容易；它要是往前凹陷，你没有办法弄个绳子把它拽回来。想从肚子里面把它按回来，那是很难的。

所以需要根据学员的实际情况，来评估他适合做什么、需要做什么。即使一个身体健康的人，我认为追求过度柔软，追求头碰脚后跟这种动作，是有害无益的。

同样是身体运动，有些专业人士做的是表演和竞技，往往属于极限身体运动，和普通人的需求是完全不一样的。我们做一个身体练习，是为了自己能健康地活得更久，或者在活得更久的前提下变得更健康。背离了这个目的，肯定会掉沟里的。

子玉：说到坐立前屈，我不止一次看到，学员在练习这个动作时，老师站到学员的背上。这种做法您认可吗？

秦中明：非常有害，我非常反对。学员的身体在这种重叠姿态下，肌肉、韧带已经不干活了，有人站上去，伤害很大。

子玉：前面提到，久坐人群后群肌肉过度拉伸、无力，所以不宜做太多前屈，那如果是一个每天举铁的壮汉，是不是后群肌肉状况适合做前屈？

秦中明：举铁的壮汉，真正把后群肌肉练很好的，也不多。除非是专业健美运动员，才能清楚看到他的菱形肌、肩胛下肌……我见很多举铁的都是胸大肌很强，但前面的肌肉越强，后面的肌肉越弱，它们是拮抗关系。后群不太好练，大部分都是小肌肉。

子玉：关节和韧带，现在瑜伽领域讨论也很多，一些体式会对关节活动度要求比较高。在您看来，我们在运动当中，需要怎样关照自己的关节和韧带——比如髋、膝、肩的部位——"对它们好一点"呢？

秦中明：强化肌肉，就会保护关节。韧带是连接骨骼的最后一道防线，如果肌肉和肌腱都放弃了，所有力量就都压在关节的韧带上。

简单说，关节和韧带是不需要拉伸的，拉伸的只是短缩的肌肉。我们在临床经常让人做胸大肌拉伸。总是缩得很紧的肌肉，要拉伸、放松一下，让它不要使那么大劲儿。它的力量太大，后群肌肉全不是对手，就只能圆肩驼背。拉伸胸大肌他也不舒服，但是拉伸之后，胸大肌就不再把肩往前拉了。

至于舞蹈演员要拉韧带，那是为了表演的，就普通练习者运动健身的目的来说，不划算。

子玉：颈椎关节是人体相对比较脆弱的部位，对于瑜伽中头倒立的动作，你们会怎么看呢？

秦中明：即使它有一定好处，但是冒着生命危险去做，我们觉得没有必要。一旦失去平衡，有可能颈椎骨折，严重的会造成截瘫。你又不靠这个谋生，冒着极限的风险，做了一个非极限的动作，得到一个平庸的效果，还是那句话，不划算。

从我们的角度看，身体心脏以下的部位，在倒置动作中有好处。听他们说瑜伽馆有一个动作，仰卧靠在墙边，把双腿靠上去（即倒箭式），这个动作我认为是有好处的，可以改善下肢的血液循环。

子玉：总体而言，普通人选择和坚持一个运动，需要符合哪些原则呢？

秦中明：安全无伤害，是总的原则。我会这样建议：

第一，强化核心，有了核心力量，所有的运动才是安全的；

第二，前屈动作不要做到头、做到底；

第三，后群肌肉需要强化，从颈部、背部、臀部，到大腿后群肌肉，我认为大部分人需要强化，这些肌肉都是长时间"受剥削""被迫害"的，所以有必要增加它们的力量。

还有就是很奇怪的动作尽量"打折"吧，比如大幅度的扭曲，也是有风险的。我会建议前屈的动作打五折，扭转的动作打七八折，留有余地。

子玉：说起推拿或者整脊，大家认为是一种被动治疗，而如您所说，恢复阶段也会给一个保健操，让他去做主动锻炼。其实瑜伽本可以被认为是一种自主保健。现在我们观察到，"手法"的服务越来越多出现在瑜伽课堂了，您怎样看待这种现象？

秦中明：身体有问题要做治疗，有病去医院。一般病人来我这里，第一次就会明确要求，停止日常的锻炼。除非问题比较轻，可以保留散步、慢跑等。来一个腰椎间盘突出的人，我会要求所有锻炼停止。当你的身体不平衡的情况下，还去锻炼，只会加重这种不平衡。

我会举一个例子，你的汽车轮胎没气了，你需要去补胎、充气，这时候你还要开车跑500公里，那就不是轮胎报废的问题了。一个膝关节患有骨性关节病的人，非要去跑步，问题肯定越来越糟糕。

治好了病之后，你去通过锻炼强化身体的弱项。选择针对性的动作，背肌不好练背肌，核心没力量去练核心。我们把锻炼放在非常重要的位置，在治疗进入巩固阶段的时候，亲自给病人做示范，再把视频发给他，回去照着练。

一个病人过来，治疗师需要慎之又慎，仔细评估，可能还要拍片子，一个治疗方案不一定行，还要换方案……这么繁重的工作，瑜伽老师要挣这个钱，很难而且风险很大。如果是以治疗的名义，还有执业资格的问题（法律规定，执业医师必须在注册的执业地点行医）。

子玉：在实际治疗中，您觉得中医的手法和美式整脊有什么不同之处？

秦中明：中医的手法，很像传统武术，某一个手法可能很厉害，但不是完整的训练体系。中医整脊技术是散在中医正骨技术、中医推拿技术、中医骨伤技术里面的。另外有些诊断，属于经验性的，缺乏精准评估的客观指标。后来接触了美式整脊技术，发现从诊断到治疗，它是一个完整体系，对于身体解剖、骨骼结构，比我们当年学的细得多。这样我就去参加了美式整脊的培训。

我一直认为，医学不分中医西医，特别正骨这种技术。比如来个长疖子的，医生拿手术刀切开，你说是西医我不反对，但外面可能敷的是中药。最终以疗效为准，你要更快地把病治好。

美式整脊非常反对中医里面旋转类的方法，他们认为这个很危险，说出了一大堆的理论。但是中医里面旋转类手法很多时候非常管用，国内有人专精脊柱旋转复位法。

中西医之争，或许正像瑜伽与普拉提的门户之见，争的是自己的门第，我觉得应该放下这些，把病人——你们说"学员"——他们的健康放在第一位。咱们围着人家转，不是围着自己转。

子玉：此前听说您也接到不少练瑜伽受伤的，一般是什么情况？

秦中明：常见的是腰椎问题。椎间盘突出，就是过度前屈造成的。一般病人没有能做到高难度动作的，但是体前屈对她们似乎简单一些，于是使劲往前弯，老师再推一把，就容易出问题。

来了我这里，我先要求把瑜伽课停了。不过有一个病人没有停，有几个原因：

她在一个瑜伽馆练习五六年，说瑜伽已经成为自己生活的一部分，不练不舒服；

没停课更重要的原因是，她身体出现不适之后，瑜伽老师第一时间给出了正确的建议——瑜伽课暂停，去看医生。后来听她讲这位老师的教学，说大家不要做任何勉强自己的动作，适可而止，正是一些我同意的说法；

治疗完成，她又回瑜伽馆，把我的意见告诉老师，回头把老师的意见转告我，这样两边传话。双方虽然没有见面，但对于她的练习，我们达成了共识——哪些能练，哪些不能练；哪些多练，哪些要"偷懒"。比如对体前屈，我说你打五折，能摸到脚也只摸膝盖，不能让它有阻力。她把老师给她安排的体式告诉我，我说这个动作对你好。像这种情况，我没有要求停课。

子玉：这是你们在"两边传话"过程中，给她做了定制化的运动方案吧。

秦中明：对。她没有再（因病）回来，说明练习没有问题。

子玉：我在网络空间关注了一批运动康复师，他们会处理脊柱侧弯、X形腿、O形腿的问题。现在瑜伽的宣传里，也开始有这方面的服务，包括附上练习前后的对比图。您怎样看待这些常见的身体问题？

秦中明：首先，照片不可信。

现在，除了数量最多的颈椎问题、腰椎问题，就是小朋友们的脊柱侧弯、驼背了，我们收治过很多。要说X形腿、O形腿，完全纠正很难，相比起来，驼背的纠正比较容易。

对于脊柱侧弯、驼背的情况，以我的认知来说，如果瑜伽练得好，可以控制病情的发展。在（关节）可移动的范围内，体态会有一定改善。比如含胸驼背的，有一部分人，你让他挺胸，他可以挺起来；而另一部分人，他只会撅肚子，背已经被卡住了。后面这种人之所以驼背，是因为脊柱有左右的扭曲，被"卡"在了驼背的状态，不是单纯的习惯性驼背。我做这个工作，天天也哈着腰，但一挺胸就可以挺直。

对于被"卡"在驼背状态的人，只能通过把骨骼的队列排正，问题才能解决。其实运动康复师和瑜伽老师走的路线类似，都是通过肌肉训练，试图调整骨骼的排列，但这很难。

一般你看医生说话，都比较保守的。现在市场上有些宣传，比较没有顾虑。

而经过治疗，把骨骼队列排正之后，再让他恰当地去做肌肉训练，建立稳定性，这样我认为是有好处的。

小结

是的，瑜伽并不是一种单纯的身体运动，这方面我们可以从专业角度罗列一筐论据。秦医生也没有认为自己是瑜伽大师。

为什么我们认为有必要从并不鲜见的受伤案例中，去反思运动的安全层面？是因为一旦身体受到伤害，持续地不适、疼痛，乃至路都不能走，瑜伽八支的"非暴力"便已经在暴力对待身体的事实中瓦解，还追求什么瑜伽更深层、"向内走"的目标呢？

瑜伽第一支所要求的"真实"，我想首先是面对事实，保持诚实与谦卑，或者说，保持专业。

哪怕就从"专业"来谈，一个专业工作者的作为，并不难得到其他领域专业工作者的认可，正如采访中"两头传话"的那位老师。我也相信，被其他领域专业人士普遍鄙弃的专业工作者，这世界上是没有的。

瑜伽大师和小提琴家的友谊，我们都读过，或许本质上仍是两个专业人士的心有灵犀——"我能达到今天的高度，仅仅是因为我的学生们"。

换句话说，一个专业瑜伽老师可能与一位真正的艺术家找到很多共同语言，而和不专业的瑜伽老师"话不投机半句多"，这种现象再正常不过了吧……

秦中明

主任医师，郑州保海整脊医疗机构首席专家，中华医学会整脊分会会员，河南省按摩协会理事。擅长运用中医正骨结合美式整脊技术，治疗脊柱相关疾病，成功治疗患者超过十万人次。

医生眼中的瑜伽（四）：
一位中医康复博士眼中的运动安全

采访/子玉

这是一篇始于好奇的访谈。我在社交平台上偶然看到这位医生，他日常分享运动科学知识，晒个人锻炼记录，或者谈论传统武术。西医本科、体育硕士、中医康复博士的履历，加上他对传统武术的研习，让我产生了找他聊聊的想法。一番畅谈之后，才有了这篇谈话，我想不仅是瑜伽习练者，很多热爱运动的朋友都可以从中得到一些启发，从而深入有关运动安全与个人健康的思考。

子玉：此前看您在社交平台写道："不管是武术的内家、外家，还是现代健身、传统导引，还是舞蹈、瑜伽，无非就是身体或心理的驾驭与运用，其背后不是运动科学，就是心理认知科学。"您目前在运动康复方面主要做哪些工作？是否了解瑜伽？

尤培建：我在2003年做过健身行业，在健身连锁做培训体系，当时有瑜伽部分，不过这个板块不是我们做。另外研究传统武术的人会发现，武术可能受过瑜伽的影响，这些方面我看有专家谈过。

目前我在杭州师范大学医学院教书，也在医院做运动康复，偏向治疗方面，和市面上的运动康复机构不太一样。后者你可以理解为锻炼，或者运动疗法，他们偏重手法，不做医疗这一块，也可能是没有资质。

在医院做治疗方面，也有自己的问题。比如病人膝关节疼痛，你给他处理完了，最好配合运动康复的动作，但我们在医院，场地不可能那么大，也没有那么多时间，本身病人就处理不完。有病人说，医生请教我几个动作配合治疗，但我们没有那么多时间。治疗之后，后面怎样跟进，这一块是个空白。

还有一个问题，医院按医保收费，市场上不可能按医保收费，两者怎么衔接？我们提的体医融合，真正做得好的不多。除非是私立医院，他们可能有医疗的干预，还有健身教练做运动康复，但不是特别多。

我本人学过西医、体育和中医，在实践中发现，在运动损伤这一块，还是需要中西医结合的理念。有些学中医的，对西医的康复可能看不上，搞西医的也看不上中医，比较尴尬。但我们在临床的确发现，中西医结合效果比较好。

子玉：我们比较关注瑜伽练习中受伤的问题，也请老师讨论过传统瑜伽体式，如经典L形肩倒立的适应性问题。在您的角度，怎样看待这样的练习？

尤培建：L形练习不建议普通人做，风险特别大，而受益不见得多大。

关于肩颈练习，医生或科普平台常推荐"米"字操，或"粪"字操（用头在天空写一个"粪"字）。这类保健操当然有价值，但那仅能叫活动（Activity），不能叫锻炼（Exercise）。想让身体机能有所提高，还是得做锻炼，有一定的运动量和运动强度。而在锻炼颈部之前，最好进行运动安全性的评估。

我们还会见到专业运动者做一些"变态"的练习，比如颈桥（前颈桥/后颈桥）。练习摔跤、柔道、综合格斗（MMA）、巴西柔术的都有人在做。受伤的风险大，但锻炼的效率可能也高了。选择什么样的练习，取决于自己的身体、目标与喜好。

大多数人不是专业运动员，不一定那样做颈桥，你可以采用不同的固定方式——站立着做，把头顶在墙上，轻轻用力就好了。这样风险小很多。我们平时很少做头部固定、身体在动的动作，这种动作很难设计。通常设计一套动作时，必须同时有近固定、远固定的动作，有单关节的动作，也有多关节的动作，这样就全面一点。

子玉：我曾看您评论说，初级健身观念关注某块肌肉的锻炼或拉伸，中级健身观念关注关节，再高层次关注"环节"，此时"错的可能是对的，对的可能是错的"。您对于运动的这种认知，是怎样深入的？

尤培建：我们以前做体适能培训，教授美国运动医学会那些知识体系，动作并不特别复杂，理论也就是有氧、肌力、肌耐力这些。这对健康的普通人可以了，而对技能追求比较高的人还不够，或者对一些关节有问题的人，它又不一定能满足了。

后来开始遇到关节的问题，接触了曾任美国国家体操队教练的克里斯托弗·索莫的方法。他本身是个体操教练，但是他的训练体系里面，有关节挤压、关节牵拉，简而言之，索莫提供了一些现代健身体系原来没有的方法，比如体操练习、吊环练习等。

再比如硬派健身的壶铃练习，以前传统健身也是不做的，但现在我们发现，这些练习对关节的健康大有裨益。现在我们做的功能性练习，2003年、2004年还根本没有。这就是训练方法越来越丰富，相关理念发生了变化。

当然也有过度的情况，现在一些功能性训练，变成耍猴的了。很多人为了功能性训练而做功能性训练，教练对人体功能不很了解，外面学回来就给会员练，为什么这样练？讲不出道理。

不论是运动健身，还是运动康复、关节松动术（广义属于推拿范畴）、本体感觉神经肌肉促进疗法（PNF），这些东西深层次都是相通的。人体功能的规律是一样的，我这个动作是做健身，你这个动作是做康复，到最后是没有区别的。

子玉：现在不论健身机构、康复机构，还是瑜伽馆，都在用一些动作解决身体某些问题，比如慢性疼痛。大家对动作的深层理解，到最后也可能是相通的吧？

尤培建：像我们北方人吃馒头，没读什么书的老人，做馒头很好吃；有人学了营养学，再去做馒头，都一样好吃，但你对馒头的理解不一样了。

或者像练武术，有人对解剖不了解，他也可以扎马步，同时会琢磨一些动作，这些动作可以是没有什么问题的；而我们学过现代科学的，也会琢磨动作，但怎么解释这些动作，就不一样。你去练瑜伽，如果不了解运动科学，并不妨碍练习动作，甚至不妨碍开发一些很有意义的动作，但对动作的深层理解，可能就不够。目前教瑜伽的老师，懂解剖学、生理学、运动控制的人比较少，很多是我把动作教会你，就觉得够了。

子玉：对比运动康复的动作和瑜伽、普拉提的练习，我们会发现它们都是结合呼吸，有控制的、舒缓的动作。可以解释一下动作快慢的分别吗？

尤培建：一个健康的人，当然动作可快可慢，但是一个病人，比如帕金森病人，他的速度控制就有问题了，这些情况我们做康复工作中会遇到。

在PNF理论里，分快速反转和慢速反转，机理不一样。比如我把手伸出去，慢慢回来，这叫慢反转；拳击动作，或者足球运动员的折返跑，则是快反转。同一个动作，你快速能完成，慢速就不一定能完成，做俯卧撑，慢慢地做，你能做的次数很少。以前搞健身的，对快慢相间的练习关注不多，像哑铃弯举，就是收缩两秒、中间停一秒、离心再两秒……对速度没有概念，也搞不了竞技。

其实常规的练习，我建议要有快的练习，也要有慢的练习，两者交叉。它们对大脑的锻炼效果不一样，我们可能一时半会体会不到。

子玉：瑜伽体式被描述为"稳定舒适"的动作，而对稳定的理解，首先是静态的冥想姿势。为什么您会同时强调动态的稳定？

尤培建：在训练中，我们发现，大家以为练桥式、平板支撑或侧撑，就是练稳定性了。常有腰痛的病人，一说需要做稳定性练习，第一反应就是："那我练练平板支撑？"

事实上，对健康人来说，不光有静态稳定，还有动态稳定。尽管动态稳定对普通人要求不高，对运动员——比如练散打的——要求较高，他在快速活动中，要保持躯干稳定。你练常规的平板支撑，不能获得这种稳定性，因为本身就是两种训练模式，正如拳谚说的"慢拉架子快打拳"。动态稳定性当然要在动态中练，普通人跑跑步，就算强度比较大的运动了。

子玉：在治疗当中，哪些运动伤害的情况比较常见呢？

尤培建：肌肉拉伤为主。最近接诊一个梨状肌拉伤的，教练让他做一个拉伸动作，当时没感觉，过一两个星期才出现症状。去医院拍片，当成椎间盘突出来治，效果很差，我一看这是典型的运动伤。健身教练也会受伤，如果本身腰有问题，在运动中会加重。

子玉：我看运动领域有人反对单一轨迹练习，比如动感单车，您怎么看单一轨迹运动？

尤培建：人体就像一个机器，长时间重复运动就会受损。主要看你的身体能不能修复。比如我今天骑完动感单车，第二天就修复了，而有的人第二天不能修复。

其实一种训练，就是损伤、修复的过程：损伤大于修复，你就是慢性损伤；修复大于损伤，你就是训练，获得技能的进步。

每个人修复的速度，取决于你的体质。曾有一些体育特长生来我这里，他们基本没有体能训练，这种选材模式，就靠身体硬扛，你取得了名次、进入了竞技体系，才可能享受专门的康复、理疗，有队医，有放松按摩。进入圈子之前，只能靠身体修复。有时候他们以为自己在进行体能锻炼，那不过是在重复致伤风险更大的动作而已。

除了骑车，还有健身房固定式的器材，也会有单一轨迹练习。我不建议长时间做单一轨迹练习，一周做一两次问题倒不大。我接诊过一个业余骑车的，没事骑几百公里，肯定膝关节有伤。

这就涉及一个人"最佳运动量"的问题。可是这个最佳运动量很难精确测量，我只能说，普通人运动健身，切忌打鸡血或与人比较，原因有三：

每个人禀赋不同，运动能力不同。要不怎么有门学科叫"运动员选材"？说白了，就是看看"你是不是那块料"。别去干力所不能及的事，否则，同样训练体系出来的人，应该都是冠军；

运动获益与运动量并非线性相关。这是不少运动员一身伤病的原因之一，每个人的最佳运动量很难精准测量；

在身体恢复之前的运动，可能就是运动损伤的因素。恢复比训练更重要！

子玉：我看您的网络记录，个人锻炼保持得不错。

尤培建：有时间就练一下。我们这个是体力活儿，工作中可能用到针灸，可能用到手法，你不锻炼撑不住，体力跟不上，也容易疲劳。

子玉：最后这个问题，也是出于某种好奇——作为同时学过中西医的医生，您在使用针灸这类传统技术方面，会遇到两种不同知识体系的冲突吗？

尤培建：中医是和现代科学完全不同的体系，是在知识不发达的情形下，为解决特定问题形成的理论模型。有教科书上讲，说中医的"气"是人体的一种精微物质，这是一种概念上的错误。就像西医的四体液说，属于一种理论假设，但有时候它们能解决一些问题。

对于针灸，我们现在做了很多科研，但对它真正起作用的机理，还不是特别清楚。为什么还用呢？因为它能解决一些临床问题。针灸也分很多流派，有扎神经的，有扎肌肉的，有扎骨膜的，也有一批以前搞生理解剖的，他们扎的是实体器官，这和传统针灸不一样，他们可能是从神经、反射的角度来解释针灸的机理。但这样的解释只是一方面，因为针灸的疗效经常突破这些方面，比较复杂。

而对现在的临床实践而言，如果没有现代科学的基础，你使用针灸的过程中，就不了解针刺的层次感。取一个穴位，你知道这下面有什么肌肉、什么神经，和你没有这些知识相比，心中的感觉是不一样的。看起来同样的东西，认识的深度不一样。

尤培建

西医本科、体育硕士、中医康复博士，先后毕业于济宁医学院、上海体育学院、南京中医药大学。杭州师范大学医学院讲师、附属医院康复医学科主治中医师，康复治疗主管技师。

"细胞正在倾听你的思维"
——诺贝尔奖得主给出瑜伽的理由

撰文/子玉

从事端粒研究并于2009年获得诺贝尔生理医学奖的伊莉莎白·布雷克本（Elizabeth Blackburn, Ph.D），肯定了瑜伽、正念等身心技巧对于保持甚至增加端粒长度的价值。

布雷克本教授和伊丽莎·艾波（Elissa Epel, Ph.D）合著了一本书，名叫《端粒效应》（*The Telomere Effect*）。艾波教授是研究压力、老化与病态肥胖的专家，两人结合大量科研报告，探讨了何谓有益的生活方式。

鞋带 & 怪怪小虫

你观察过自己的鞋带吗？在一条鞋带的两端，各有一个塑胶箍，保护鞋带两端不至散开。是的，布雷克本教授发现端粒就像这保护套，在染色体的末端，保护染色体的完整性。

中学课本曾讲到，染色体是基因载体，人的体细胞染色体数目为23对。我们也知道身体细胞需要更新，尽管平常意识不到，但身体确实有一套精准的智能系统，知道哪些细胞需要换新的。

比如你不小心撕裂了一条肌肉，休眠在附近的干细胞就会出动，每个干细胞变成两个全新的细胞，其中一个取代原先的干细胞，留在"巢"里，另一个则分化为肌肉细胞，修复损伤的组织。

对于染色体及其中的遗传物质来说，细胞分裂的过程非常凶险，染色体可能断裂，与其他染色体融合或者突变。好在端粒封住了染色体末端，避免那种灾难的发生。

每次细胞分裂，端粒就会失去若干碱基对。随着细胞分裂次数增多，理论上来说，端粒会越来越短，当端粒短到不能再短，就无法发出分裂和复制的讯号，如此老化的细胞只能留在原地，无法发挥正常功能。大多数老化疾病，都是这么来的。

更可怕的是，一个衰老的细胞，就像一篮苹果中的烂苹果，会影响其他苹果跟着腐烂。类似的，衰老细胞也会影响周围细胞，引起发炎反应。慢性发炎是细胞的头号敌人，这是真实的危机。

老化是无法避免的。好消息是，科学家发现了名为"端粒酶"的物质，可以维护端粒的长度，补充失去的端粒碱基序列。就是说，老化是一个可以加速、减缓甚至逆转的动态过程。

今天说来平淡无奇的知识，其实是近半个世纪之前的惊人发现。1975年，布雷克本在耶鲁大学的实验室里，养了几百万只四膜虫（Tetrehymena），那是一种生活在淡水中的单细胞真核生物（它们的性别多达7种）。在它们身上，人类首次观察到了染色体端粒的DNA结构。

　　我们从一个令人意外的地方，也就是池塘里的脏东西，来了解端粒在我们体内扮演的角色。

——《端粒效应》

止损 & 面对压力

接下来的推论，是很自然的：我们要避免损失端粒长度的

"骚操作"，同时尽可能增加端粒酶。一面止损，一面开源。

艾波教授参与的研究，首次揭露了压力与端粒变短的关联。当时她加入了苏珊·弗克曼的研究团队，后者是压力研究的先驱人物。她们关注到一个特殊的母亲群体，这些母亲家里，都有患慢性病的儿童需要照顾。

每一位母亲，都分享了各自的压力体验：

"像是胸口有一个二十几公斤的重物压着。"

"像是胃里打了个结。"

"我的肺像是被抽真空了，喘不过气来。"

"我心脏狂跳，好像有人躲在暗处，随时给我致命一击。"

……

这些描述既是内心感受，也是身体感受。因为压力不只在头脑中，更在身体内。并无意外地，研究人员发现，感觉压力越大的母亲，端粒酶越少、端粒越短。与压力小的母亲相比，她们的端粒酶几乎只有一半。

或许你会说，这毕竟是个特殊人群，多数人肩上没有那个重负。可压力是每个人生活中必然出现的，布雷克本教授认为，短期压力非但不会对端粒造成危害，反而会增进细胞健康，这种现象叫作"兴奋效应"，相较于长年生活在强烈的慢性压力之下，影响自然不同。

一般而言，问题在于每个人的压力反应模式，其中"威胁反应"会损害端粒健康。比如你碰到猛兽，快要被吃掉的时候，身心会做好接受攻击的准备：血管收缩，心跳加快，手脚冰冷，行动困难，整个人快要晕倒了。威胁反应不仅与恐惧和焦虑有关，还会伴随着羞感。威胁反应强的人，端粒会日渐变短。

与之相对的是"挑战反应"，人也会紧张，但同时觉得兴奋，浑身是劲。这个人在心里喊叫："放马过来吧！"此时不会因恐惧和焦虑动弹不得，反而能全身心投入，有更好的表现。在（并非长期性的）挑战反应中，端粒能抵御压力的侵蚀。

平常大家两种反应都会有，问题是，如何把威胁反应转化为挑战反应呢？

你需要觉察、认知到眼下的真实感觉是怎样的，不论身体的，还是内心的。确认当下的压力反应之后，可以对自己说："这是好的压力，可以激励我，让我表现得更好。"这样会引发身体的良性反应，让人专注而充满活力。比如运动员、备考的学生，通过把生理反应视为帮助自己面对挑战的助力，可以取得更好的成绩，这是不断被现实证明的方式。

以上涉及的觉察，正是瑜伽修习中经常涉及的。在这个角度，通过觉察，转变看待同一个压力源的观点/思维，其实你已经在保护端粒。

觉察，能为你打开幸福的大门。

——《端粒效应》

止损 & 弹性思维

瑜伽练习经常被认为是针对僵硬的身体，事实上，它更是针对僵化的念头，还有无法流动、卡在一处的情绪。

要知道，人的情绪，不是单纯对外界的反应，情绪也源于心灵的建构。如果你过去经验的记忆中，有很多羞耻感，那可能更容易感到羞耻。看到两个人交头接耳，就以为他们在讲你，立即勾起羞耻感，并感到真实的威胁。

即便不引入"业力"的概念，这样谈照样不难理解：人的心能在转瞬之间，构建出一个念头、一种情绪，你都没来得及分辨那是为什么，更可能与眼前的真实情况相去甚远。

一个人一天之内，可以有6万多个念头，伴随着数不清、道不明的情绪。如果练习觉察自己的念头，你会发现，九成以上的念头其实以前出现过。认知到这些，就不会被纷杂的念头牵着鼻子走了，它们真不值得念念不忘。

"人类心灵有一个秘密：别相信你的念头告诉自己的一切。"布雷克本教授写道。

正是各种碎碎念，特别是常见的负面思维模式（敌意、悲观、压抑、反刍），带来很多不必要的痛苦，进而也损害端粒。幸好，这些不良思维习惯是可以转变的。

注意是"转变"，而不是抑制或消除，也不是替换为同样虚假的"正面思维"。比如上台讲话之前，你发现自己手脚冰冷、呼吸急促，觉察到了威胁反应，心里越来越恐慌，那想着"这是我成为一个伟大演说家的助力"未必有用。更好的可能性是，在有意识的呼吸放缓、安静的觉察中，认知到自己对讲话反响的预期过高，而对自身能力的评价过低，两者巨大的落差、对失败的想象催生了恐慌情绪，进而回归现实——这只是一次讲话，而我会比自卑的评价表现好那么一点，那么，"放马过来吧"！

觉察，回归真实状况，专注于当下。这正是在瑜伽垫上的练习。

"当下"是一个常被低估的概念，它能带来意想不到的体验。正念认知疗法告诉我们，人的思维有两种基本模式，一种是"行动模式"，即现况与目标有落差，为达到目标，我们拟定行动方案来执行；一种是"当下模式"，专注心念做好一件事，让自己得到愉悦，也容易与他人建立紧密连接。哪怕只是把乱糟糟的抽屉整理好，也能得到极大的满足。这就是"当下模式"中的感觉，也是瑜伽/正念的体验。

又或者在冥想、正念练习中，发觉自己走神了，念头跑到十万八千里之外，不责难自己，轻轻松松地让专注回到当下呼吸就可以。

和习惯性的苛责相比，给自己温暖和体谅，就像对朋友施以援手，这可以美其名曰"自我同情"，跟开放觉察一样，都属于弹性思维（绝非僵化的）。正是在弹性思维中，蕴含着极大的力量。记得曾看到一位瑜伽练习者分享，当她有一天在瑜伽垫上，找到关照自己的感觉时，忽然泪流满面。

回到负面思维，它有几个常见指标，可以对照自身：

你会不会经常自责？

会不会觉得自己能力不足？

是不是经常感到孤立无援？

你的现状如何？

……

事实上，一个静谧、包容的瑜伽课堂，会帮你找到更好一点的答案。

> 了解自己的思维习惯，是身心安顿的第一步。
>
> ——《端粒效应》

开源 & 自自然然

写了半天"止损"，下面谈谈"开源"吧。

古人一直在寻找的不老神药，听起来就是"端粒酶"没错了，那经常吃一点，就可以永葆青春了吧？确实有号称可以补充端粒酶的保健产品，但布雷克本教授警告说，补充人工合成的端粒酶，可能会增加罹患某些癌症（如脑肿瘤、肺癌）的风险。

其实只有一条安全可行的路，就是通过改良生活习惯（规律作息、健康饮食、适度运动、身心练习等）、维护人际关系（压力主要来源之一）、清洁生活环境（农药、空气污染等有毒物质会损害端粒），使体内端粒酶自然地增加。不会过多，不会过少，人体严控端粒酶的量，自有其道理。

我们从5个方面略为展开：

1.身心技巧

前面提到的挑战反应，是成功企业家、明星运动员常有的状态，不过如果一直处在亢奋之中，就需要小心。人的身心无法长久处在这样的高度刺激之下，放松是必须的。

研究迷走神经的专家波吉斯（Stephen Porges）证实，迷走神经、呼吸和安全感之间存在很强关联。很多身心训练技巧，都会借刺激迷走神经，把重要的安全讯号传到大脑，比如适当拉长呼气的时间，降低心率，刺激迷走神经；又如腹式呼吸，也可刺激迷走神经直通大脑的感觉传递路径，产生平静、放松的效果。

布雷克本教授写道："我们建议你，经常参加能让你深层恢复的活动。已有明确的证据指出，冥想、正念等修习可以减压、刺激端粒酶的生成，促进端粒的增长。"

美国学者奎因·康克林等人的研究发现，禅修者在为期三周的密集练习之后，与刚开始的时候比较，白细胞的端粒变长了。另一项研究发现，实行正念减压法的人，与对照组相较，在3个月期间端粒酶增加了17%。

加州大学研究人员海伦·拉弗莱斯基和麦克·埃尔文，以照顾失智症家人的照护者作为研究对象，先测量了他们的端粒酶水平，然后这些照护者被安排做瑜伽，每天12分钟。这些人当中，大多数人至少有轻微的忧郁症状。练习两个月后再测，发现其端

粒酶增加了43％，忧郁症状有所改善。对照组则是听轻松减压的
音乐，其端粒酶增加了3.7％。

2.运动

瑜伽、正念、太极、禅修等身心技巧，不能取代体育运动。
一项调查了数千美国人的研究发现，运动种类越多（从快走到骑
车，乃至肌力训练），端粒越长。

威胁反应不但会破坏细胞，还会留下残屑，而运动可以启动
细胞的自噬机制，就像大扫除一样。运动对细胞的功效而言，包
括减少发炎、降低氧化反应等，从而避免压力对细胞的伤害，并
且直接改善端粒。

不过要注意避免"过度训练"，过度的信号包括疲劳、情绪
低落、易怒、睡眠障碍、容易生病等，一旦出现，要意识到自己
休息、复原的时间不够。"过度运动"没有人人通用的指标，所
以要观察自身反应，也可以多咨询专业教练和医师。

3.睡眠

有研究发现，如果每天至少能睡7个小时，端粒会相对比较
长。睡眠充足的话，情绪也会倾向于稳定，端粒受损比较少。

要保持良好的睡眠，睡前最好远离电子产品，可以做一下睡
前瑜伽，以均匀的呼吸、柔和的伸展，让身心准备入眠。

4.饮食

不管胖瘦，饮食节制比较严格的人，与不节食、想吃就吃的
人相比，端粒会比较短。这一点有违刻板印象，但并不难理解。

布雷克本教授解释说，一辈子都在努力和食欲挣扎，想吃少
一点，那只会占据注意力（这可是宝贵的、有限的大脑资源），

让你压力变大，加速细胞老化。与其一心一意想着少摄入卡路里，不如多关注身体运动和健康食物的选择。值得注意的是少吃糖、精细碳水化合物（白饭、甜品等），这样可以增进代谢的健康。

5.人生目标

追求人生目标，这一点可以说涵盖了前面提及的所有方面：转变负面思维，避免陷入威胁反应；正念专注，乐观向上；自我同情，学会放松。

人生目标能带来一种超越自我的快乐，这种快乐感比较持久，不像饮食、购物带来的快乐那样短暂。如果能深刻感受到自己的价值与目标，就像人生有了稳固的基石，碰到困难，人的心灵可以依靠这样的基石，抵御威胁和压力。人生目标的评量得分有进步者，端粒酶的活性会增大。

强化人生目标的方式有很多，瑜伽也是其中一种，特别是"行动瑜伽"，会给人提供砥砺前行的力量。

小结

这里援引《端粒效应》结语的一段话，作为本篇结语：

基因是无可改变的，而后成遗传（端粒是其中一部分）则可以改变：我们就是自己的后成遗传设计师。

端粒随时在竖起耳朵，注意这个世界的最新情况，并做出反应和调整校正。我们可以一起改进后成遗传的程式码。

至于如何保护宝贵的端粒，我们研读了几百份研究报告。你已知道心灵如何影响端粒，也知道你的运动习惯、睡眠时间和品质、你的饮食都在塑造着端粒。

端粒不只受到你自己身心状况的影响，整个外在世界都会对它产生冲击：你住的地方，你的人际关系（安全感），皆与端粒健康有关。

端粒是客观公正的，对环境的反应可以量化——从端粒碱基对的数目可以看出来。因而端粒是衡量内外环境对健康影响的理想指标。

如果我们愿意倾听端粒告诉我们的，就知道如何避免细胞早衰，让健康寿命增长。

参考资料：

［美］伊莉莎白·布雷克本、［美］伊丽莎·艾波：《端粒效应》，廖月娟译，（台湾）远见天下文化出版股份有限公司，2017年。

瑜伽与替代医学（上）：体式主义
当我们谈"瑜伽是一门科学"，谈的还是"体式主义"吗？

撰文/子玉

> 我们应该对科学有信心，不是因为它永远正确，而是因为我们有可能证明它是错误的。
>
> ——生物学家法尔斯坦

"这种动作并不高级，对健康也没有更大益处。"

一位运动康复专家直白地说。他是在评论一个瑜伽练习受伤的视频，当时该视频正引起热议。

我一直在想，"瑜伽是一门科学"这句话，前辈们说起来高屋建瓴，可是今天我们重复的时候，难免显得有点不当真。科学发展日新月异，如果瑜伽确实与科学有所交集，最起码的，体式练习就应不断远离粗糙、无效甚至危险的状态。但在现实中，情况远未容得乐观。

本文以体式为切入点，重新审视科学与传统的知识来源问题，尝试探讨如何实现瑜伽的效用。但在话题展开之前，先从一根胡萝卜谈起吧。

营养主义

胡萝卜的"灵魂"里还游荡着什么呢？

胡萝卜吃了很好，它含有胡萝卜素，我们都知道。科学家在20世纪确定了胡萝卜素的化学结构，发现了它的功用，这是科学进步的重要方式——分离出具体的变量，用系统的实证方法来调查它。然后通过同行评议，相互检验、批评与借鉴，使其成为比较可靠的"公共知识"。

但这种营养学的公共知识在应用中，逐渐被扭曲，特别是经过食品工业的推波助澜，产生了一股名为"营养主义"的潮流。简单说就是，理解食物的关键是某些营养素，食物不过是营养素单元的总和。

然而实际情况复杂得多。美国知名饮食作家迈克尔·波伦对此写道："当微量营养素被确定时，科学家们认为他们理解了食物，弄清了身体对食物有哪些需求；几十年后，当维生素被分离出来时，科学家们又想，好啊，我们现在真的理解了食物，也知道健康的身体应该从食物中获得什么了；到了今天，多酚和类胡萝卜素似乎又成了任务的终结者。但是，谁知道胡萝卜的'灵魂'里还游荡着什么呢？"

类似的，"奶"仍然是令人类困惑的物质。波伦说："婴儿配方食品的整个历史，就是一个又一个营养素被忽略的历史。直到今天，那些全靠'营养最全面'的配方食品喂养的婴儿，还是不如母乳喂养的婴儿长得好。"

"营养主义"错在哪里呢？"所谓从营养素到营养素的研究，"纽约大学营养学家玛丽恩·内斯特尔这样总结，"就是将营养素从一种食物的内在关系中割裂开来，再将一种食物从饮食结构的内在关系中割裂开来，最后将饮食结构从生活方式的内在关系中割裂开来。"

另一个例子是现在流行的"地中海饮食",其相关内容是基于对1950年代克里特岛居民的研究。但我们谈那些居民平常吃什么、每种食物提供什么营养之外,是否注意到:在总体上,他们吃进去的热量比今天的人少很多;他们干很多体力活;作为希腊正教徒,他们经常斋戒和忏悔⋯⋯

让我们再理一下这个逻辑:

科学家需要研究可以被单独分开的变量(比如一种营养素),如果不将其分离,就不能确定它存在的功能;但是,哪怕是一根胡萝卜、一滴母乳,也是复杂之物,总有一些微妙元素有待发现,所以其整体大于已知元素的总和。更不消说,已知元素之间的互动关系(并非简单相加),这些元素如何不断改变自身状态,也都是值得科学深究的方面。

换言之,科学不只关乎变量的"分离",在另一个方向上,也必须思考"整合",特别是在应用场景中。医疗是明显的例子,有效的药物,需要搭配合理膳食、康复运动、心理辅导等。

而对于吃胡萝卜的人来说,明白一点就可以了——吃真实的食物,通常是好过吃营养素的。

反思体式
它是分离的,还是整合的?

说回瑜伽吧。显而易见,本文谈论的是今天可以走进日常生活,普遍商业化的瑜伽。而瑜伽市场主要的服务形式,是体式教学。在针对一个体式的阐释中,常说它启动了哪些肌肉,影响了哪些器官或部位,进而产生怎样的功效。

据我所知,这种表述是20世纪瑜伽大规模传到西方时,先驱者们出于传播的目的,为了适应西方"营养素"式的思维所做的变通。传统中并不这样理解体式（而是另有一套理论，比如脉轮学说。谈及功效十分简略——"消除一切疾病"），何况当时针对特定体式所做的科学研究还很少。时至今日，即便一个体式在严格的对照研究中，被证明了具有某种功效，这种神似"营养主义"的"体式主义"，也早该得到重新审视了。

首先，市场上常见体式的来源比较复杂，之前已有专门文章讨论。不论源自何处，参照胡萝卜研究的思路，我们最好能搞清楚一个体式中涉及的不同因素，它们分别会产生怎样的影响？相互之间有什么关系？

从身体与心理等不同层面，目前已经有解剖学、生物力学、心理学等学科正融入瑜伽，进行科学验证，同时产生了新的知识。这无疑可以帮助我们更深入地理解体式，让老师更安全、有效地教授它们。

值得注意的是，锻炼特定肌肉的观念，已经在更广的运动领域被革新，科学对运动的指导，走过了锻炼肌肉、协调肌筋膜系统、改善运动模式的观念进化之路。这可以理解为"整合"思维在应用中的体现。

与此同时，科学家对于专注、冥想等意识层面的研究，也在不断取得成果。有一种论点认为"瑜伽超越自然科学"，这就滑稽了，瑜伽传统的确包含科学范畴之外的内容（后文还会谈到），且科学也不是只有自然科学，还有思维科学啊。

总体而言，围绕瑜伽的科研方兴未艾，当然更多还是国外开展的，本书也呈现了其中的一部分，其中既有针对个别体式、特定呼吸法功效的研究，也有综合的瑜伽练习之于特定目标（如缓解疼痛、减轻焦虑）的研究。

有些科研结论可能出人意料，比如在"倒立增加大脑血液供应""倒立让人平静"等问题上，在其被更进一步的科研修正或者证伪之前，我认为最好认真对待这些结论。对前辈大师的不同说法不妨存疑——其实他们本人未必会有意见——因为他们的时代还没有这些研究，最新的科研技术尚未出现。实事求是，才是对他们的尊敬。

如果瑜伽是一门科学，那么当然是可以检验、证伪的。科学不是封闭的，而是开放的知识体系。科学不会跪拜在权威脚下，经典的结论、天才科学家也可以被纠正。

说到这里，我们不难认识到，不论教与学哪一方，了解身心训练那些基础的科学知识，肯定是有益甚至是必要的。可接下来的问题是，瑜伽老师不是解剖学者，也不是运动康复师、物理治疗师、心理咨询师，在这个典型的交叉应用领域，他们是不是这些角色的"低配版"集合？

换句话说，瑜伽难以替代的价值在哪里？

我想，应该是在于瑜伽从传统中延续下来的，本来就是"整合"的方法论。

历代瑜伽修行者，并无科学手段检测倒立中头部血液的流动情况（这不等于说自身精微的感受、体验没有价值），但难能可贵的是，他们从来是将一个体式结合呼吸、意识以及其他手段，放在整体的瑜伽练习中，将瑜伽练习放在生活方式中，将生活方式放在一个人生命意义的大图景中去思考的。

而且令人惊诧的是，相较于科学家都为人群样本量过少、研究时长较短而苦恼，那些修行者已经用自己的方式，甚至像用生命接力般地，在验证自己的方法了……

尊重传统
弱水三千之中，取一瓢饮

科学的研究方法是独特的，自有其文化背景与发展脉络，但检验自己的方法是否正确这件事，大概从人类制作第一件工具就开始了。

正如科学家从金鸡纳树的树皮中提取"奎宁"之前，贡献了这一线索的南美印第安人，早已在用那种树皮治疗疟疾了（"奎宁"在秘鲁文字中就是树皮的意思）。曾提出"核冬天"假说的美国天文学家、科普作家卡尔·萨根评论说：

> 古人是怎样从成千上万种植物中，发现这种树皮可以缓解疟疾症状的？他们一定对不同植物的根、茎、叶和树皮进行了多种尝试，咀嚼、捣碎或浸泡，这样一代一代地进行着大规模的试验。想想吧，曾有多少其他植物的树皮被发现无效，反而引起呕吐，甚至危及性命啊！……通过反复的试验，仔细记下哪些东西有效，他们终于达到了目的——从植物王国丰富的分子中，积累了一部有效的药典。因此，从民间医药学中汲取有关挽救生命的知识，绝对是至关重要的。

当我们去了解瑜伽的历史，会发现那也可以被理解为持续了数千年的大规模试验。比如一种打坐、呼吸、冥想的方法，什么阶段要做什么，可能出现什么体验，达成了什么指标，都有不知多少人验证过。出于避免滥用等原因，这些知识大体被保守在不同派别内部，依靠师徒之间口传心授。

在瑜伽商业推广的浪潮中，由于传媒等行业的推动，其中不少已经转变为公共知识，被普罗大众了解，被科学家检验，但这些知识仍有秘不外传的体系。不论哪种情况，有序的知识传承对瑜伽而言，都必然是重要的。

在这样的视角下，瑜伽"八支"是什么呢？或许就是一套经过世代验证的，源于"整合"思维的方法论：

你需要关注自己的道德行为，建立适宜的生活方式，在此基础上进行有效的身心训练，进入一种天然合理的生命状态，从而能够对自己与世界的关系，获得类似直觉的精妙理解，并且让自己就生活在这种和谐关系之中……

当然，今天的你我都有新的生活方式，而且很少把"解脱"作为练习瑜伽的目标。瑜伽传统中包含的特定宗教观念或文化元素，也有待我们甄别与扬弃（这何尝不是面对民间医药学要做的）。所谓科学的精神，核心就在于好奇与怀疑的统一。例如，与哈达瑜伽颇有渊源的"苦行"，是出于怎样的观念，我们是否有必要那样折磨身体？

古今之别，无疑需要慎思明辨，也许我们懒得费心去了解了，但若只单纯带着比较世俗的需求——减压、静心或缓解不适——选择一种身心训练时，"八支"这样经过检验的完备方法体系就可供选择了，它与现代科学"整合"应用的思想进行着跨越时空的共鸣，慷慨地等待我们于弱水三千之中，取一瓢饮。

因此，对一位认真的瑜伽练习者而言，在其知识结构中，我想，除了现代科学知识可以善加利用（像20世纪瑜伽先驱者那样与时俱进），也不应轻视来自传统的方法体系，因为那可能是可以立足的、"高配版"的知识。

信仰知识
"敬畏、伦理、礼仪、家庭、团体、慈善和公平"

在本文的语境里，如果说瑜伽是一种古老的，但具备合理性的身心训练，那么在商业化过程中，它理应无惧科学的检验，或者应该更主动欢迎才是。走向大众的瑜伽，只有经过科学检验，吸取融合相关的科学知识，才是可解释、可传播、可发展的。

翻开瑜伽传统文本，不难发现瑜伽还带有哲学背景，还有与这些哲学有着紧密关联的宗教因素。就知识的大类来讲，宗教属于信仰知识，科学属于世俗知识。而按照哲学家罗素的说法，哲学介乎科学与宗教（神学）之间。总之，哲学与宗教不同于科学。

关于科学与哲学/宗教的分别，心理学家基思·斯坦诺维奇提出了"操作主义vs本质主义"的视角。

他认为，科学是人类理性思考的成果，其追求将概念与可观测事件联系在一起，让这种验证变得具有操作性。例如对于"饥饿"的概念，"肚子咕咕叫"不是一个操作性定义，而血糖水平就具备操作性。

当这个概念有了操作性定义，观察的结果具备了"信度"和"效度"，科学家就可以不断完善相关理论，获得关于观测对象的可靠知识。所以科学解决的是具有操作性、可检验证伪的问题，而不回答"本质"的问题——"世界的本质是什么"。

但人的理性能力是有限的，当我们渴望追求更多确定性，就只有求助于哲学与宗教，它们旨在回答终极的，或者说本质的问题。

事实上，许多伟大的科学家有着虔诚的宗教信仰，这倒也不难理解，面对客观的观察对象，抑或面对先验的真理，需要近似的好奇与谦卑。

针对双方的关系，我觉得卡尔·萨根博士这几句总结很到位："许多宗教热衷于敬畏、伦理、礼仪、家庭、团体、慈善和公平等方面，不仅没有受到科学的挑战，反而被科学发现所支持。科学和宗教之间的冲突，并不是必然存在的。在某些层面，两者共同扮演着相似而和谐的角色，彼此相互需要。"

具体到瑜伽来说，能够教授与练习的部分，自然需要具备操作性，让结果可以观察和验证；同时它已经整合了相当普适的价值观，比如"真实""非暴力"，与多种宗教信仰相契合，所以当它的方法论影响佛教、道教、印度教等宗教时，显示了很好的适应性。

这种普适的价值观，总体也适应于世俗社会，所以不宜认为练习瑜伽就必然皈依某种宗教或者笃信某种哲学。不论是宗教信仰，还是世俗的价值信念，我想重点不在于这种名目，而在于一个人是否真诚相信，躬行实践。

最后，前文提及"营养主义"的时候，没有说明这可能是源于理性的骄傲自大。确实有观点认为，人终究是一种动物，一切人类意识观念都可以还原为物质，其逻辑终点就是否定人精神上的价值。

而另一种风险是伪科学、伪宗教（两者经常合体），以"神通""超自然力"做幌子，对人施以精神上的诈骗（谋财、伤人），说到底是否定人的生物基础，彻底站在科学的反面。

关于瑜伽的科学性面临的后一种风险，正是我们要在下一篇探讨的。

当人们意识到，科学并没有损害我们生命的意义，反而使这意义更丰富时，对抗将烟消云散。

——心理学家基思·斯坦诺维奇

参考资料：

［美］迈克尔·波伦：《为食物辩护：食者的宣言》，岱冈译，中信出版集团，2017年。

［加］基思·斯坦诺维奇：《这才是心理学：看穿伪科学的批判性思维》，窦东徽、刘肖岑译，人民邮电出版社，2020年。

［美］卡尔·萨根：《魔鬼出没的世界：科学，照亮黑暗的蜡烛》，李大光译，海南出版社，2015年。

瑜伽与替代医学（下）：真伪科学
瑜伽也属于"替代医学"，那它是科学还是伪科学？

撰文/子玉

我查阅了许多关于替代医学的资料，意识到应该在瑜伽的观念领域中，重申科学与伪科学（伪宗教/江湖术）的界限，进一步思考瑜伽的传播何去何从，供从业者、爱好者们参照和讨论。

"替代医学"是什么

所谓替代医学，更适宜的称呼是"补充疗法"（但本文暂用前一种），即西方划定在常规现代医学之外，可用于辅助治疗的方法，并不是说可以替代常规。

一般归在替代医学门类的有（按常见度由高到低）：冥想、针灸、维生素和矿物质疗法、催眠、草药、按摩疗法、香味疗法、顺势疗法、精神治疗、整骨术、反射疗法等。

瑜伽被认为属于自然疗法的一种。兴起于20世纪70年代的自然疗法还包括：针灸、按摩、生物反馈、呼吸练习、铜手镯、灌肠/洗肠、信仰疗法、草药或补品、顺势疗法、水疗、催眠、联合操纵、磁铁、积极思考、触摸治疗等（Beyerstein & Downie综述，2000）。

上述自然疗法分类有点出入，也很难列举全面，不过总体上，对这个"家族"的成员，我们可以基本了解了。

过去几十年间，替代医学在世界范围内形成了一种潮流，专门的研究中心建立，科研成果不断涌现，有研究称美国近两成的成年人试用过替代医学，乐观的说法是六成。美国还有研究显示，这个行业2020年的市场规模约为822.7亿美元，2021—2028年间的年复合增长率估计约为22.03%。

识别伪科学的7项指标

总体而言，替代医学并不是一种医学，自然也不属于科学范畴。道理很简单，如果可以经过科学验证，那它们就是医学的一部分，不需要再加一个"替代"作修饰语，画蛇添足。

这是一个混乱的集合，其中既有得到部分科学证明的，如针灸、冥想、瑜伽等：针灸对牙痛、下腰痛、恶心和呕吐等症状显示有效（Ernst & White综述，1999），但说大型手术只用针灸来麻醉是夸大的。

同时也有早已被归入伪科学、江湖术的部分，典型的就是信仰疗法；在大量探讨触摸疗法有效性的报告中，没有任何人"接近证明"这个技术是有效的；磁疗及相关产品在流行，而科学界认定"静磁场在缓解疼痛方面没有任何效果"……

所以如果瑜伽身处这个家族，谁知是福是祸？

这里不准备逐一做每项方法科学与否的综述，只把通行的真伪标志展开一下，读者诸君自会甄别。

1.宣扬特殊知识，鼓吹个人权威

前一篇谈到，科学属于公共知识，而在替代医学家族里，混迹着不少"特殊知识"，就是只有具备特殊禀赋的个人，经由

"修炼"或"神授"，才能掌握的本领。

既然他如此特殊，就"不屑于"与公开的观点交锋，像科学家通行的争议那样，而是用权威感、偶像崇拜来维护自己。在精心打造的信息控制场内，这种人真的可以"躲进小楼成一统"。

值得注意的是，在那种信息场内，听众被灌输一种类似的观念，那就是自己也是特殊的，或者"有缘的"、被选中的。看到普通人多么容易相信这一点，真让人震惊。记得一位知名学者曾说，上帝不会眷顾自以为特殊的民族，其实这话放到个人语境也合适。

围绕这种"特殊知识"，我们只要摆正对于神通、特异功能、超自然力的态度就可以了。主流宗教在发展早期，往往含有这类成分，但随着日渐成熟，会持有相近的立场，即反对追求和炫耀那些东西，而强调可以落地在日常生活中的善行与善念。

因此，这可以视为辨别科学真伪的第一个硬指标，伪宗教则是相反的（由于伪宗教与伪科学多有重合，下文不再单独讨论）。

还有一种论点，说现代科学思想保守，固执地认为那些"超自然力"不存在。随便翻开一本科学史，就会发现并不是那样，科学家研究过不同的未知领域，没什么规定说什么不能碰，只是那些无法经受科学检验的部分，他们逐渐放弃了而已。

2.幻想知识跃进，违背关联原则

"科学是渐进的，而媒体是跳跃的！"一位科学记者的这句话颇具洞察力。

媒体喜欢的故事，总是一个天才凭空出现，直接再造了某个知识领域。但事实上，科学从来遵循"关联性原则"，就是当一个更优的新理论出现时，仍与过去的知识基础有关联。

比如爱因斯坦的相对论，并没有否定牛顿力学体系，在日常情况下，两种理论做出的预测基本相同，只是在高速及强引力条件下，相对论具有更好的解释力，而且预测与观察相吻合。

同理，针对瑜伽的知识成果，也必然与生理学、心理学等基础知识有关联。无论多么厉害的练习，都无法脱离基础知识。

另外，即便出现了天才人物，科学领域的进步也是时断时续，"渐进整合"的模式，即"聚合性原则"：

某人完成了一项关键实验，但每一项实验都有局限性（也是出于控制变量的需要），所以必须是一系列有差异的实验，一致支持某个理论，又共同排除了重要的竞争解释，如此这些研究才有"聚合性"，所获得的结论才有可能被视为一点进步。

3.缺少科学训练，专业身份可疑

伪科学从业者往往是"江湖人士"，虽然我们不太乐意承认，但"诈骗"也有其专业技术。令人遗憾的是，替代医学的许多门类，从业门槛极低，往往不需要去读医学院，接受严格的学术训练，甚至只需要自封头衔，或者买一个文凭、资格即可。

比如《水知道答案》作者江本胜，曾以其伪科学的生意闻名，他的博士学位是从一个网络野鸡大学花350美元买的。此公宣扬水可以辨别善恶，科学界斥此为一派胡言。

如果读过连阔如描绘民国江湖往事的《江湖丛谈》，就会发现天下江湖术是一家。

4.热衷理论构建，无意给出证明

虽然接受科学训练对于江湖士来说太不经济，但他们很愿意在构建理论上面下功夫。

实际上，他们比科学家还醉心于理论构建，最好通天彻地，放眼古今中外，把人类一切文明成果编织起来才好呢。相反，科学家随时准备基于观测结果，去修正自己的理论。前者在理论上的不断包装升级，足以使受过高等教育的人中招。

《伪科学与超自然现象》一书作者特伦斯·海恩斯评论说："像'能量场''人体气场'这些概念，科学上并没有确切的定义，他们甚至援引量子物理来支持自己的观点。没有真实的证据表明，量子物理支持替代医学的观点。量子物理有一些现象是反直觉的，但其实是可预测、可复现的。"

而听众必然要求给出实证，此时我们就会遇到"观察者效应"了，"超感官知觉"信奉者就是这么干的：面对科学家的控制实验，他们的"超感官知觉"失灵了，原因是——他们的心理能量受到"负面气场"的干扰！就是说，不被检验时，他说存在；一被检验，他说没了，还都是你的错。

弗洛伊德的精神分析学说，采用了类似的逻辑，使得该理论成了一种未归入伪科学，却符合伪科学标准的东西。比如弗洛伊德认为，所有男性都有潜在的同性恋倾向，但实际测试却找不到这种倾向，因为大多数男性的这种倾向被抑制了，测试中不能显示出来……

还有一种面对事实"两头堵"的传统技能，过去"放血疗法"就是这样解释的：病人好转，这是治疗有效；病人死亡，这是病得太重了。

科学哲学家卡尔·波普尔，早已提出"可证伪性标准"：一个理论做出的预测，必须是具体的。满足"可证伪性标准"，让自己的理论可以被验证，是我们这里谈的又一个硬指标。

5.依赖个案宣传，不做控制实验

与科学研究的数字分析不同，个案总是显得新鲜、生动，但如果谈的是科学而非文学，搬出逸闻趣事就表明毫无诚意。个案叙述是伪科学最能打的那个"朋友"。

其实个案研究对科学是重要的，特别在研究初期，个案可以提供线索，让科学家知道哪些变量值得深入研究。一项科研的递进，常依照这个顺序：个案研究—相关研究—实验研究，到了实验研究阶段，科学家需要分离变量，探究它们之间可能存在的因果关系。

科普文章也会以个案来举例，让读者获得清晰的印象，但这里有个分别：你是用个案解释一个观点，还是用它证明一个观点？如果是后者，那个案作为孤立事件，缺乏必要的比较性信息，无法排除其他可能的解释，所以无法证明结论。

我们知道，科学实验会设置对照组，比如在一种新药的测试中，必须以此排除安慰剂效应。单是认为自己在被治疗，而且相信治疗有效，就可能缓解一部分症状，人的身心机制就是如此神奇。甚至有研究表明，安慰剂效应在抑郁症治疗中占29%，这使得近一半医生特意给患者开安慰剂，而且价格越贵的安慰剂效果越好。

关于控制实验的必要性，认知心理学家丹尼尔·列维京说得很形象："如果把20个头疼的人带到一个实验室，给他们一种神奇的新药，其中10个人好转了，那你没了解到任何东西。"

6.绕开同行评审，直接走向大众

在宣传上的丰富才能，是伪科学有时候能压过科学的重要因素。很多领域的专业人士，不擅长把一些基础认知生动地讲给公众听，而伪科学则深刻了解宣传战的意义。

一项科学成果并不是直接提交给公众的。科学家将成果提交给科学共同体，也即科学刊物，此时需要经过同行评审（Peer

Review），由该领域数位科学家评审通过才可发表。这是科学上的最低标准，目的是确保公开性，让这一成果值得被其他学者检验和应用。

伪科学则会避开科学出版的常规渠道，直接通过大众媒体公开他们的"发现"。电视业的繁荣，方便了不少伪科学门类的传播，更不消说互联网、社交媒体了。

在传媒行业的利益导向下，江湖骗子与科学家被混为一谈，是常有的事，甚至有压过科普的势头。

早在《奥普拉秀》走红的年代，一些面目可疑的心理"自助处方"就已广泛传播了，而心理学界的结论湮没无闻——"心理学有关于'积极思考的力量'的正规研究，与《奥普拉秀》上的'自助处方'没有相似之处"。

7.针对人性弱点，一切利字当头

凡是伪科学或伪宗教，左手用乌托邦贩卖希望，右手以末世论兜售恐惧，最终都落地于牟取暴利。

拿水分子做足了情感文章的江本胜，就是这样危言耸听的："如果外界的情感会影响水分子的结构，那我们75%都是由水构成的人体，将会受到什么影响？"然后，卖给你价格也很高的"高能水"。

真有人会上当吗？审视一下我们周围触手可及的网络信息，扪心自问，不会感到一阵心惊吗？

人有渴求，就可能会轻信，也就有可能被人利用，由此可获取的相关利益已经超乎想象。心理学家基思·斯坦诺维奇评论说："'催眠减肥''激发潜在心灵能量''睡觉时学法语'等概念，以及其他利润高达数十亿美元的心理自助产业，要么不是建立在科学证据的基础上，要么与已有的证据相冲突。"

源自印度的"超觉冥想"，在这方面留下了不光彩的纪录。美国天文学家、科普作家卡尔·萨根在1995年写道：

"人们可以在电视上看到马哈里希·马赫什瑜伽大师，'超觉冥想'的创始人和精神领袖，就催眠术的规则等问题进行冗长的说教。世界各地的'超觉冥想'组织，据估计有30亿美元资产。只要你交上一定费用，就能教你运用冥想穿越墙壁、隐身、飞翔。他们说，通过他们的协同冥想，降低了华盛顿特区的犯罪率，使苏联解体，还创造了其他现世奇迹，但没有提供一点儿实际证据。'超觉冥想'组织出售假药，经营贸易公司，开设医疗门诊并创办'研究'大学。靠具有不可思议的神授能力的领导人、靠对社会的许诺、靠提供魔力换取金钱以及狂热的信仰，这是许多伪科学兜售所谓超自然力的典型手法。"

除了精神上、金钱上的欺骗，伪科学更大的危害在于巨大的机会成本。它完全可能让人付出生命的代价。最著名的例子是，乔布斯曾对他的传记作者沃尔特·艾萨克森（Walter Isaacson）承认，自己后悔耽搁了9个月才接受手术。医学界也不乏这样的观点，认为这耽搁的时间（去寻求所谓的替代疗法）造成了他的提早死亡。

国内癌症患者因拒绝现代医学，最终病情加重去世的情况，时有发生。正如几十年前，去菲律宾接受"超感觉巫医"治疗的西方癌症患者，花了钱、用掉了时间，却又在回国之后死去。

既然鱼龙混杂，瑜伽何去何从

以上述这些衡量标准来看，瑜伽是不是伪科学的结论显而易见。瑜伽作为一种健身方式，一种自主保健的选择，未来发展面临的挑战是怎样做得更科学合理一些。如果要沾上医学，那就不能满足于顶着"替代"这个修饰语，而是要融入科学知识，接受科学检验，满足科学实证标准，在辅助性的治疗场景中证明自身的价值（"瑜伽疗法"已有了不错的开始），真正成为科学的一部分。

对于替代医学的发展，有些社会名人做出了糟糕的表态——"主流医学与替代医学互相配合"，完全是胡说。这种说法不认为替代医学应去伪存真，建立科学的标准，反而暗示科学的标准可以在这里拐个弯。

倒是有一处，主流医学可以借鉴替代医学。通常医院里的问诊时间有限，医患互信是个大问题，这种舆论热议时有发生。相比起来，这一点倒是替代医学做得更好，不像医院里"工业化"模式的交流，替代医学的服务往往是个性化的，更像私人之间的关注。

事实上，主流医学一直有这种反思，建议医生多一些面对面交流，少用电话或网络，仿佛重温现代医学前辈们的教导——多关注病人，而不是疾病特征。

总之呢，不论面对人还是客观事实，科学都要求我们保持谦卑、向善。也就是说，科学本身有其信念（信仰）的源头。如果瑜伽将来确实能与科学有所交集，它提供的服务能够真正成为科学的一部分，那我们首先会看到：它更近于公共知识，而非特殊知识；更趋向诚实，而不是欺骗。

一位妇女在丈夫的忌日去扫墓，还跟丈夫聊上几句，我绝不会取笑她。我也怀念自己的父母，有时候梦见和他们谈话。思念是我生活的一部分，但这并不意味着我相信"通灵者"自吹的本领，我知道，这类活动中充满了欺诈。

——卡尔·萨根

参考资料：

〔美〕特伦斯·海恩斯：《伪科学与超自然现象》，郑念译，上海交通大学出版社，2018年。

〔美〕卡尔·萨根：《魔鬼出没的世界：科学，照亮黑暗的蜡烛》，李大光译，海南出版社，2014年。

〔加〕基思·斯坦诺维奇：《这才是心理学：看穿伪科学的批判性思维》，窦东徽、刘肖岑译，人民邮电出版社，2012年。

瑜伽是信念与科学的结合

采访/子玉

　　这是在2022年6.21国际瑜伽日，我与沙金、闻风两位老师线上谈话的简要内容。谈话由头是我此前两篇探讨瑜伽科学观念的文章，两位老师有所回应和拓展，当时也有不少朋友围观讨论，在此一并整理出来，供热爱瑜伽的人们参考。

　　闻风：（关于瑜伽的科学）这个问题在2005至2006年间已经出现了，当时没有得到太多关注。为什么你觉得现在是时候关注这个问题了？

　　子玉：这个问题任何时候都应该关心，它是一个根本性的问题。

　　最近想写这些文章，是因为读到基思·斯坦诺维奇的《这才是心理学》一书，其中探讨了心理学领域怎样区分科学与伪科学。讲得那么清楚，很受启发。

　　回头再看瑜伽方面的内容，比如关于瑜伽和心理学的交集与不同，就觉得大家不是那么了解心理学，就来做比较了。一谈心理学，很多人还停留在弗洛伊德的知识体系，但是弗洛伊德对于现代心理学发展而言影响很小，早已过时，而且他的理论很多都缺少证明。

顺着这条线索，可以进一步看到身心训练方面，包括瑜伽，面临的伪科学问题几乎和心理学领域一样严重。

以前了解到，20世纪六七十年代印度出了一批伪大师——不是说没有真正的瑜伽大师——前者活跃在西方社会，适应当时的流行思潮，提供各种精神上的"小药丸"，其实跟今天说的"精神诈骗"没有多大区别。

我曾经觉得，披头士乐队接触瑜伽、练习冥想，是瑜伽商业发展中的正资产，直到后来了解到他们推崇的超觉冥想（又译为"超觉静坐"）具体都做了什么。这是今天的瑜伽必须面对的历史，也关系到你提供的到底是怎样一种知识或服务，尤其是说，它到底能不能被证明？

闻风：瑜伽和科学的关联，是从20世纪初开始的。受英国殖民的影响，大家意识到传统文化要在现代语境讲述，瑜伽练习过程中得到一个效果，需要去解释它。

我最近又翻了一下瑜伽的科学史，看到斯瓦米·库瓦雷扬南达的经历。刚接触瑜伽的时候，他的慢性咳嗽和偏头痛在练习中得到了缓解。所以，他受到一个直接的触动，想去找到这个解释。

我比较喜欢一种说法，即瑜伽是信念与科学的结合。不光是科学的问题，还涉及心灵的问题。两者不平衡，就会偏颇，或者走向伪科学，或者彻底物质化。这也就失去了瑜伽的内核。

那么据你观察，现在瑜伽在中国，整体上有没有很大的风险会涉及伪科学话题？

子玉：瑜伽的发展整体是在安全与理性的范围内的，但在与瑜伽相关的周边领域，伪科学危害较大。就像被辱骂致死的女投资人，她参加的那一类培训班，以激发潜能、突破极限、战胜恐惧为名，行精神诈骗之实。这两年常有朋友来问，说我接触到一个大师，真的很神……这一类课程仍然繁荣。有点像在重复80年代的剧本，骗术还是有效。

闻风：如果把瑜伽群体做个划分，基本是出于某几种需求才来练瑜伽的：比如希望通过练习保持健康，改善身体（形体）等，这是大多数人的需求；还有疗愈需求，因为精力不足，睡眠不好，身心出现某些不平衡的，这个人群，就涉及你文章提到的替代医学部分；还有一类人群，是想从瑜伽中获得自我成长的灵性层面的需求。

在国内，替代医学——或者说补充医学——谈得比较少，但其实技术一直在应用，比如针灸、拔罐……

而西方人说替代医学，首先意味着这"替代"是主流医学之外可以接受的一个选项——有助于疾病得到关注和治疗，我们需要它是及时和有效的，让人的健康权得到保障。

具体而言，替代医学在西方医疗领域的针对性在于：一个是医疗保险是否覆盖；另一个是去医院预约流程很长，不方便，替代医学更方便一点。我开始喜欢瑜伽，是它治好了自己的颈椎病。

你觉得西方的替代医学概念，和我们现在从保健的角度（涉及治疗的部分）所谈论的，有根本的区别吗？

子玉：国内的情况完全不一样。

一般来说，中医、阿育吠陀都属于替代医学，此前我采纳的分法，是将它们拆分到不同的类别（比如草药）。

实际上，我们中国人说看中医，针灸就是针灸，还有推拿、正骨之类的，不会放到"替代医学"的概念里来讲。

我发现，在中文的文化圈里，谈替代医学的人，往往是给"高维智慧""心灵能量""显化财富"这类课程产品提供拔高自己的依据的——我这个属于替代医学，是主流医学还证明不了，暂时没有划进来的，但是高明且有效的。

主要是这样一群人在谈替代医学。若瑜伽也自称属于替代医学的话，在观感上，就和他们站到一个生态位了。我认为，不要和他们混在一起。那群人口中的替代医学，并不是在谈中医之类的知识体系，更多的是江湖术（美国替代医学也有这个成分）。

闻风：2005年，我在学瑜伽教培，碰到为美国国立卫生研究院（NIH）写瑜伽治疗提案的老师，就是美国唯尼瑜伽学院的院长盖瑞·克拉夫索（Gary Kraftsow），他说，替代医学有两层含义，一个是主流医学解决不了，我们试一下另一种方式，所以叫作可替代的；另一个是这个也有效，而且更方便，于是作为一种替代。

现在列在NIH网站上那些方法，比如针灸、阿育吠陀、瑜伽都并列在里面，是因为能看到效果、能解决问题，才放进去的。你刚才提到的，比如"能量医学"，没有科学证明，只是从事者声称有效且符合科学。而作为医学，必须能被证明有效，且效果是持续性的、可重复的。

我们去搜每年的医学杂志，能看到很多瑜伽方面的科研报告。有一本杂志叫《国际瑜伽治疗》（*Yoga Therapy International*），一开始还不被医学共同体接受，现在它的数据完全被纳入了，瑜伽研究领域也有了专业人才。

所以我觉得，你谈到非常大的一个问题：有些人并不是要做瑜伽，只是在借用瑜伽或者替代医学的名义。遇到那些貌似高深的理论，我直截了当地说，是骗子。

练习瑜伽的群体比较善良和包容，内心的愉悦已经有了，也有慈悲心，但辨别智或许还没有升起来，容易被诱惑、拉偏。有人把瑜伽人群当作销售对象，这是值得警惕的。

总有人说，我这个科学还解释不了。如何对待这一点？

一种说法是，瑜伽更靠近神秘主义。从瑜伽的角度，我的体验是，瑜伽的作用是综合的，不单纯是体式或者正位的功能，态度、反省能力、对老师的信任，都很重要。比如说，对老师没了信任，那么同样的动作，以前感觉很好，现在可能感觉糟糕。

跟克里希那玛查亚瑜伽院的老师们学习时，我也体验到这些。他们的"瑜伽疗法"个案有十几万份，从1976年就开始累积，我曾经问有没有失败的案例。他们说，这里登记的，很难找到失败的案例，因为那些觉得这没用的，就不来了，或者他换了工作，搬了家，也就流失了。在看得见效果的群体中，心理因素占很大一部分。

关于你提到的体式主义，我印象中呼吸法、冥想占瑜伽科研的比例并不小。几乎所有的流派，练习体式都是加入呼吸和专注的。

真正影响力大的是情感，触及情感才有"转化"作用。触及情感，才会有发生转化的动力。引导正确的话，这个转化的动力是很强大的。

2018年，克里希那玛查亚瑜伽院的桑吉塔老师讲到，根据瑜伽的五层身理论，要实际起到转化作用，需要进入第四层——智性层，影响到个人的基本理念、认知结构这些之后，才能出现可持续、稳定的转化作用。

在这里，理性认知还是超乎情感之上的。而科学理性的前提，是质疑和求真的渴望与能力。

沙金：我个人不太练习体位法，最近因为一些身体上的问题，更多关注呼吸，提升呼吸意识，同时做哈达瑜伽中简单的祛风式，活动关节的、适合中老年人的体式。

就刚才的话题，我分享一句梵文。在古老传承里，它像问候致意，又像一个警句：

Hari Om Tat Sat.

我听一些资深的老师解释，hari指看得见、摸得到，实实在在的或者说科学能够验证的，每一个人认知、经验过的或者传统概念里的业，指这一切；而om，是每节瑜伽课开始的吟唱，人们说它代表不同的含义，但我听到一种解释是，它除了它自己，什么都不代表，它指那无限的、未知的，还没有被感知、认知到的；tat，是；sat，真理。

整句话的意思是，将一切已知的、一切未知的，加到一起，才是真理。对已知的和未知的一切，保持开放、好奇、谦卑，需要这样一种态度。

子玉：维特根斯坦曾在《逻辑哲学论》中写道："世界是怎样的，这一点并不神秘；而世界存在着，这一点是神秘的。"就保持谦卑这一点，科学和宗教是一致的。

观众提问：练习的时候，只关注呼吸和身体的联结，不关注正位可不可以？如果一边关注正位，一边关注呼吸，我感觉杂念会多一点。同时发现关注呼吸的时候，自动会把身体带入正位，但不是所有时候。不正位的话，又担心对身体有伤害。

闻风：正位是一个很好的教学方式，本身对专注的要求比较高。不过这种专注局限在可控的范围，比如控制好肌肉骨骼，让它展开多一点，就能展开多一点，这个是身体层面；但正位不仅仅是身体的正位，不要忘了这个理念的其他维度。

而当我们注意呼吸，呼吸会带来心灵的变化。这取决于你练习的目的，如果你希望这一次练习带来更多心灵上的品质，内心安静一点，更快回到正念的状态，那就偏重注意呼吸多一点，只要呼吸跟动作连起来就可以。

正位帮助初学者更容易地进入练习，经过一两代人不断修正，会更符合医学理论。同时要知道，如果你想体会瑜伽的真意，迟早要超越（身体的）正位层面。你的练习可以时不时回到这个层面，但要不断超越，走向更加细微的练习。

观众提问：一些会员想要高强度的练习，比如练到出汗，应该怎么对待？

闻风：会员希望加大强度，直接的做法是通过体式的流动和保持，或者房间温度提高一点。在美国，高温瑜伽教培的老师说，既然42℃对健康不利，我们可以把房间温度降到35℃嘛。在那样的室温下练习流瑜伽，让人大汗淋漓，觉得特别通透。

如果身体条件允许，也可以通过呼吸法，来提高练习的强度。比如适当延长呼吸，改变呼吸的比例，加入短暂的停顿等，都可以帮助产生内热。

所以需要综合考虑，用不会出偏的方式去达成。在课程末尾，大家做一些整理，加入适当的调息、休息术或者冥想，这样既得到效果，又不会出差错。

子玉：沙金老师，澳大利亚的瑜伽社群，是不是也有上强度、出大汗的需求？

沙金：我去的是比较传统的隐修中心，他们练习传统的、慢节奏的"农民瑜伽"。

这是一位在北京读博士后的澳大利亚女孩取的名字，她曾到我们当时的山地瑜伽静修中心练习。后来听说我去悉尼附近的曼歌夫瑜伽科学学院，她也去了那里，大家就成了一个班的同学。只过了一个星期，我听院长说，那个女孩递交了退学申请。我碰到她，就问："你怎么不上了？"她说："跟我想的不一样，这是农民瑜伽（farmer's yoga）！"

很多人接触瑜伽的因缘，是塑身、健身或时尚，这都是正常的。即便在"农民瑜伽"当中，也有如何管理课程、安排序列、回应学员需求的内容。他们有一个观点是，你比学员拥有更多信息、知识和技能，所以需要综合的、平衡的态度，一部分满足他们的需求，同时也要有所引导，这个引导可以很巧妙、有技巧。

子玉：选择懂得欣赏你专业的用户，才是长久之道。不只是瑜伽行业如此，都这样。不懂得欣赏你专业的人，会破坏氛围，而且转过脸就说你教得不好，体验不佳，也没效果。所谓专业性，就是自己知道这个好不好，否则不能吃这碗饭。

闻风：总的来说，我是把瑜伽当作一个人全面发展的工具。前面谈到瑜伽和心理学的关系，对此你的观点是什么？

子玉：站在心理学的门口看瑜伽，会有一种感慨，那就是印度的古人在几千年前，竟然进行了这样的智力活动，太了不起了，特别是对意识的理解，很可能是走在现代科学前头的。

我打过一个比方，今天的物理学以及思维科学，好比一群勤奋的青年，起个大早去登山，气喘吁吁正走着，看前面影影绰绰，一群古代智者正在高谈阔论，准备侃到地老天荒的样子……

这不是贬低科学。科学将过去的很多理念和方法进行检验，再以我们容易理解的方式传达出来。当然在这扬弃的过程中，会有一些被证伪，这是科学的好处。

瑜伽虽然把意识理解得那么深刻，但在漫长的发展史中，也混杂了各种文化遗存。比如《瑜伽经》里，仍含有种姓制度的因素。这就像一个很好的老房子，里面还有脚手架，也有淤泥，杂七杂八的东西需要清理，这就少不了借助科学的力量。

闻风：这涉及一个根本的东西，就是自我反省。恰如孟子那句话，"反身而诚"（语自《孟子·尽心上》），越练越回到这一点。从一场练习，到说话做事，达不到"诚"，就不要说"真"了。

所以不论来了几个会员，皆宜真诚面对，坚持你该坚持的东西。而科学，应该是瑜伽诚信体系的一部分。

沙金

山地瑜伽静修中心、雪山静修中心、中国瑜伽在线、瑜伽魔方创办人。

闻风

瑜伽教育者，浙大在读哲学博士，克里希那玛查亚瑜伽院中国学院首席顾问。

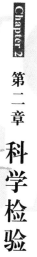

第二章 科学检验

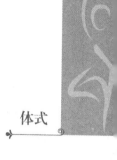

头倒立能迅速增加大脑血液供应吗?

撰文/吕晓丹

"在倒立体式中，血液能够在重力作用下回流脑部，迅速为大脑补充新鲜血液，使脑细胞获得更多氧气和养分，帮助提神醒脑……它也保证了脑下垂体以及松果体得到充足的血液供应。"关于头倒立功效的这类解释，我们并不陌生，无论是在瑜伽课堂里，还是在广告推文中，似乎都常有耳闻。

但近来，由俄罗斯圣彼得堡国立大学（Saint-Petersburg State University）研究团队发表于《替代和补充医学杂志》（JACM，2019年6月刊）中的一份研究表明，上述说法严重缺乏科学根据。

研究结果明确显示：与我们常听到的解释相异，头倒立并不会增加大脑血液供应；相反，在倒立体式中，若是经由颈内动脉流入大脑的血流量真的出现增加的情况，倒可能是一个不应练习倒立的警示。

俄罗斯圣彼得堡国立大学的这一研究团队，希望通过对流经颈内动脉（Internal Carotid Artery，ICA）进入大脑的血流量进行检测，探讨头倒立对脑血流量的影响。

他们找来20名受试者（5男15女），年龄在10岁到50岁之间（年龄中位数为43），至少有1年瑜伽习练经验，均能独立完成倒立体式（为安全起见，检测期间均会由工作人员扶着双脚）。然后通过多普勒超声波血流测量仪，测量并对比20位受试者在仰卧、头倒立期间以及倒立后仰卧3种状态下左颈内动脉的血流量。

　　研究结果表明，20位受试者中的17位，在倒立期间并没有出现颈内动脉血流量增加的情况。相反，流经左颈内动脉的血流量先是在倒立时显著减少（p=0.01161<0.05），在体式效应过后，血流量又恢复到基本水平。如图：

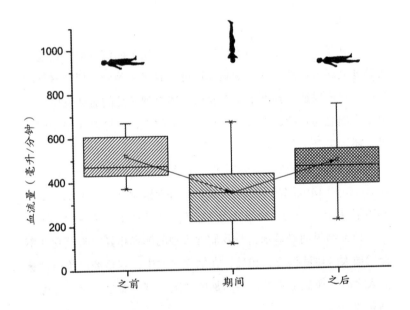

图1：在头倒立（sirshasana）前、中、后流经左颈内动脉平均血流量的呈现[1]

---

　　① 图片来源：N. K. Manjunath, Shirley Telles. "Effects of sirsasana (headstand) practice on autonomic and respiratory variables." Indian journal of physiology and pharmacology 47.1 (2003): 34-42.

为什么这种血流量会在倒立中一度减少呢？研究人员解释，由于人体存在脑血流自动调节机制，即人脑通过调节脑小血管的口径，使脑血管阻力发生相应变化，从而使脑血流量维持恒定的机制。这是人体的一种自我保护能力，即便在倒立状态下，这一自动调节机制依然能够将脑血流量控制在健康范围之内，维持脑功能的正常运作。

而需要提及的是，另外3位在倒立中感觉不适或者说难以保持的受试者，相应的颈内动脉血流量出现了明显增加，同时还伴有眼内压升高症状（这是倒立练习的明确禁忌）。

这样一来，结果就容易理解了：对于健康的习练者而言，头倒立体式并不会增加流入大脑的血液量，若经由颈内动脉流入大脑的血流量发生了明显增加，那么这位习练者则不应练习倒立体式。

对瑜伽习练与教学的启示

倒立是许多瑜伽练习者梦寐以求的体式，除了看起来足够炫酷夺人眼球之外，也因其所宣称的给身体带来的众多好处，包括像"会增加大脑血流量，迅速为大脑补充新鲜血液"等，但这与脑血流自动调节机制的功能并不相符；实际上，对于健康的习练者而言，倒立时，身体会自动将脑血流量维持在一定的健康值范围内。

反之，若是在倒立期间，出现颈内动脉血流量突增的情况，则是需要引起重视的安全问题，这可能意味着脑血流量的自动调节功能出现异常，无法在倒立的状态下正常运作，应建议避免练习倒立体式并及时就医检查。

这同时也说明了，倒立体式带来的效益，并不是通过脑部血液供应增加而实现的。而具体而言，倒立到底有什么功效，练习过程中又有什么相关的禁忌，这些我们也会在后面的文章中陆续探讨。

本文科研成果援引自：

Rinad S. Minvaleev, Rinat R. Bogdanov, David P.Bahner, et al. "Headstand (Sirshasana) does not increase the blood flow to the brain." The journal of alternative and complementary medicine 25.8 (2019): 827–832.

头倒立让我们更平静了吗？

撰文/吕晓丹

瑜伽练习者普遍认为，头倒立的练习能够给人带来身心的舒缓与平静，也因此，许多练习者都会将头倒立当成是通往冥想旅途中必不可少的准备，甚至将其奉作"体式之王"。可事实是否真是如此呢？头倒立练习的时候，我们的身体到底发生了什么?它真的让我们身心更放松，头脑更安静了吗？若是，这种效应能维持多久？若不是，练习的意义又何在呢?

科研技术的进步使得对这一问题的探讨成为可能。来自印度的辨喜瑜伽研究基金会，通过对头倒立练习者在练习前后的心率变异性（Heart Rate Variability，简称HRV，是一个衡量自主神经系统运作的重要生理指标）进行测量发现：无论练习头倒立是否靠墙，较之于练习前，练习者在练习结束后的交感神经系统都会处于更加活跃的状态。也就是说，头倒立练习后，其实整个身心状态是更加兴奋的，甚至是更激进的。

辨喜瑜伽研究基金会招募了40名成年男性志愿者（19—36岁），分为两组（每组20人），分别以两种不同方式（有/无墙支撑）练习头倒立。一方面通过心率变异性频谱，了解头倒立后交感神经和迷走神经的运作状况（交感神经主导"战斗或逃跑"的反应机制，迷走神经主导的副交感神经则负责"放松和休息"的反应模式），另一方面也比较"是否有墙支撑"对于头倒立练习者自主神经系统运作所产生的影响差异。

按照实验要求，每位被试在头倒立练习两分钟前以及结束练习两分钟后，分别进行时长5分钟的测量，由于头倒立期间的肌肉收缩会对测量结果产生干扰，因而头倒立练习期间不测量。另外，为了与倒立姿势形成明显对比，练习前后，被试都以坐立姿势进行测量。

有意思的是，这种测量用到了四维测谎仪（也称作多项波动描记器），对练习者的心电图、呼吸、脉和皮肤电导水平进行记录。交感神经系统激活时会引起瞳孔放大、心率增加、血管收缩、血压升高、呼吸比例失调、出汗、口渴等众多生理反应，从而引起相关生理参数的变化，测谎仪的设计正是出于此原理。

同时，对头倒立前后所记录的心率变异性数据进行频谱分析，心率平均值也可从这一记录中提取。通过快速傅立叶变换方式获取心率变异性能量频谱。研究主要关注以下特定心率变异性频段的能量，即超低频区（0—0.05Hz）、低频区（0.05—0.15Hz）和高频区（0.15—0.5Hz）[①]。

研究人员通过双因素方差分析（ANOVA）检验头倒立前后数值差异的显著性，发现头倒立前后的心率变异性能量值在低频（LF）、高频（HF）、低频与高频的比值（LF/HF）中都存在明显差异（$p<0.05$），但两类被试（靠墙与否）的组间差异并不显著。

---

① 低频成分（LF 0.05— 0.15 Hz）是交感神经调节的定量指标；高频成分（HF 0.15—0.50 Hz）则与副交感神经活动相关。另外，低频与高频的比值（LF/HF）反映交感迷走神经系统的平衡性，一般而言，安静时降低，应激时升高。

　　具体而言，两组人员在倒立练习后，心率变异性的低频能量值都显著增加，而高频能量值显著减少（离墙练习组低频区与高频区变化的p值都<0.02；靠墙练习组低频区与高频区变化的p值都<0.05），而反映交感迷走神经系统平衡性的低频与高频的比值（LF/HF）也明显增大（离墙练习组p<0.02；靠墙练习组p<0.05）。因而，可推断两组被试在心率变异性方面都表现出相似变化：交感神经活动有所增加，迷走神经活动减少，交感迷走神经的平衡也发生变化。

　　另外，研究组还进一步使用了配对样本T检验，在比较被试靠墙与否所测量的数值差异时，可观察到：离墙练习的被试皮肤电导水平出现显著上升（p<0.05），靠墙的被试指尖容积脉搏波明显降低（p<0.05）；但两组被试在头倒立后呼吸速率、收缩压和舒张压的值变化并不明显。

　　离墙练习的被试皮肤电导水平显著上升，说明由交感神经主导的汗腺神经张力增加。皮电活动是交感神经变化的一个敏感指标，皮肤电阻升高，电导水平下降，即处于放松状态；而皮肤电阻降低则相反，表明电导水平上升，人体处于紧张状态。

　　而靠墙练习的被试指尖容积脉搏波明显降低，即血流量降低，表明交感神经系统激活导致外周血管收缩。所谓指尖容积脉搏波，即通过测量外周皮肤血流量，进而测量交感神经主导的血管收缩变化。交感神经系统主导时，血管收缩，血流量下降；副交感神经系统主导时，血管舒张，血流量增加。

　　两组被试（不论是否靠墙练习）显示出交感神经系统不同分支的激活，分别是汗腺和血管，这种不同的效应不太容易解释。但研究人员指出，早期已有相关研究显示，不同刺激因素会激活交感神经系统的不同分支。这也表明，不同类型的练习会选择性地、有差别地激活不同神经分支，练习方法的不同也可能会激活不同的生理机制，甚至会带来不同的、微妙的体温变化。

对瑜伽习练与教学的启示

从研究结果来看，无论是有墙支撑还是无墙支撑的头倒立练习，在练习过后，交感神经系统都会得到进一步的激活，这一定程度上其实也解释了为什么许多人在倒立过后会有满血复活的兴奋和激动。当然，需要进一步考虑的，可能是头倒立与瑜伽练习的熟练程度的问题。

虽说头倒立练习都会激活交感神经系统，但练习方式的不同，可能会对身体的生理功能有不同的刺激作用，如靠墙头倒立，外周血管的收缩更为明显；而离墙头倒立，对汗腺的刺激则更大。虽然作用机制尚不清晰，但可以明确的是，无论是瑜伽练习，还是其他身体训练，当服务于不同生理功能或目的时，我们都应做出相应的调整。譬如说头倒立的练习，在参加瑜伽理疗培训时，"现代瑜伽之父"克里希那玛查亚瑜伽理疗理念的重要传承者加内什·莫汉老师就曾明确讲到，若是为了提升身体平衡能力，锻炼肌肉力量，那么可以在保证安全的前提下，选择在教室中间练习；但如果是为了练习收束法，发展对于身心更精微的觉知，那么即便已能离墙保持平衡，还是建议靠墙练习；若还未能做到很好地启动肩臂力量，更加建议的则是从其他倒立体式（如下犬式、站立前屈伸展式等）中受益。

如果说头倒立练习过后，交感神经的张力其实是进一步激活的，那么许多习练者平日感受到的放松源于何处呢？研究中其实也提及了一项重要的人体调节机制——压力感受器反射

（Baroreceptor Reflex）①，它也是心血管系统调节的重要部分。

这样看来，倒置体式在一定程度上确实可以说是触发了"放松反应机制"——当人体从直立进入倒立状态时，压力感受器感受到血压升高，就会激活一系列神经化学反应，降低交感神经活性，增强副交感神经张力，引起心率减慢，血流量降低，血压下降，因而，这一反射也被称作降压反射。

但同样要注意的是，当人体从倒立恢复到直立状态，动脉血压下降后，这种反射效应就减弱甚至停止了。所以，研究中显示的，在头倒立后恢复坐立状态下测量的，交感神经系统进一步激活的情况也就不足为奇了。

那么，既然这种倒立的"降压"效应会随着身体姿势的恢复而消失，甚至会在倒立结束后进一步激活交感神经系统，我们练习的意义又何在呢？

一方面，当处于极度焦躁和急促紧张状态时，我们能够知道，倒置体式（当然不限于头倒立）的练习确实是能够通过自下而上（从身体到精神）的方式，迅速帮助我们平抚神经系统。

另一方面，尽管"降压"效应并不持久，但当我们能够在一个安全空间里，有意识地去探索身心对于这些体式的反应，将瑜伽练习变成我们体验、学习和转化的实验，去感知身心处于不同反应模式的状态，我们也将逐步培养起自己在不同压力模式下的适应能力，逐步强化自己在交感和副交感神经系统中自如切换的能力。

————————————

① 关于压力感受器反射，压力感受器主要存在于颈动脉窦和主动脉弓，它并不是直接感受血压的变化，而是感受血管壁的机械牵张程度，当压力较高时，动脉血管壁被牵张程度增大，压力感受器释放神经冲动也就增多。因而，血压升高时，反射活动加强，引起降压效应；血压下降时反射活动减弱甚至停止，促使血压回升。这一反射对于短时间内快速调节动脉血压，维持动脉血压相对稳定有着重要意义。

所以，在实际的头倒立练习与教学中，除了前面讲到的，要基于练习目标，选择不同的头倒立练习方式外，序列的编排更需要带着科学的考量。如果是希望舒缓放松，达成身心更加平衡的状态，就需要更多地思考头倒立练习后，应该设置什么反向平衡的练习，才能平抚它带来的激发活跃效果，让身心在兴奋过后，能够逐渐进入安静放松的状态。

某种意义上，这正是前文所提及的，自如切换能力的练习，也是我们在生活工作中所高度强调的压力韧性或者说复原力（Resilience）的练习。

本文科研成果援引自：

N. K. Manjunath, Shirley Telles. "Effects of sirsasana (headstand) practice on autonomic and respiratory variables." Indian journal of physiology and pharmacology 47.1 (2003): 34–42.

首个关于头倒立期间脊椎曲度的生物力学研究

撰文/吕晓丹

瑜伽体式练习能够培养身体的力量、柔韧性、平衡性和稳定性，似乎天然地可与功能体态的康复训练结合在一起。2020年，由国内体育科学、康复科学和骨科领域等专家组成的专家组所组织制定的《运动疗法治疗腰痛的中国专家共识》和《运动疗法治疗颈痛的中国专家共识》明确将瑜伽列作"强推荐使用的练习"。

如今，作为一种重要的补充替代疗法，瑜伽日渐融入医疗保健领域，越来越多的人也开始寻求通过瑜伽缓解肩颈、腰背疼痛问题。但这同时也对瑜伽教育者提出了新要求，因为不同瑜伽体式对于人体生物力学的要求并不相同，对于特定群体而言，哪些体式有帮助，哪些体式可能会增加受伤的风险，这些问题需要瑜伽从业者更多的思考和探索。

当然，以往我们可能更多是基于习练者的经验反馈，但存在的问题是，这些反馈有时并不一致，有时甚至可能截然相反。就比如在头倒立问题上，考虑到颈椎所承受的高负荷，对于脊椎存在问题的练习者，并不建议练习；但与此同时，一些瑜伽练习者也反馈，能够感觉到自己在头倒立练习中腰椎负荷明显减少。

那么，应当如何解释其中区别？头倒立练习是否会影响脊柱曲度的变化，甚至加重某些脊柱病症？存在脊柱问题的练习者到底能不能练习头倒立？是否不应一概而论？哪类人群应该坚决杜绝？哪类人群又或许可以通过这一练习，获得脊柱结构和功能的提升呢？

《运动医学杂志》（*Journal of Sports Science*）2016年7月刊发布了首个关于瑜伽头倒立期间脊椎生物力学的研究。考虑到最常见的引起事故的瑜伽体式就是头倒立，研究者希望通过分析头倒立过程中腰椎和胸椎的几何曲度变化，增进对该体式生物力学的认识，促进瑜伽的安全习练。

他们找来6名男性和5名女性，这些人都具备独立完成头倒立的能力，而且实验期间会有一位瑜伽教练专门指导练习。研究者运用视频测量技术，测量被试在3项不同任务——直立（Orth）、行走（Gait）和头倒立（Yoga）中的脊柱姿势，使用Matlab软件对图像和数据进行处理。

研究结果发现，与直立和行走状态（自然生理曲度）相比，头倒立期间胸椎中段偏移幅度明显增加（$p<0.02$），而下腰椎前凸幅度显著减少（$p<0.05$）。研究人员基于这一结果也给出了相关的讨论和解释：

首先，矢状面（将身体分为左右两个部分的平面）上的胸椎曲度在3种任务状态下相似，然而在头倒立时，胸椎中段的脊柱偏移程度明显更高。即使是在无临床症状的人群中，也能看见脊柱排列的小幅度偏移。然而不管在哪个脊柱段，偏移程度越高，则表明这个区域身体的姿势控制力越弱。考虑到头倒立期间，胸椎需要支撑的体重百分比更大，这个研究结果也反映出，在这个体式中，胸椎段姿势控制难度的增加和脊柱负荷的上升。

其次，在额状面（将人体分为前后两部分的平面）上的腰椎偏移在3种任务状态下差异相似，然而在矢状面上，与步行和直立位相比，被试在头倒立期间下腰椎前凸减少。从形态上来看，纤维环的前侧比后侧更厚，这表明在脊柱自然前凸的姿势中，压力是能够均匀分配的。而考虑到在倒立期间，与自然生理曲度相比，呈现出腰椎前凸减少，即伸展幅度减少的情况，可以预测椎间盘上压力分布不均，前侧纤维环上压力增大，腰椎间盘髓核内的静水压力也随之增大。

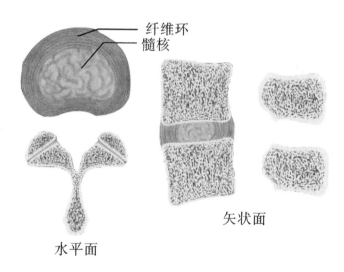

图2：椎间盘的横切面与矢状切面[①]

　　① 　图片来源："Radiopaedia - Drawing Anatomy of the intervertebral disc - English labels" at AnatomyTOOL.Org by Matt Skalski, license: Creative Commons Attribution-NonCommercial-NoDerivs.

但这一影响到底是好是坏，还需要从两方面去衡量：

一方面，对于健康的练习者而言，由于从脊柱自然生理曲度到头倒立时下腰椎前凸的减小幅度，与从脊柱自然生理曲度到直立姿势时的增加幅度相似，这表明这些变化是属于正常生理范围的，这种腰椎间盘压力的改变是相对安全的，而且就椎间盘而言，压力负荷的适度增加还可能会促进营养物质的运输。另外，腰椎伸展幅度减少，一定程度上也有助于减少小面关节和纤维环后侧的压力。

另一方面，对于本来就存在腰椎间盘后突的练习者，腰椎前凸幅度的减少和腰椎间盘髓核静水压力的增大，可能会进一步加剧腰椎髓核后凸，导致临床症状恶化。

对瑜伽习练与教学的启示

那么这些研究结果，对于我们的练习和教学有什么启发呢？

1.存在脊柱问题的练习者

从研究结果来看，与步行和直立位状态下的平均姿势相比，头倒立期间，胸椎偏移程度增加，下腰椎前凸减少，表明在这个体式中保持自然生理曲度难度的增加以及脊椎负荷的加重。因而，患有结构性脊柱疾病的人必须避免练习，尤其是那些颈椎和胸椎存在问题（如脊柱侧弯）的练习者。

而对于腰椎间盘突出的患者，头倒立也是个风险很大的练习，由于本来就存在腰椎间盘向后突出的情况，腰椎伸展幅度减少导致椎间盘压力进一步增大，增加了髓核后凸的可能。幸运的是，除了头倒立，瑜伽体式宝库里还有许多其他体式可供选择，这些体式虽然简单却有效，不仅能够帮助缓解脊柱问题带来的不适和疼痛，还能有效促进脊柱灵活性和稳定性的提升。

另外，存在脊柱问题的朋友也需要注意谨慎选择课堂和老师。因为，并不是所有类型的瑜伽练习都适合，也并不是所有的瑜伽老师都了解如何针对这类问题给出合适训练建议。在咨询医生或物理治疗师建议后，应找到专业且有资质的老师跟随练习，上团体课前也需要明确跟老师讲清身体情况，从而让老师也能够在课程中给出一些相应变体或调整选择。

2.健康练习者（无明显临床脊柱症状）

另外，在研究中我们也可以看到，即使对于没有明确脊柱侧弯症状的练习者，在头倒立期间，胸椎也会出现小幅度的偏移，这种偏移与脊柱结构的不对称和连续性压力负荷相关，因而若是长期练习又不加注意，可能会对脊柱自然生理曲度产生不良的慢性影响。

当然，由于为了在头倒立中保持平衡，身体组织也会在合成代谢的过程中以及功能结构方面，做出一些有益的适应性变化。因而，如果能够在好的老师引导下练习，这些特点可能也会对促进中正脊柱的结构性和功能性调适有一定帮助。

所以，对于健康的练习者而言，也需要对自身状况和能力有较为清楚的认识，才能进行头倒立的练习。一方面，要选择专业可靠的老师，在循序渐进的序列练习中建立力量、稳定性和灵活性；另一方面，也需要在练习中时刻保持对自己身心感受的关注，当在体式中无法找到舒适和稳定时，就要及时退出，而非费劲努力保持。

3.瑜伽老师

而对于瑜伽老师来说，当我们知道头倒立过程中，支撑我们身体的脊椎在发生着什么样的变化，知道头倒立存在的这些隐患和可能的效益，在教授上我们就更应保持严谨——在针对不同群体的序列编排上，在教授前的禁忌提醒上，在练习时对脊柱自然生理曲度的强调上，在提醒练习者对自我感受的关注上，在对于适时退出重要性的阐明上……

来到瑜伽课堂的学员，给予了我们充分的信任，相信我们将帮助他们减少身心的紧张和不适，赋予了我们引导他们身心练习的权利。那么，作为瑜伽老师的我们，为了担得起这种信任，需要的也是保持开放而严谨的学习态度，努力去创造一个自由而安全的空间，让学员们能够卸下心防去探索；是始终保持谦卑，教授能够让学员真正受益的东西，真正为他们的健康和福祉而努力，而不是放纵满足于"小我"的浇灌，然后在将来的某个时刻突然发现，自己或许不经意间变成了鼓励甚至造成伤害的始作俑者。

本文科研成果援引自：

Mário Hebling Campos, Nayane Martins Giraldi, Paulo Gebtil, et al. "The geometric curvature of the spine during the sirshasana, the yoga's headstand." Journal of sports sciences 35.12 (2017): 1134-1141.

高温瑜伽真的让你消耗更多热量吗？

撰文/吕晓丹

谈到近些年来受欢迎的瑜伽类型或流派，高温瑜伽①自然是不能不提的。虽然，自其出现以来，高温瑜伽就一直备受争议，但不可否认的是，这种练习方式确实也有着大批的拥趸。

从1980年代起，西方瑜伽和健身领域掀起高温瑜伽热潮，而这一热潮也经由日本、港台地区席卷大陆。如今，国内提供高温瑜伽/热瑜伽课程的瑜伽场馆已随处可见，稍微高端些的场馆都会安装昂贵的发热设备，有的甚至成为主打这一类型课程的专业馆。

高温瑜伽练习，凭借着广告宣传中"有助提高有氧运动功能，提升肌肉力量，改善身体灵活性"以及"增加热量消耗，促进流汗排毒，加速减肥瘦身"等功效，吸引了大批忠实客户。

---

① 高温瑜伽：顾名思义，即在高温环境中进行瑜伽练习，旨在模仿瑜伽的发源地——印度的湿热气候。比克拉姆（Bikram）是高温瑜伽概念的提出者，也是高温瑜伽风靡全球的主要推动者。他创立的比克拉姆瑜伽（Bikram Yoga）是在一个90分钟的课堂里，完成一套包含26个体式、2个调息法的固定序列，且须在温度达41摄氏度、湿度达40%的教室中进行。

比之常温下的瑜伽练习，高温这一附加条件是否真会带来那么神奇的效果？抑或者，这不过是商家媒体的夸大其词，甚至只是我们自己一厢情愿的感觉良好？

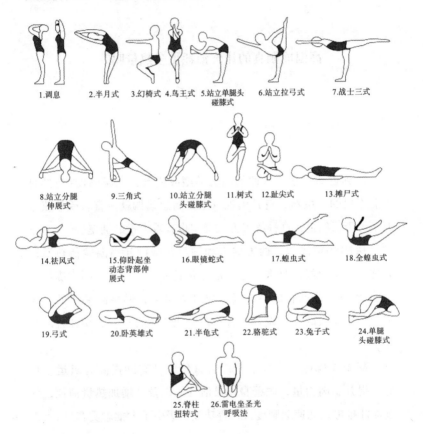

1.调息　　2.半月式　　3.幻椅式　4.鸟王式　5.站立单腿头　6.站立拉弓式　7.战士三式
　　　　　　　　　　　　　　　　　　　　碰膝式

8.站立分腿　　9.三角式　　10.站立分腿　11.树式　12.趾尖式　13.摊尸式
伸展式　　　　　　　　　头碰膝式

14.祛风式　　15.仰卧起坐　16.眼镜蛇式　　17.蝗虫式　　18.全蝗虫式
　　　　　　动态背部伸
　　　　　　展式

19.弓式　　20.卧英雄式　　21.半龟式　22.骆驼式　23.兔子式　24.单腿
　　　　　　　　　　　　　　　　　　　　　　　　　头碰膝式

25.脊柱　　26.雷电坐圣光
扭转式　　　呼吸法

图3：在高温与常温环境中练习的瑜伽体式（即Bikram高温瑜伽序列）①

① 图片来源：Hewett Z. L., Cheema B. S., Pumpa K. L., Smith C. A. "The effects of Bikram yoga on health: critical review and clinical trial." Evidence-based complementary and alternative medicine (2015).

2020年发表于《国际运动科学杂志》（*International Journal of Exercise Science*）上的一项研究中，美国休斯敦卫理公会医学院及莱斯大学研究人员，对比了瑜伽练习者在高温和常温两种条件下，进行同一套瑜伽序列后身体的生理反应（包括身体活动范围、能量消耗及炎症标志物），结果显示：高温带来的影响其实并不如预想中那么大，让我们气喘吁吁、汗如雨下的高温瑜伽练习，实际上，并没有让我们的能量消耗发生明显的增加。

研究团队找来16名资深瑜伽练习者（女14，男2），年龄为29—51岁，均有两年以上常规瑜伽练习经验，且熟悉实验中所采用的Bikram序列的所有体式。

16名被试分别在高温与常温两种环境下，按照Bikram瑜伽序列中的26个体式，进行1小时瑜伽练习，两种练习之间相隔至少96小时。研究人员测量并记录了研究对象在两种温度条件下身体的耗氧量、二氧化碳呼出量、呼吸交换比、心率与热量消耗值，对比了练习前后各个关节（包括肩、肘、髋、膝）的活动度，并对被试练习前后的血液样本进行了血清细胞因子分析。

研究结果发现，两种温度条件下，练习者的平均耗氧量、峰值耗氧量、平均耗氧量占最大耗氧量的百分比值、总卡路里消耗量、平均心率和平均呼吸速率并不存在明显差异。因而，与在常温环境下练习相比，环境温度的上升并没有显著增加练习者的耗氧量或运动能量消耗。

Independent Variable	RTY（74° F / 23.3° C）	HY（105° F/41.5° C）	Effect Size d
VO$_2$ （mean; ml·kg·min-1）	8.6 ± 0.2	8.9 ± 3	
Peak VO$_2$ （ml·kg·min-1）	14.5 ± 0.4	14.9 ± 0.5	
% VO$_2$max （mean）	23.5% ± 1.3	25.3% ± 2.1	
RER （mean; vco$_2$/vo$_2$）	0.95 ± 0.02	0.89 ± 0.02 #	0.8（VL）
Total Caloric Exp. （Kcal）	151 ± 4	156 ± 7	
CHO-OxR （mean; g·min-1）	0.51 ± 0.04	0.44 ± 0.03 #	0.6（L）
Fat-OxR （mean; g·min-1）	0.05 ± 0.01	0.09 ± 0.01 #	0.9（VL）
Heart Rate （mean; bpm）	109 ± 8	113 ± 8	
Respiratory Rate （mean; brpm）	21 ± 4	21 ± 5	

表1：1小时常温与高温条件下练习的平均心血管代谢反应[1]

而在关节活动度方面，两种温度条件下的瑜伽练习，都使身体关节活动度有了显著提升，尤其体现在肩关节。但值得注意的是，与室温瑜伽相比，只有"髋关节外展幅度"这个指标，在高温条件下出现明显增加。

换句话说，对于资深瑜伽练习者而言，高温练习并没有表现出特别明显的"增加关节活动度"的优势，身体活动度的提升，很大比例上依旧源于瑜伽练习本身。

---

[1] RTY指常温（23.3° C / 74° F）瑜伽练习，HY指高温（41.5° C / 105° F）瑜伽练习。数据以运动期间连续记录的平均值 ± SEM（标准误）呈现。

表中变量的缩写（由上至下）：VO$_2$为耗氧量；Peak VO$_2$ 为练习期间达到的最高耗氧量；%VO$_2$max为平均耗氧量占最大耗氧量的百分比值；RER为呼吸交换比；Total Caloric Exp 为总热量消耗；CHO-OxR 为碳水化合物氧化率；Fat-OxR为脂肪氧化率；Heart Rate 为心率；Respiratory Rate为呼吸频率。# 表明在两种温度条件下练习，该变量存在显著差异（p < 0.05）。

来源：Bradley Lambert, Katherine Miller, Domenica Delgado, et al. "Acute physiologic effects of performing yoga in the heat on energy expenditure, range of motion, and inflammatory biomarkers." International journal of exercise science 13. 3 (2020): 802–817.

另外，根据常温与高温瑜伽后的血清反应，两种温度条件下的瑜伽练习，均未观察到血清TNF-α或IL-10发生明显变化。TNF-α与IL-10通常与高强度运动相关，这说明练习并未达到引起炎症因子反应的运动强度。而IL-6在高温瑜伽练习后显著增加，IL-6与调节能量代谢，促进脂肪分解相关。考虑到高温环境下平均脂肪氧化速率有所提升，再加上IL-6浓度的增加，研究人员推测：虽然高温可能没有促进热量消耗增加，但随着时间推移，它或许确实会有助于改善代谢适应和肥胖症。

Cytokines	RTY（74°F / 23.3°C）			HY（105°F / 41.5°C）		
（pg/ dL）	Pre	Post	Fold △	Pre	Post	Fold△
IL-6	0.7±0.3	0.9±0.3	1.9±1.0	0.9±0.3	2.9±0.8*	15.5±8.0#
IL-10	0.3±0.1	0.3±0.1	<0.1	0.3±0.1	0.3±0.1	<0.1
TNF-α	0.9±0.1	0.9±0.1	<0.1	0.8±0.1	0.9±0.1	<0.1

表2：常温与高温瑜伽后的血清反应[①]

从以上研究结果中，我们可以看到：与以往认知相悖，相较于常温瑜伽，高温环境并不会让人体的能量消耗明显增加，对身体关节活动度的提高也较为有限；且作为一种独立运动模式，无论是高温瑜伽还是常温瑜伽，其实都未达到美国运动医学院

---

① Pre为练习前，Post为练习后；对于白细胞介素6&10（IL-6 & IL-10）和肿瘤坏死因子α（TNF-α）的浓度测量数据以均值±SEM（标准误）呈现，而变化以倍数（△倍）表示。* 表明锻炼前后数值存在显著差异；# 表明不同温度条件下（倍数△）存在显著差异（$p < 0.05$）。

来源：Bradley Lambert, Katherine Miller, Domenica Delgado, et al. "Acute physiologic effects of performing yoga in the heat on energy expenditure, range of motion, and inflammatory biomarkers." International journal of exercise science 13. 3 (2020): 802–817 .

（ACSM）所推荐的日常有氧运动的强度标准。但高温环境确实可能会对脂肪底物利用率[①]有所影响。

对瑜伽习练与教学的启示

1.带来身体变化的或许并非高温，而是瑜伽练习本身，常温瑜伽练习同样能够获得类似效果

确实，当我们咬牙坚持终于结束课程，而后大汗淋漓走出高温瑜伽教室时，似乎会有一种难以言喻的满足感和畅快感，但这不一定表明，高温瑜伽练习带来的生理功效就必然大于常温瑜伽练习。从研究结果看来，环境温度的高低对于瑜伽练习效果的影响，并没有我们想象中那样大，高温瑜伽练习的好处，也并没有宣传中那样神奇。

因而，如果确实很享受高温瑜伽练习所带来的体验，练习过程中也没有什么不适感，还能从中找到稳定与放松的练习者，当然是无须放弃的，毕竟要找到一项能够坚持且乐在其中的训练并非易事。而如果总是力不从心，甚至感到煎熬却又心心念念于高温瑜伽所谓"显著生理效益"的朋友，则大可不必那么执着。因为，即便是常温的练习，同样能够给身体带来类似效益，却不必忍受那连高温瑜伽创始人比克拉姆自身都称之为"酷刑室"（Torture Chamber）的"严刑拷打"。

---

① 脂肪底物利用率：表示运动期间，脂肪和碳水化合物对能量消耗的贡献。脂肪与碳水化合物在能量消耗中所占的比例受多种因素影响，包括运动强度、持续时间、年龄、训练状态、运动特殊性、饮食、性别与身体成分。但是，其首要的决定因素就是运动强度。

2.无论是在常温环境下，还是高温环境中，注重静态维持的瑜伽练习强度及其所消耗的热量都远不及有氧运动

虽说通常在高温瑜伽练习中，我们也会感觉心跳加速，甚至练习到最后，可能还会出现许多高强度运动后那样筋疲力尽的感觉，但从研究结果看来，无论是在常温环境下，还是在高温环境下，瑜伽练习的耗氧量和热量消耗都远未达到有氧运动的强度要求。根据美国运动医学院ACSM对于有氧运动的等级评定[①]，高温瑜伽练习充其量只能达到轻度体力活动的强度。

这也说明，涉及一系列身体动作的瑜伽练习，虽然对于人体肌肉力量、耐力、灵活性和心肺功能等都有一定提升作用，但对于那些希望有效提高有氧运动水平，甚至寻求改善身体成分或减重的练习者而言，单一的瑜伽练习（即使是在高温条件下）还是不够的，或许适当配合其他一定强度的有氧运动，如跑步、登山、游泳等，能够帮助达到更好的效果。

当然，对于那些久坐一族，或是体质较差者，瑜伽体式练习或许可以成为更大强度运动的过渡，而这种循序渐进的训练，也将有助于心肺功能逐渐增强，从而更好地适应更高强度的练习。

3.瑜伽练习更倾向于修复能量而非消耗能量

虽然在提高运动表现和心肺功能方面，瑜伽并不如有氧运动那样有成效，但需要看到的是，瑜伽有着运动无可比拟的独特价值。

不同于有氧运动中需要心率提升和呼吸速率增加来维系运动

---

①根据美国运动医学院ACSM的定义，为了增强有氧运动能力，成年人的运动强度应大于最大耗氧量的40%—50%。

的进行，瑜伽体式的练习，更多是要求"稳定而舒适"，即便是在紧张或是挑战的时刻，呼吸依旧需要保持平稳而顺畅，若是出现心跳加快、呼吸局促，甚至上气不接下气的感觉，可能已是一个练习过于激进的信号了。

即便瑜伽练习同样有着强化肌肉骨骼筋膜系统、提高身体活动水平以及改善整体身心健康的功能，但就其目标而言，瑜伽本就不是关于消耗能量的练习，更多时候，它是为了帮助我们修复和积蓄能量的，是为了让我们的呼吸变得更加柔和顺畅，让我们能够更轻松舒适地安住当下。

因而，作为练习者的我们，重要的或许还是从一个更全面、更整体的训练框架中去考虑、去确定，某种形式的练习到底在多大程度上符合我们的身心需求；抑或是，为达到更平衡的身心状态，我们是否还需增加其他方式的训练。无论是肌肉骨骼的锻炼，还是大脑神经的训练，抑或是平和内在的构筑，我们都可以在了解、试验、感受的基础上，根据自身情况和外在条件的变化，不断反思、评估和调整，慢慢去让这些练习更好地服务于我们，帮助我们培养和建立具有更高韧性的身心系统，让我们得以在生活和工作的重重挑战中，更从容一些，更自如一些。

本文科研成果援引自：

Bradley Lambert, Katherine Miller, Domenica Delgado, et al. "Acute physiologic effects of performing yoga in the heat on energy expenditure, range of motion, and inflammatory biomarkers." International journal of exercise science 13. 3 (2020): 802–817 .

高温瑜伽或致体温超40℃，引发热疾病[①]

撰文/吕晓丹

练习过高温瑜伽的朋友，可能曾在课堂上出现过出汗过多、心跳加快、头晕恶心甚至虚脱的情况，而你的瑜伽老师或许会告诉你，没有痛苦煎熬，哪来人前的光鲜亮丽；或许会告诉你，出汗正是一个迅速排毒减重的过程；或许会告诉你，这些都是人体的正常生理反应，躺在垫子上休息一会儿就好；或许会告诉你，练习期间不宜喝水；或许会告诉你，这个时候不能马上离开高温教室，温差过大可能会引起更严重的不适……

然而，这些说法是否真的科学？

我们知道，有着几千年历史的瑜伽练习，对于我们身心的健康平衡，确实有着它的独特作用价值，可高温瑜伽这一1970年代才发展起来的、利用现代化高温设备模拟印度热带气候环境的新型练习方式，是否真的适合我们练习？在温度高达40℃，湿度达

---

① 热疾病：因高温而造成的疾病，与体温不正常上升有关。轻度热疾病包含热痉挛、热昏厥、热水肿；重度热疾病则包括热衰竭及中暑等，可能引起身体重要器官（如心脏、肺部、肾脏、肝脏和脑部）的严重损害，甚至死亡。

40%的人工加热的潮湿环境下练习瑜伽，是否会给我们的身体带来一定安全风险？

2015年，美国运动协会（ACE）赞助并邀请了威斯康星拉克罗斯分校（University of Wisconsin-La Crosse）运动科学研究团队，发起关于在高温潮湿环境下练习瑜伽的安全性问题的探讨。通过对高温瑜伽期间练习者心率和核心体温的监测，研究人员发现：高温瑜伽会使练习者核心体温不断上升，接近甚至超过40℃的危险临界值。

此次实验的被试有20名（7男，13女），年龄在28岁到67岁之间，都是Bikram瑜伽的常规习练者。这意味着他们熟悉Bikram瑜伽序列的26个体式，且对高温湿热的环境较为适应。课程由Bikram瑜伽认证教练带领，在练习期间，通过核心体温传感器测量被试的核心体温（Tc，每10分钟测量一次），通过无线电遥测技术测量被试每分钟的心率（HR）。课程结束后，通过Borg量表自评用力程度（RPE，从弱到强为1—10分），并使用SPSS[①]软件对数据进行统计分析。

虽然这些练习者已有多年习练经验，但Bikram瑜伽练习对于他们而言还是较为费劲的，因为自我评价用力程度方面，无论男女，平均分数都达到了8.0分左右（男：8.9 ± 1.07；女：8.0 ± 1.67）。

单纯从平均心率和最大心率上看，男女之间并不存在明显差异，然而当使用占预测最大心率的百分比值进行比较时，可以发现无论是平均心率还是最大心率，男性都明显高于女性（p<0.05）。研究人员推测，男性心率较高的原因可能是由于男

---

① 一系列用于统计学分析运算、数据挖掘、预测分析和决策支持任务的软件产品及相关服务的总称。

性柔韧性一般不及女性，因而在练习和保持较高难度的姿势时，男性需要耗费更大努力。另外，练习者（无论男女）心率都会随练习姿势的难度变化而有所波动。

最值得注意的就是核心体温了。在整个练习过程中，无论男女，核心体温（Tc）都呈持续稳定上升状态，所有练习者的平均最高体温都出现在课程结束时（男：39.6 ± 0.43℃，女：38.9 ± 0.51℃），且都已超出人体正常体温范围[1]，且男性明显高于女性（$p<0.05$）。其中，40%受试者出现了大于39.4℃的体温，体温最高的一位达到40.1℃。

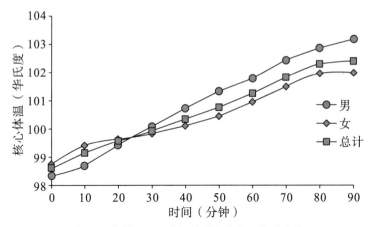

图4：90分钟Bikram瑜伽练习中的核心体温变化

① 美国国家运动教练协会（NATA）和美国运动医学院（ACSM）指出，核心体温超过40℃时，会发生与过度劳动或锻炼相关的热疾病或中暑。热疾病的常见症状包括低血压、心跳过快、头晕、晕厥、过度换气、恶心、呕吐、肌肉痉挛和癫痫发作等。

测量结果如图。横轴为时间（以分钟为单位），纵轴代表核心体温，注意这里用的是华氏度，摄氏温标（℃）和华氏温标（℉）之间的换算关系为C=（F−32）÷1.8，103℉约合39.4℃，104℉约合40℃。可以看到，男性在练习中的核心体温总体高于女性，总计则是总体体温的上升情况。

虽然样本较小，但能看到其中高比例参与者（40%）已达到大于39.4℃的体温。也就是说，高温瑜伽的练习确实会让某些人进入更危险的体温范围，灼热潮湿的环境会增加人们患热疾病的风险。

对瑜伽习练与教学的启示

1.高温瑜伽的潜在风险与体温调节机制

高温瑜伽常被诟病的一个重要原因就在于其安全性，自其兴起以来，医学与运动科学领域的专业人士就对这种高温湿热环境下的练习方式存在顾虑，而上述研究结果也证实了：在高温潮湿的环境中进行长时间训练，核心体温（Tc）确实会有过高的可能。

在前面概念介绍的部分，我们已经知道，体温过高的时候，身体许多重要器官都可能遭受严重损伤，包括大脑、心脏、肺、肾脏和肝脏等，甚至可能危及生命。那么，核心体温为什么会过高？是什么在影响着核心体温的调控？作为瑜伽练习者或是高温瑜伽的教授者，应该注意些什么呢？

这里介绍一下人体自身的体温调节机制。研究的发起组织——美国运动协会（ACE）中任首席科学官的布莱恩特博士，在另一篇谈到该如何适应高温瑜伽课程的文章里，就解释了热应激状态下的身体自动降温机制——身体会尝试通过平衡内部产热速度及向外部散热的双重方式，维持稳定的核心体温。

高温瑜伽的问题在于，由于室内温度设置本身已高于皮肤温度（Bikram瑜伽练习，教室温度设定为40℃），机体在这种情况下，不仅难以释放热量，甚至会从环境中去获取热量，而通过汗水蒸发散热的平衡机制，也会因室内湿度过高而失败（高温瑜伽教室湿度设定为40%），身体难以自动降温，核心体温居高不下，若是再加上不能及时通风补水，就容易引发热疾病，轻则头晕眼花、虚弱疲乏，重则恶心呕吐，甚至抽搐昏迷。

2.瑜伽老师

基于此，布莱恩特博士也明确强调了高温瑜伽老师了解相关知识的重要性："Bikram瑜伽教练必须接受教育，了解如何辨识高温不耐受的迹象（这些信号包括热痉挛、头痛、晕眩和虚弱等），并在发生与热疾病相关的症状时做出适当回应。"

另一位来自ACE的健康教育高级顾问，同时持有全美瑜伽联盟E-RYT 500的资深瑜伽老师杰西卡·马修斯，也为教授Bikram瑜伽及其他形式的高温瑜伽老师们，提出了几个重要建议，包括：

创造一种鼓励充分补水的课堂文化，除了引导学生在课前、课后充分补水外，也允许他们在高温瑜伽练习的过程中根据需要随时补水；

为学员提供适应的时间和空间，给身体时间，逐步适应高温潮湿环境下的练习，当然，在体式上，也给予学员退一步的选择，允许他们休息甚至离开教室；

在教学过程中应当时刻关注学员的情况，发现与高温损伤相关的迹象时，要尽快让学员到室外凉爽的地方休息，严重的要即时联系救援。

3.瑜伽习练者

而作为瑜伽练习者，在开始尝试这种高温瑜伽练习前，我们应对自己的身体状态有基本的了解，除了明确禁忌人士（如孕妇、心血管疾病患者、糖尿病患者、肝脏肾脏疾病患者等），若有其他身体问题的朋友，也建议能在咨询医生后再考虑练习。

确定想要尝试后，也可以多做些课前工作，找到值得信任的瑜伽馆和瑜伽老师。了解场馆对于高温瑜伽教室的设定和教学安排；了解老师是否接受过相关的解剖学和生理学培训，是否会根据学生和课堂情况随机应变做出调整，是否懂得如何保障学生安全……

如今许多场馆出于安全和科学的考量，已不再严格遵循过去40摄氏度和40%湿度的高温教室环境设定，练习时长也调整到60～75分钟，而非以往的90分钟。

由于不同个体的身体素质不同，热适应的能力也不尽相同。年长者和孩童的热适应能力相对而言会差些；而惯于傍晚散步的朋友，比起常在炎热天气跑步、打球的人士，热耐受能力没那么高，也并不难理解；即便对于同一习练者，处于不同时期、不同状态，对于高温练习的反应也会有所不同，包括近期的睡眠情况、压力情绪状态等，若是常常感觉缺觉、疲累，参加这种挑战生理机制的训练，反应自然会更强烈些。

因而，重要的还是，我们能够学会根据自己当下的状态进行判断，敏锐地感知自己身体传递的信号。给自己提供一段热适应的过程——要知道温度太高和练习时间太长，都会让热疾病的风险增加；在练习过程中也应量力而行，如果出现头重脚轻，或者是头痛恶心的情况，那可能正是身体给出的预警，这时候逞强挣扎或咬牙坚持可能并不是什么"优良品质"，最好的方式或许还是跟老师讲明情况，稍作歇息或是及时退出，去到凉快通风的地方，让体温慢慢降下来；而如果尝试几次练习后仍旧感到明显不适，甚至出现愈发严重的反应，大概也说明你的身体真的不适合这种练习。

那么，何不回到常温环境，感受"不那么折磨"的瑜伽练习呢？毕竟，瑜伽本就是一个关照自我、平衡身心的练习，况且在上一篇文章我们也已看到，其实高温瑜伽练习的效果并没有宣传中那样神奇，它所带来的许多益处，很大程度上依旧源于瑜伽本身。

本文科研成果援引自：

Emily Quandt, John P. Porcari, Jeff Steffen, et al. "Heart rate and core temperature responses to Bikram yoga." Gundersen 8 (2015): 3.

清凉呼吸法能帮你降温吗？

撰文/吕晓丹

　　呼吸法（Pranayama）作为瑜伽八支中的第三支，是瑜伽练习中极其关键的部分，也是从外在身体练习，进入更为精微的内在心识训练，甚至达到更高层次的头脑清明状态的一个重要桥梁。

　　然而，比之于直接快速且效果通常肉眼可见的体式练习，呼吸法常常是更让人困惑的——不同的瑜伽呼吸法有何功效？这些功效是真实可测的，抑或不过是主观感受？为何它们能够带来如此神奇的效益？传统典籍中关于呼吸法的描述是否存在需要讨论之处？实际应用中，练习瑜伽呼吸又有哪些需要注意的地方？

　　近些年来，瑜伽呼吸法对于练习者的身心影响也受到了越来越多的关注，除了西方学者以"他者"视角进行的探索之外，瑜伽发源地——印度本土其实也有许多科研机构在对瑜伽的传播和发展进行更多的反思和探讨。下面这项研究正是印度帕坦伽利研究基金会对在传统典籍中被称作是"清凉调息法"的卷舌式呼吸法（Sheetali Pranayama）和嘶式呼吸法（Sitkari Pranayama）的一个探索思考。

　　研究团队通过对两种清凉呼吸法练习时，人体体温及相关能量代谢值进行记录与分析后发现，这些被认为具有"冷却"和

"清凉"效果的呼吸练习，实际上并不能让体温有所下降；相反，它们使得体温和能量代谢都出现了一定的提升。

为了评估卷舌式呼吸法和嘶式呼吸法对练习者体温、能量消耗、氧气消耗和二氧化碳消耗量等的影响，印度帕坦伽利研究基金会的研究团队招募了17名男性志愿者，年龄在19到25岁之间，基本条件是身体健康，至少有3个月的瑜伽呼吸法练习经验，且能按照标准方法练习卷舌式呼吸和嘶式呼吸。

在连续4天的同一时间段，分别进行卷舌式呼吸法、嘶式呼吸法、呼吸觉知和静卧实验。呼吸觉知作为干预组，静卧作为控制组。研究人员在4组呼吸实验之前、过程中及结束后，测量记录了研究对象的体表温度及相关代谢变量，运用SPSS软件对数据进行分析。

4组实验设定如下：

卷舌式呼吸法：练习者闭上双眼，要舒适地伸出舌头并将舌头两侧向上卷起形成管道，通过舌头缓慢而深长地吸气；吸气结束后，闭上嘴，用鼻子呼气。持续18分钟。

嘶式呼吸法：练习者将上下牙齿紧紧咬合，嘴唇尽量向两边展开，通过牙齿之间的缝隙，缓慢而稳定地吸气；吸气结束后，闭上嘴巴，用鼻子呼气。持续18分钟。

呼吸觉知：呼吸觉知是闭着双眼练习的。练习者要对他们的呼吸保持觉知，但不以任何方式改变它。练习者没有进行口呼吸，而是被要求尽可能地将注意力集中在通过鼻腔和呼吸系统的空气流动上。

静卧：练习者要保持闭眼，不进行口呼吸的练习，他们不会得到任何关于引导他们思想或改变他们呼吸的指示。通过监控观察参与者，确保他们在这18分钟内没有入睡。

研究考察了卷舌式呼吸和嘶式呼吸练习前后的体温及能量代

谢变化，发现练习这两种调息时，练习者体温发生了小幅度的上升。卷舌式呼吸的练习者由35.72±0.52摄氏度增加到35.9±0.53摄氏度，嘶式呼吸练习者则由35.79±0.66摄氏度上升到35.89±0.69摄氏度，差异具有统计显著性（p<0.05）；

另外，与静卧控制组相比，代表着体内能量代谢变化的耗氧量、二氧化碳消耗量、预估能量消耗和预估非蛋白呼吸商都发生了显著增加（p<0.05），譬如就耗氧量而言，卷舌式呼吸练习者耗氧量由练习前的269.05±53.14毫升/分钟上升到293.26±52.51毫升/分钟，同样，嘶式呼吸练习者也由257.74±30.78毫升/分钟上升到了277.23±36.18毫升/分钟，也就是说，这两种呼吸练习都产生了轻度的高能量代谢状态。

因而，实验结果并不能够完全支持（至少在物理层面上）传统典籍中所描述的卷舌式呼吸法与嘶式呼吸法具有"清凉和冷却"的观点。

对瑜伽习练与教学的启示

1.对于"清凉呼吸法"的理解应当着重于精神意识层面，而非物理层面

从研究结果看来，在《哈达瑜伽之光》中被描述为"清凉呼吸法"的卷舌式和嘶式呼吸法并不能真的让人降低体温，甚至在能量层面，它也不完全是安抚和平复的效果，还可能会带来轻度的提振功效。那么，这是否就是对传统教导的一种否认呢？研究人员指出："在梵文定义中，'清凉'一词不仅表示身体温度的降低，还表示平静的心理状态。"

因而，当物理意义上的"清凉"难以自圆其说时，可能应当寻求的更多是精神意识层面的解释。现有的许多研究也通过脑电

波成像和心电图等新技术发现，卷舌式和嘶式呼吸的练习，能够有效减少焦虑，为大脑"降温"，改善交感神经系统运作机制，让人达到更为平静的状态，减少因心神不宁、躁动不安带来的"热感"。

当然，这里需要考虑的点是，无论是卷舌式还是嘶式呼吸，练习要求当中都包括了缓慢、深长、稳定和顺滑的原则，而这样一种呼吸特质，正是启动副交感神经系统，激活身体放松机制的关键所在。因而，在衡量练习效益的时候，或许要思考的还在于，以卷舌和嘶声的方式发挥的"清凉"作用到底有多大，其中的机制也尚未明晰。

2.清凉式呼吸法的起源

查阅资料的过程中，看到一个有趣的说法，据说这卷舌式和嘶式呼吸法其实是古代圣哲在喜马拉雅山修炼时，在观察并模仿周围世界中所试验和发展而来的。他们注意到鸟儿下喙的曲线和嫩叶舒展的方式，便在卷舌式呼吸练习中模仿这一形状；他们关注到蛇发出的"嘶嘶声"，便在嘶式呼吸练习中效仿这一声音。

"在卷舌式呼吸法中，吸入的气体在流经舌头卷成的通道时被湿润，因此在吸入经过水分润湿的空气时，就如同在炎热的夏天用吸管饮用一种甜美、清凉的饮料。"这确实是无比诗意和美好的表达，然而，如我们后面所要进行的讨论，长期依靠口呼吸的"这种经过水分润湿的空气"，或许也并不是件好事。

而嘶式呼吸法更多模仿的则是蛇。在这里斗胆推测一下，大概是对蛇作为"冷血动物"的刻板印象，许多触摸过蛇身体的人，都会感觉到阵阵寒意，除了害怕它的偷袭之外，也是因为那滑溜身躯传递的冰冷感，因而，"嘶声"的效仿或许是为了让身体也能迅速达到蛇那般清爽冰凉的状态。然而，蛇其实是一种变温动物，一旦暴露在阳光下，它的体温也会快速上升，而且蛇的"嘶"声并非用舌头发出，它们主要的呼吸器官是眼睛上方的气孔。所以，若是觉得蛇是通过发出"嘶嘶声"而达到散热并保持身躯凉爽的朋友，可能还是有点想当然了。

3.关于鼻呼吸与口呼吸的一点讨论

卷舌式和嘶式呼吸，是瑜伽呼吸法中少有的两种运用到口呼吸的调息方式。但其实，无论是古代文明，还是现代医学，鼓励的都是通过鼻子呼吸。"呼吸器官的唯一保护装置和过滤器就在鼻道中。"瑜伽士拉玛查拉卡在《呼吸的科学》中讲道。

其实，鼻子才是对空气进行调节的关键构造，经由它呼吸，能够提高所吸入空气的温度与湿度。譬如说，如果外面空气是6摄氏度，那么经由鼻腔到达喉咙时，气体温度会升到30摄氏度，而到达其最终目的地，也就是肺部时，就会升到与体温相近的温度。

那么反过来，卷舌式和嘶式呼吸之所以在某些时候能够让人感觉确实有"吸了一口凉气"的原因，大概就在于这两者都是直接通过口呼吸，外在空气经由口腔，毫无遮拦直抵肺部，若是在温度较低的天气，自然会有"凉意沁脾"之感；而倘若在本就燥热的夏天，吸入的空气温度较高，那么则会出现如研究中那样降温效果有限甚至升温的情况。

需要明确的是，当空气温度过低，采取口呼吸的方式其实会让夹杂着灰尘、杂质和病菌的冷空气直达体内，损害呼吸器官，因而，清凉调息法的一个重要禁忌也是，避免在寒冷天气中进行。

4.现代科技的发展，帮助我们建立更为丰富深入的瑜伽知识体系

现代科技的发展与介入，使得许多关于瑜伽的神话或是"美妙传说"不攻自破，但我想，很多情况下，这并非对于过去传统练习的挑战和否定，相反，以开放包容的态度欢迎这些探讨，或许是让瑜伽真正服务于我们，且始终充满生命力的真实需要。

由于传统文献对于特定瑜伽技巧的介绍通常简短、笼统且宽泛，关于体验的描述更是偏于主观，且大多并不会给出在不同情况下练习的确切方式，也缺乏不同条件下练习者的实践反馈，以至于如今许多关于瑜伽练习的说法，依旧模糊不清、模棱两可。而现代技术与科学调查方法的引入，不仅能够让我们逐渐明晰其中的作用机制，更好地以现代的语言拆解和传播它们，还能够帮助我们通过评估、实践和检验来丰富对瑜伽的认识，而当我们通过科学的角度，将经由实践检验所得的信息与传统历史文献相结合时，我们便能够在原来的基础上，创建一个更全面、更深入的瑜伽知识体系。相信，这样的瑜伽，也将会让更多人得以练习并从中获益吧。

本文科研成果援引自：

Shirley Telles, Kumar Gandharva, Sachin Kumar Sharma,et al. "Body temperature and energy expenditure during and after yoga breathing practices traditionally described as cooling." Medical science monitor basic research 26 (2020): e920107.

交替鼻孔呼吸法：左为阴，右为阳？

撰文/吕晓丹

早在上千年前，瑜伽先哲们就开始通过"清理经络调息法"（Nadisuddhi Pranayama）来安抚头脑，减缓压力和平衡身体能量。而与这一方法类似的还有，仅通过右侧鼻孔呼吸的"太阳调息法"，以及仅通过左侧鼻孔呼吸的"月亮调息法"。根据瑜伽经典论述，太阳呼吸法有助激活身体能量，而月亮呼吸法则有助平缓镇静。

那么，这些通过特定一侧的鼻孔呼吸，具体会对身体产生什么影响？是否真如瑜伽经典中所说，会给我们的神经系统的运作带来实质性变化？我们又是否能够通过有意识地进行左侧、右侧或交替鼻孔呼吸，来有选择性地刺激交感神经或副交感神经呢？

20世纪90年代，印度维韦卡南达·肯德拉瑜伽研究基金会也对这一问题开展了相关研究，研究人员通过对48名男性（年龄在25岁到48岁之间），进行一个月左侧/右侧/交替鼻孔呼吸的训练后发现：右侧鼻孔呼吸（太阳调息法）确实能够有效增强身体新陈代谢，刺激交感神经系统运作；左侧鼻孔呼吸（月亮调息法）则会明显减少交感神经活动。

该研究考察了48名练习者进行3种呼吸训练1个月后，身体新陈代谢和自主神经活动方面发生的变化。所有被试先到印度班加罗尔的维韦卡南达·肯德拉瑜伽研究基金会，接受为期1个月的传统瑜伽培训，包括不同体式（Asana）、调息（Pranayama）、冥想（Meditation）、灵修课程以及瑜伽理论哲学讲座。常规调息练习包括9轮交替鼻孔呼吸以及其他缓慢深长的呼吸（不含括单侧鼻孔呼吸练习）。

在研究过程中，48名男性被试被分为两大组，这两大组又各随机分为两小组，共4小组。4组成员分别练习右鼻孔呼吸（S组）、交替鼻孔呼吸（N组）、左鼻孔呼吸（C组）、交替鼻孔呼吸（N组），每次练习27个呼吸循环，每天重复4次。

3种呼吸练习如下：

太阳呼吸法（Surya Anuloma Viloma Pranayama）：每个呼吸周期仅通过右鼻孔完成；

月亮呼吸法（Chandra Anuloma Viloma Pranayama）：每个呼吸周期仅通过左鼻孔完成；

清理经络调息法（Nadisuddhi Pranayama）：吸气和呼气通过交替鼻孔进行，连续呼吸循环。通过左鼻腔吸气、屏息，再通过右鼻腔呼气；通过右鼻腔吸气、屏息，再通过左鼻腔呼气。如此，进行左右鼻腔交替吸气、呼气的练习。

被试到达瑜伽培训中心后，进行初步评估。经过1个月瑜伽训练后，进行重复评估。

通过1个月的右侧鼻孔呼吸训练，练习者在代表身体新陈代谢变化的耗氧量上，显著增加了37%（p<0.05），由最初的443.8±15.3毫升/分钟上升到608.1±17.6毫升/分钟；与此同时，象征交感神经活动状态的心率也有明显的提升（p<0.001），由原来的62.2±4.4次/分钟上升到68.2±2.8次/分钟。与之相较，左侧鼻孔呼吸训练对练习者耗氧量和心率的影响并不存在统计学上的

显著意义，但掌侧皮肤的皮肤电阻（GSR）[①]却出现了明显的上升（$p<0.05$），从最初的90.8±18.5千欧姆增加到222.5±47.3千欧姆，表明皮肤电导下降，汗腺活动减少（汗腺活动是交感神经系统激活的一个标志效应）。因而可以推测，左侧鼻孔呼吸训练后，练习者的交感神经活动有所减弱。

从实验结果看来，与瑜伽经典中的论述基本一致，被称作"太阳式呼吸"的右侧鼻孔呼吸确实有助于刺激交感神经系统，激活身体能量；而被称作"月亮式呼吸"的左侧鼻孔呼吸则会激活副交感神经，减少交感神经活动。

对瑜伽习练与教学的启示

1.关于鼻循环的相关知识

在谈论强制性使用单侧鼻孔呼吸的效果前，我们可能需要先来了解一下的是，人们在呼吸时，鼻孔的常规运作模式。

其实，人体在正常呼吸时，本就是轮流使用左右鼻孔的。人体左右鼻孔之间会交替出现周期性充血情况，也被称为"鼻循环"。一般情况下，我们很少会留意到自己呼吸时，两个鼻孔的工作状态并不一样，但其实在任意时刻，都会有一个鼻孔处于主导地位，大部分的空气会通过这个鼻孔进出，而另一鼻孔则处于休息辅助状态，稍微关闭一些，减少通过的气流；每隔一段时

---

① 皮肤电反应（GSR）：也称为皮肤电活动（EDA），是一种人体特性，会导致皮肤的电特性持续变化。它的测量是通过感应汗腺活动量波动引起的电活动变化来发挥作用的。汗液中存在大量电解质，当汗腺活动有一定改变时，皮肤导电性也会有明显变化，又因为汗腺活动主要受交感神经调节，因而，皮肤电阻可以间接反映交感神经的活动情况——当交感神经活动增强时（紧张度增加），汗腺活动增加，皮肤电阻降低。

间，两个鼻孔就会进行角色的互换。

这种"错峰上班"的交替鼻孔呼吸模式，一方面，能够避免两侧鼻腔都同时长期处于高强度运作状态，致使鼻黏膜过于干燥，让其中一侧鼻腔得到更多休息，储备黏液，保证吸入空气的温暖湿润；另一方面，由于气味分子的吸附率高低会受气流速度的影响，不同流速的两个鼻孔能够感知到不同吸附率的气味分子，使得我们的嗅觉更加完整，帮助我们闻到更丰富、更立体的气味。

2.鼻循环与自主神经活动

那么，这种无须我们下意识去控制的、人体在自然状态下的交替鼻孔呼吸是由什么决定的呢？研究发现，这种交替的充血和收缩，其实主要是在自主神经系统自动控制下进行的，也就是说，鼻循环其实是一种无意识控制的结果。

但鼻循环的交替时间对于不同人而言也是存在差异的，其会受到不同因素的影响，包括年龄、睡眠、姿势、运动和激素等。理想情况下，鼻循环大约每90分钟交替一次，但有时候一个鼻孔保持活跃的时间要长得多，虽然这看起来似乎并不重要（由于呼吸始终是在进行着的，我们似乎无须去关注具体哪个鼻孔在起主导作用）。但实际上，这种不规律会对我们的情绪和活动水平产生一定的微妙影响。

越来越多研究发现，当右鼻孔主导呼吸时，负责"战斗或逃跑"的交感神经系统更加活跃，而切换到左鼻孔主导时，负责"休息和消化"的副交感神经系统活动则会增加。因而，鼻循环可以说是交感神经系统和副交感神经系统在切换运作时的一个重要指标。

3.早于科学的瑜伽调息练习

既然如此，那么我们是否可以通过改变呼吸的模式来反向影响神经系统的运作呢？如今，越来越多的研究者开始探索如何将左右鼻孔呼吸的不同作用应用于治疗之中，而早在几百甚至上千年前，瑜伽士们就开始了这样的试验。

在哈达瑜伽的传统中，人体中有72000条能量流通的气脉，其中3条控制着我们整体的能量平衡状态，这3条主干道就是左脉（Ida）、右脉（Pingala）和中脉（Sushumna），左右两条气脉沿着脊柱两侧盘延向上终于两侧鼻孔，象征着被动阴性能量的左脉终于左鼻孔，而象征着主动阳性能量的右脉终于右鼻孔。

因而，瑜伽先哲们认为专注于左鼻孔呼吸可以带来平静的感受，有助调节急躁的情绪，如愤怒或沮丧；专注于右鼻孔呼吸能够帮助增加能量，提高专注力，让身心保持警觉。如果说前面讲到的鼻循环是一种无意识的自主神经系统控制的结果，那么像太阳调息法、月亮调息法及清理经络调息法则是这些先行者们在尝试着，通过强制性进行单侧或是有意识的交替鼻孔呼吸训练，来影响人体的身心状态。

身心动力科学的资深研究者大卫·山纳霍夫–卡尔萨夫曾在关于中枢神经系统与自主神经系统侧化节律的研究回顾里提到，资深瑜伽士可以在一个呼吸的间隙中，有意识地选择他想要使用的大脑半球，他能够在很短的时间内来回切换，完全激活大脑的一侧。

这就意味着，原本自主的现象成了一种有意识的调节活动——因为在正常的个体中，左右脑的平衡可能只是一种短暂过渡状态，但是，资深瑜伽士可以做到更长时间地处于这种状态之下。

作为普通练习者的我们，或许离资深的程度还有很远的距离，但这些被科学证实的瑜伽实践，其实也为我们提供了去尝试影响并调节我们身心状态的方法。当感到心烦气躁，火气攻心的时候，或许可以尝试练习"月亮式呼吸法"，帮助抚平焦躁；当我们觉得意志消沉，全身乏力的时候，激活能量的"太阳式呼吸"也许会给我们带来一定的振奋效果。

本文科研成果援引自：

Shirley Telles, R. Nagarathna, H. R. Nagendra. "Breathing through a particular nostril can alter metabolism and autonomic activities." Indian journal of physiology and pharmacology 38 (1994): 133.

头颅清明法，让头脑更清晰、认知更高效

撰文/吕晓丹

随着瑜伽练习的逐渐深入，我们不再仅仅满足于外在的体式练习，越来越多的练习者开始认识到呼吸之于身心健康的重要性，也开始更加深入地探索瑜伽调息法的练习。调息法不仅是帮助我们调整呼吸，获得身心平衡的有效技巧，也是通往更高阶的瑜伽练习的一座重要桥梁。

在前文关于调息法的讨论中，我们谈到了有助启动副交感神经、帮助放松休息的清凉调息法和清理经络调息法。本文我们想要探讨的则是据说能够激发身体能量的快速调息法，其中最具代表性的又属头颅清明法（Kapalabhati）。

Kapalabhati其实是一个复合词，kapal的意思是"头颅"，而bhati则是"闪耀或发光的"，因而，它也被译作"头颅发光法"。据说，这种练习可以通过清洁鼻腔通道和鼻窦来"使头颅发光"，让大脑更加清醒。

但与此同时，我们也看到一些报道指出，这种练习似乎也与心脏问题、高血压、眩晕、疝气和癫痫等问题高度相关。

那么，它是否确实如典籍记载，能够有效增加交感神经活动，给头脑带来更加清明、敞亮的感觉？抑或是，对于部分人而

言，它也可能存在某些练习隐患，甚至可能带来严重危险呢？

《临床与诊断研究》（*Journal of Clinical and Diagnostic Research*）在2014年1月刊发表了一项关于快速与慢速调息练习对于认知功能的影响研究。印度泰米尔瑜伽治疗教育和研究中心，通过比较快速和慢速调息对于健康志愿者认知功能的影响，发现两类调息练习对于人们的执行力、压力感知水平和反应时间都有明显改善，但在反应时间方面，快速调息组的反应要明显快于慢速调息组。因而，在听觉工作记忆、中枢神经处理以及感觉运动表现的控制上，快速调息练习的效益更为明显。

印度泰米尔瑜伽治疗教育和研究中心的研究团队招募了84名健康状况良好，年龄在18到25岁之间的志愿者，将他们随机分配到快速调息法、慢速调息法和对照组（28人/组），希望通过研究，比较慢速和快速调息法对于健康人士认知功能的影响。在干预开始前，实验安排了认证瑜伽教练对参与研究的志愿者先进行为期1周的调息法培训，后面在瑜伽教练的监督下，各组被试再分别进行调息训练，按照每周3次的练习频率，共持续12周。

实验中包括的快速调息法包括头颅清明法（Kapalabhati）[①]、风箱式调息法（Bhastrika）[②]和张口吐舌法（Kukkriya）[③]。快速

---

① 头颅清明法（Kapalabhati）：通过两个鼻孔迅速用力呼气，被动吸气。在雷电坐（Vajrasana）中，强行将肺部的所有空气排出，同时上抬横隔膜。一轮120次是最大极限。

② 风箱式调息法（Bhastrika）：在这个调息法中，强调胸腔（而不是腹部）的呼吸活动。被试要以一种快速连续的方式，通过双侧鼻腔，迅速呼气后再迅速深吸气。

③ 张口吐舌法（Kukkriya）：为了像调息法一样练习这种小狗喘气呼吸，受试者来到雷电坐，手掌放在地上，手腕贴靠膝盖，手指朝前。嘴大大张开，舌头尽可能向外伸出。然后，在舌头伸出的状态下，快速地呼气和吸气。

调息法小组的被试每次实验需完成4轮练习，每轮练习6分钟，包括1分钟的头颅清明法、1分钟的风箱式调息法和1分钟的张口吐舌法，其中，每种调息法之间穿插1分钟休息。

慢速调息法则包括清理经络调息（Nadishodhana）[①]、梵唱调息法（Pranava）[②]以及节奏式调息（Savitri）[③]。慢速调息法小组每轮是9分钟，需完成3轮，包括2分钟的清理经络调息法、2分钟的梵唱调息法和2分钟的节奏式调息法，每个调息法之间穿插1分钟休息。

控制组的志愿者则保持正常呼吸，无调息法干预。12周后再次记录所有参数。

研究考察了被试在实验干预前后的压力感知水平（PSS）、身高体重指数（BMI）、腰臀比和认知功能参数的变化，通过如字母划消测试（LCT）、线索制作测试A和B（TTA&TTB）、正向和反向数字广度测验（FDS&RDS）等考察被试的注意力、执行功能的认知能力变化。另外，通过被试对红绿灯的听觉和视觉反应时间（VRT-R&VRT-G）的变化，记录被试在反应能力（Reaction Time，即RT）方面的变化，这是中枢神经系统处理能力的一个间接指标。

在比较了三组被试在实验前后认知测试参数与反应时间的变化后发现：两个实验组的认知功能相关参数，包括字母划消测试

---

① 清理经络调息（Nadishodhana）：缓慢、有节奏地交替鼻孔呼吸，通过一个鼻孔吸气，通过另一鼻孔呼气，然后交换重复相同步骤。

② 梵唱调息法（Pranava）：缓慢、深入和有节奏地呼吸，重点是发出"AAA，UUU，MMM"的声音，同时呼气的持续时间为吸气的2至3倍。

③ 节奏式调息（Savitri）：缓慢、深入和有节奏地呼吸，每一轮吸气（Purak）、内屏息（Kumbhak）、呼气（Rechak）和外屏息（Shunyak）之间的比例为2:1:2:1。吸气和呼气各为6个计数，屏气为3个计数。吸气时，感觉每片肺叶都被充满。

（LCT）所用时间和遗漏个数、线索制作测试A（TTA）的总时间、线索制作测试B（TTB）的总时间、对于红绿灯的视觉反应时间（ART）和听觉反应时间（VRT）都显著地减少了，具有统计意义（p<0.05）。

快速调息组中，字母划消测试（LCT）所用时间由114.03 ± 17.13秒缩短到104.17 ± 114.15秒，而遗漏个数也从2.64 ± 2.52个减少到0.71 ± 1.08个，线索制作测试A的时间则从73.60 ± 23.4秒减少到58.67 ± 21.62秒，相比而言，线索测试B的完成时间则缩短了更多，从104.57 ± 26.5秒降低到83.96 ± 18.94秒，对于红绿灯的听觉反应上则从188.99 ± 30.36秒减少到了154.89 ± 29.1秒，同样的，视觉反应上也明显缩短了，对红灯的视觉反应时间从219.79 ± 35.21毫秒下降到177.85 ± 22.22毫秒，对绿灯的反应时间则从240.70 ± 39.44毫秒下降到了186.31 ± 28.02毫秒。对于慢速调息组的参与者而言，12周练习过后，在以上各个测试中，也发生了类似的减少和下降，但对照组（即正常呼吸组）则没有发生明显变化。

这表明，慢速和快速的瑜伽调息法对于被试的认知功能都有显著影响，两种调息法都对改善认知功能有明显的好处。此外，研究人员还单独对比了快速与慢速调息组的变化百分比，发现在感觉运动表现（包括听觉和视觉的反应时间）方面，快速调息法相比慢速调息法有着更为明显的效益（p<0.05），说明正确的快速调息法（包括头颅清明法）练习，确实能够对大脑功能带来积极影响，提升反应时间，让我们的头脑更加清晰，认知更加高效。

对瑜伽习练与教学的启示

1.媲美咖啡的头颅清明法

从研究结果看来，头颅清明法的练习确实会让我们的头脑更为清晰，反应更加迅速。所以，下次精神不振或是感觉头脑昏沉的时候，或许可以考虑来几组头颅清明法的练习，它不但能够帮我们一扫身心的困倦和疲惫，甚至可能会带来连咖啡都难以比拟的振奋之感。

但正如咖啡不可贪杯一样，头颅清明法的练习同样不建议练习过多。"现代瑜伽之父"克里希那玛查亚"瑜伽理疗"概念的重要传承者、国际瑜伽理疗代表人物加内什·莫汉博士（Dr. Ganesh Mohan）就明确提到："虽然其他流派可能会提倡快速呼吸，但克里希那玛查亚最重视的其实是清理经络调息法和清凉调息法，一般人只需练习这两者即可。若练习快速呼吸比如说头颅清明法，则应当要做平衡练习，所以结束后需要再做一下清凉调息法，恢复长而慢的呼吸，重启副交感神经系统。"

而且，由于这个练习与我们习惯的生理模式（主动吸气，被动呼气）并不相同，还需要腹部肌肉的高强度启动，若是再以高速的频率进行，就会成为一种强度很大的瑜伽练习。因而，像那些心脏、血压、眼睛有问题的朋友，还有孕妇、产妇、手术恢复期的人，都是不能练习的，而由于这种练习会激活交感神经系统，对于存在严重紧张焦虑情绪的人，也不建议练习。

2.关于头颅清明法的几点误解

（1）头颅清明法是一种清洁法而非调息法

虽然在上面的研究中，我们看到研究者们将头颅清明法归入快速调息法中来考察，平日的瑜伽课堂中，我们似乎也将这种练习习以为常地作为调息练习来进行，但需要指出的是，其实头颅清明法并不是一种调息法（Pranayama），而是一种清洁法（Kriya）。

调息法的目的在于扩张生命能量，要求呼吸是深长（Dirgha）

且精微（Sukshma）的，而且还需有呼气后的屏息。而清洁法对于呼吸并没有这样的规定，清洁法是瑜伽士为了精进体式和调息所做的练习，能帮助消除失衡的黏液，让体内变得干净，如此就能更深长顺畅地呼吸，对于呼吸也会有更精微的感受。

据加内什·莫汉博士所说，过去克里希那玛查亚在谈到头颅清明法时，也会建议在练习其他调息法前，做几轮这个练习。因为作为一种清洁法，它能够有效清洁鼻道，为练习调息法做好准备，但只建议做10—12次，而现在我们会看到，有些瑜伽流派一轮会做300—400次，这是不建议的。

毕竟，无论是在传统的瑜伽教学中，还是在如今的西方医学里，我们希望获得的都是深长、缓慢、顺滑的呼吸，而非快速多次的短呼吸。

（2）调息练习并不是为了吸入更多的氧气

记得几年前在参加亚洲瑜伽大会（AYC）时，同行的朋友刚上完一堂课，课上有一大段时间正是用于练习头颅清明法的，我询问她感觉如何，她的回答是："感觉头晕晕的，有点作呕。"当时就有点奇怪，不是"头颅清明法"吗？怎么反倒会出现头晕的感觉？后来在咨询老师和查阅资料的过程中才明白，这或许是一种快速呼吸状态下，氧气过载的反应。

在平日的练习和教学中，我们也常会听到老师的呼吸引导"保持深呼吸，将更多的氧气带入肺部，带走二氧化碳，排出身体的毒素……"的确，深呼吸有着非常有益的功效，但这种表述似乎也会很容易让我们产生一个错觉，即我们应该吸入更多氧气，排出更多的二氧化碳。在这种逻辑下，氧气是好的，与之相对，二氧化碳则是不应该存在体内的。但事实是，神奇的生理机制当然不是我们想的那么简单，有时候甚至是和我们的直觉相反的。

早在1904年，丹麦生理学家克里斯蒂安·玻尔（Christian

Bohr）就已提出：当身体里的二氧化碳越少的时候，细胞吸收的氧气反而是减少的，适量的二氧化碳能使身体更有效地利用血液中的氧气。①

在《呼吸——一项遗失艺术的新科学》一书中，作者詹姆斯·内斯特也对此做了详细的解释："每当身体被迫吸入超过它所需的空气时，我们就会呼出过多的二氧化碳，这将使血管变窄，减少血液循环，尤其是在大脑。仅仅几分钟，甚至几秒钟的过度呼吸，大脑血流量就会减少40％，这是一个令人难以置信的数字。受此影响最大的脑区是大脑的海马体、额叶、枕叶和顶枕叶皮层，它们共同支配着视觉处理、身体感觉信息、记忆、时间体验和自我意识等功能。这些区域的紊乱可以引起强大的幻觉，包括灵魂出窍的体验和清醒的梦境状态。如果我们继续呼吸得更快一些，更深一些，就会有更多的血液离开大脑，视觉和听觉的幻觉就会变得更加明显。"

这大概就是有些朋友练习完后会出现眩晕感，甚至是幻觉的原因所在，而有些练习者甚至会将这种现象解释为"昆达里尼能量的激活"或是一种神启的状态，但其实这不过是一种大脑的失控，或是因此导致的全身性痉挛，而非所谓的"开悟"。

所以，若是在这种高强度的练习中出现了什么幻象或是身体抽离的感觉，别想太多，可能真的只是体内氧气和二氧化碳的比例失衡了。

---

① 玻尔效应：具体而言，即氧气在体内的运输主要靠血红蛋白，高氧血液流经组织的时候，感受到局部二氧化碳的水平升高，血红蛋白结合氧的能力下降，从而把氧释放到组织中。如果细胞内的二氧化碳水平较低，则血红蛋白结合氧的能力就会处于高位，导致氧气无法有效释放到细胞中。

3.头颅清明法的练习应当循序渐进

而除了上面讲到的过于强烈的头颅清明法练习，可能会引起幻觉或是眩晕症状之外，不当的练习还可能过度放大某些负面情绪，引发极端情绪，导致神经系统的严重失衡。

因而，头颅清明法的练习除了需要有专业老师引导外，也需要练习者时刻对自己的身心保持感知，不能盲目激进、操之过急。若感觉不适，则停止练习，或许是身体还没有准备好，或许只是当下的状态并不适宜，尝试听从身体给予的信号，循序渐进，慢慢来。

组织开展了多项瑜伽科学研究的印度帕坦伽利研究基金会负责人、神经生理学博士雪丽·泰利斯在接受访谈时也建议以一种较低的速率来练习头颅清明法（与早期研究中人们以120次/分钟的速度相对比），也就是在没有过多压力或是过分劳累的情况下，以少量较低速的方式进行，这样就可以在避免过度激活交感神经系统的状态下，也同样获得头颅清明法带来的好处。

本文科研成果援引自：

Vivek Kumar Sharma, Rajajeyakumar M.,Velkumary S., et al. "Effect of fast and slow pranayama practice on cognitive functions in healthy volunteers." Journal of clinical and diagnostic research 8.1 (2014): 10–13.

缓慢呼吸时，身体发生着什么变化？

撰文/吕晓丹

作为联结身体外在与内在感受的一条重要路径，瑜伽调息（Pranayama）是瑜伽八支中的关键一支，高质量的呼吸也是瑜伽练习希望达到的一个重要目标。那么，怎样才称得上是高质量的呼吸呢？在瑜伽经典的教学中，好的呼吸应当是缓慢的，是细长的，是顺滑的，而我们也被告知，这样一种精微深长的呼吸，会让我们收获身体与精神的双重益处。

跟随着老师的指令练习，呼吸慢慢变得和缓的同时，似乎感觉更加放松了，头脑更加清晰，整体的状态也更加稳定舒适。那么，在这期间，我们的身体到底在发生着什么？为什么缓慢呼吸会给我们带来这样的感觉？怎样的呼吸速率才算得上缓慢呼吸？应该如何练习缓慢呼吸？是否能够将这种技术延伸应用到临床疾病治疗中呢？

在《呼吸》（*Breathe*）2017年12月刊上，澳大利亚Hunter疼痛诊所与Atune健康中心的研究人员，对近十几年来研究中关于缓慢呼吸所带来的生理影响，进行了全面回顾和介绍，指出呼吸频率对于人体的呼吸系统、心血管系统、心肺系统和自主神经系统，都有着显著影响，缓慢呼吸有助于让各个系统运作达到协调同频状态，提高整个机体效率，调和迷走神经张力，缓解压力，改善整体健康。

为了全面概述缓慢呼吸技巧对健康人群产生的主要生理影响，尝试定义对于健康人群而言最佳的呼吸模式，并就缓慢呼吸的潜在临床意义展开讨论，研究人员通过PubMed检索Medline数据库，搜索回顾或探讨缓慢呼吸（4—10次/分钟）对人们生理影响的相关研究。

其中涉及以下关键术语：

潮气量：通常是指在静息状态下每次吸入或呼出的气量。

压力感受器反射（负反馈机制）：主要存在于颈动脉窦和主动脉弓，当压力较高时，刺激压力感受器，增加副交感神经张力、降低交感神经张力，导致心率、心指数的降低和血管扩张，最终使血压下降到正常范围。

瞬脉心率：在心电图中可通过两次心跳之间的时间间隔计算得出。

心率变异性（HRV）：心率的波动，即两次心跳时间间隔之间的差异。心率变异性高，意味着有较强的压力韧性/复原力，对变化的适应和应对能力较强。

呼吸性窦性心律不齐（RSA）：呼吸不同阶段对心率变异的节律性影响，吸气时心率加快，呼气时心率减慢。反映了呼吸和心血管系统之间耦合的敏感性，随着呼吸频率的降低，呼吸系统对心血管系统的反射调控作用逐渐增加。

心肺耦合：心率、血压和呼吸之间的关系。

研究结果如图，其呈现了研究中所讨论的缓慢呼吸的生理影响，重点考察了缓慢呼吸对呼吸、心血管、心肺和自主神经系统功能的影响。

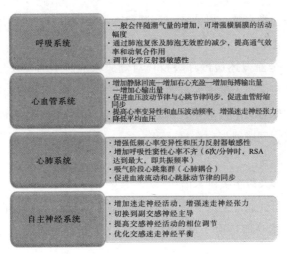

图5：缓慢呼吸对人体各个生理系统的影响[1]

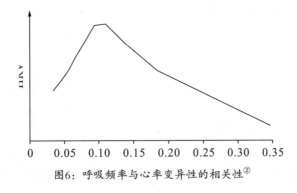

图6：呼吸频率与心率变异性的相关性[2]

---

① 图表来源：翻译整理自 Marc A. Russo, Danielle M. Santarelli, Dean O' Rourke. "The physiological effects of slow breathing in the healthy human." Breathe 13.4 (2017): 298–309.

② 资料来源：Marc A. Russo, Danielle M. Santarelli, Dean O' Rourke. "The physiological effects of slow breathing in the healthy human." Breathe 13.4 (2017): 298–309.

从描述呼吸频率与心率变异性相关性的图表（图6）中，也可观察到呼吸频率与心率变异性在6次/分钟（0.1Hz）的呼吸频率时，心率变异性达到最大。根据对已有研究的回顾，可以看到，最佳的呼吸模式大概是以每分钟6—10次的频率，启动横膈膜并通过鼻子进行呼吸。已有文献中，尚未出现过任何关于这个呼吸频率范围内的不良影响记载。而有控制的缓慢呼吸，似乎可作为最大化心率变异性以及保持自律神经功能的有效手段，这两者都与病理状态下的死亡率下降和正常人群的寿命延长显著相关。

对瑜伽习练与教学的启示

1.认识自己的呼吸模式

那么，你的呼吸频率是怎样的？你是否认真观察过自己的呼吸模式呢？

一般情况下，是用嘴呼吸还是用鼻子呼吸？每分钟大概呼吸多少次？可以尝试慢一点点吗？呼气有多长？吸气有多深？呼吸时，是胸腔起伏更大，还是腹部波动更为明显？横膈膜在这个过程中，活动幅度大吗？呼吸的转换是否顺畅？是均匀稳定的还是断断续续的？呼吸的感觉是粗重的还是柔和的？呼吸过程中，身体有感到紧张的部位吗？是否存在憋气的情况？在不同情况下，呼吸模式又是否有差异？

确实，从出生那一刻开始，呼吸就一直伴随着我们，日日夜夜，从不间断。无须我们有意识地思考或是花费额外努力，身体就能够自动完成这个任务。我们知道，其中每一个要素的变化，对于我们呼吸的质量都会有不同程度的影响，也会对我们的身心产生不同的效果，呼吸的方式和品质也是衡量我们身心健康平衡水平的一个重要指标，那么，我们是否可以尝试着稍微去调整一下，让这时刻进行着的运动以更优的模式进行，帮助身心达到更好的状态呢？

可喜的是，即便没有刻意去做出任何改变，仅是稍微让意识来到观察呼吸这一行为本身，已能够在很大程度上对我们的呼吸模式产生影响了。

2.尝试慢下来

从研究综述中我们可以看到，通过这种有控制的缓慢呼吸，我们的身体内在确实会发生各种变化，从呼吸系统到心血管系统，从心肺系统到自主神经系统，缓慢呼吸带来的生理效益都是显著且可测的。

虽然许多专业术语我们并不一定能够完全理解，涉及的生理机制也较为复杂，但可以知道的是，这些相关生理参数的变化导向的结果都是更有利于身心协调平衡的。无论是改善肺部气体交换，减少肺泡无效腔，提高通气效率，还是提高静脉回流效率，促使血流脉冲波动与心跳节律同步，增强心肺耦合作用；无论是提高心率变异性，增强压力感受器反射敏感性，还是促进乙酰胆碱的释放和水解，强化迷走神经张力，激活副交感神经系统……最终都在于帮助我们调节高度负荷或是已经过度运作的生理系统，让失衡、失调的身心回归到更加放松平衡的状态。

所以，下次上瑜伽课时，当老师一次次地让你的注意力回到呼吸上，一遍遍地强调呼吸的作用，引导着你深吸气、慢呼气的时候，可不要再觉得不耐烦。尝试着将瑜伽练习作为呼吸的训练场，在不同的体式中，去感受和品味慢呼吸给身心带来的体验。

3.最佳呼吸频率

说到缓慢呼吸，怎样的呼吸频率能给身体带来最优效果呢？

一般来说，人们的呼吸频率是在12—20次/分钟之间，而文献回顾结果显示"自主优化的呼吸"是在6—10次/分钟的范围之间，其中，最佳的呼吸频率大概在6次/分钟，这又是为什么呢？

其实，无论何时，我们的心跳、血压和呼吸频率，都是在以脉动的方式进行着的，而每个系统也都有自己的节奏，这些节奏会受我们的活动、压力以及唤醒水平的影响，产生节律性的波动。[①]

但偶尔，这些生理节律也可以变得同步。达到这种同步状态，不仅有助于提高整体的健康水平，还能让身体各个系统更自然顺畅，毫不费力地发挥各自的功能。

那如何能够让这些生理节律尽量趋于同步呢？从过去相关研究中，研究人员发现，当每分钟进行6次呼吸（0.1Hz）时，呼吸、心率和血压的这种振荡节律就会趋于同步，这也被称为"共振频率效应"（不同个体的共振频率稍有波动），在这种同步效应下，心率变异性也是最高的。

因而，呼吸放缓，达到最佳呼吸频率，影响的不仅仅是呼吸的节奏，也能带动心脏、血管和全身的共振，让身体不同系统的运作更加协调同频，而这种合一的自然状态，也会更有助于增进人整体的平静和健康。

4.唱诵诱发身体内在韵律

无独有偶，许多古老宗教所采用的祈祷和咒语的念诵时间也恰恰是在5.5秒左右，也就是说，完成一组唱诵的时间和最佳呼吸

[①]　一般情况下，心血管跳动和呼吸频率通常并不同步——血压每10秒会产生一次有节律的波动，被称为"迈耶波"（6次/分钟）；而人的呼吸频率则在12—20次/分钟之间。

频率时完成一个呼吸所需的时间正好相吻合，即大约5秒钟。

在一个刊于《英国医学》期刊的研究中，意大利研究团队探讨了《玫瑰经》、佛教经文和瑜伽唱诵对心血管节律的影响，发现重复唱诵这些祈祷与颂歌，会逐渐将唱诵者的呼吸速度降低到大约6次/分钟，在无须刻意专注呼吸本身的过程中，就已能够将呼吸减慢到最佳频率，即身体内在的天然节律。这大概也是为什么人们在诵念这些重复而有韵律的祷词时，常常会生发平和喜乐的感觉，有时甚至会产生神圣灵性体验的部分原因所在。

虽说，6次/分钟的呼吸频率是最佳呼吸频率，能够让身体各个系统协调同频，身心自然放松，可对许多刚开始练习的朋友而言，可能很难一下子减慢到这个频率（吸气5秒，呼气5秒），若是强行减慢的话，可能还会导致憋气甚至带来新的不适。因而，需要提醒的就是，缓慢呼吸的练习进程也要注意更加"缓慢"哦！

本文科研成果援引自：

Marc A.Russo, Danielle M. Santarelli, Dean O' Rourke. "The physiological effects of slow breathing in the healthy human." Breathe 13.4 (2017): 298–309.

你的痛可能不是你以为的痛

撰文/吕晓丹

又是一个失眠的夜晚，磨人的腰痛又来了，闹得人站着、坐着都难受，睡也睡不安稳。那似乎是很久以前落下的旧疾了，该吃的药也吃过了，手法推拿也做过了，可还是没法根治，隔三岔五就会到访，无奈这腰的劳损大概没法完全好了，压力一大或是稍微坐久了就会出来闹腾……这似乎是很多患有慢性腰痛的人都曾有过的经历。

我们认为，这种持久的疼痛背后，定是有着某种确切的身体组织损伤，即便不是当前发生的，也该是多年前损伤落下的隐患，稍不注意就容易旧伤复发，可事实真是如此吗？

疼痛科学的新发现告诉我们，事情可能并不完全是我们想象的那样。掀起"疼痛改革"运动的疼痛研究专家洛里莫·莫塞里教授指出："很多时候，身体上的组织损伤或许早已痊愈（尤其是在慢性疼痛的例子里），疼痛的持续完全来源于我们的大脑。"

这听起来似乎有点不可思议。很多人会说："这怎么可能？你现在的意思是，这种疼痛完全是我自己臆想出来的吗？"关于这个问题，洛里莫·莫塞里教授的回答是："虽说所有疼痛都是由大脑产生的，但这并不意味着这疼痛是虚假的；相反，所有疼痛的感觉都是真实的，只是，疼痛感的存在，并不一定意味着身体组织出现了问题。"

那么，我们的疼痛感到底是如何产生的？又是如何持续存在的？如果不完全是因为身体组织的损伤所致，作为疼痛承受者的个体，面对疼痛，又能够做些什么来缓解疼痛呢？

基于这些问题，洛里莫·莫塞里（疼痛研究科学家）与大卫·巴特勒（物理治疗师，疼痛教育家）合作撰写了《阐释疼痛》一书，通过幽默的语言和夸张的插画，将过去我们认为艰涩难懂的疼痛运作机制，以简单明了的话语进行了讲解。而这本书的出版，也可以说是开启了疼痛神经科学教育的革命，成为如今临床从业者和疼痛患者们了解疼痛的一本"圣经"。

阅读这本书的过程，既是对于疼痛的认识和探索，也是对于过往许多观念的挑战和颠覆，有趣的是，这些关于疼痛的新认识，与瑜伽、正念等古老练习中关于心身联结的观点竟如出一辙。

笔者希望通过对书中一些重要观点的分享，给从事身心治疗领域（包括瑜伽、正念等）的从业者们提供一点思考和认知的启发。当然，也希望这些知识，能够给饱受疼痛折磨的患者们带去一点信心和鼓励，毕竟，正如作者在书中所讲："知识和教育本身，就已能够帮助患者极大地减缓疼痛。"

疼痛的存在一定伴随着组织损伤？

在以往认知中，我们总会觉得疼痛定是与身体组织的某种损伤相关，一旦感受到疼痛的信号，我们就会确信肯定是身体某个地方出问题了，而这疼痛越明显，强度越大，相应的，我们也会认定，身体组织受伤的程度肯定越严重，也就是说，我们相信身体组织的损伤程度与我们的疼痛感知是成正比的。长期或者说慢性疼痛，大概意味着损伤的根深蒂固；不定期的疼痛，也必定是某种旧疾复发的征兆。

可新的疼痛解释范式告诉我们，身体所有组织的损伤都有其相应的恢复时长，一般而言，疼痛感会随着损伤组织的恢复逐渐减少；若是经过很长时间后，疼痛还在延续甚至加重，很大程度上，可能是神经系统出问题了。

因为，人体的神经系统是具有高度适应性的，当持续不断地接收到来自身体组织发炎、结痂或是非常疼痛的信号时，身体的危险接收器也会变得更加敏感，相应的，脊髓神经元也会给大脑传递更多危险讯号。

因而，可以说，这个时候大脑接收到的关于身体组织的危险信息，通常是被高估的，就如同打开了扩音模式的音响或是发生故障的电脑一般，已经无法代表组织的准确情况。而接收了"过分夸大的危险信息"的大脑，也会基于这些信息，判定组织可能正在遭受很大的损伤（即便事实上只是一个小小的刺激），因而继续产生疼痛感，以至陷入一种疼痛的"恶性循环"。

"熟能生巧"的原理同样适用于这里，神经系统的可塑性使得它可以不断重组和建立新的连接，持续的疼痛也会让神经系统更擅长于产生和延续疼痛。但好消息是，这个过程也是可复制的，神经系统与大脑皮层的变化，同样可以通过长期的学习和训练来加以影响，变得更加健康。

所以，疼痛并非衡量身体组织健康与否的确切标准。并不是感觉到疼痛，身体组织就一定受到了实质性损伤，慢性疼痛也并不意味着身体组织上的旧伤还没痊愈。

身体组织的损伤一定会带来疼痛？

上面，我们讲到，疼痛的存在不一定是因为身体组织出了问题。那么，如果身体组织出现了损伤，是否就必然会带来疼痛感呢？这似乎是毋庸置疑的，但凡身体受伤，我们似乎都能明确地感知到身体发生的疼痛，若没发展到疼痛的程度，想必也会有一定不适，而实际上，并非如此。

书中，作者给我们举了一个形象的例子，美国一位二战老兵，已经到了七八十岁的年纪，在做常规胸透视时才发现，身体里居然藏了颗子弹，且这颗子弹其实已经卡在他的脖子里将近60年的时间，他却从来都不知道，也不曾有过异常的感觉，甚至对他日常的工作生活也没有任何影响。

其实，稍微认真想想，就会发现现实生活中类似的情况并不少见，很多身体组织上的损伤不一定会给人带来确切的疼痛感。

近年来，许多核磁共振的研究结果也明确显示：很多年纪较大的人做检查时，或多或少都会存在椎间盘突出的情况，但平日里身体不一定会有明显的疼痛症状。另外，书中还提到，医生们在捐献的遗体中也发现，许多逝者都存在背根神经节严重受挤压的情况，但大部分捐献者生前未曾反映过任何由此导致的疼痛。

因而，身体组织遭受损伤，并不一定就会给患者带来明确痛感。

疼痛一定是有害的？

作为生物体，疼痛带来的感受确实让人不好受，有时甚至是生不如死的。在我们的传统认知中，我们总会认为，但凡疼痛，必定是不好的，是有害的，若是能有个魔法让人不再需要忍受疼痛，相信很多人都会不假思索，争相学习。现实生活中，很少会有人无法感知疼痛，对于这个特殊群体，或许会有人感到羡慕："不用再受疼痛的折磨，那该是件多美妙的事情？！"

但需要意识到的是，疼痛其实是大自然赋予我们的一个重要礼物。缺乏疼痛感知，也就丧失了一个重要的保护机制。那些无法正确感知疼痛的人，因为不能预感或识别到身体遇到的伤害或疾病，难以做出迅速有效的保护措施，可能会让身体陷入无法拯救的险境。

稍微想象一下就可以知道，若是失去这种疼痛感知的能力，会是件多么可怕的事情：摸到滚烫的炉灶，手却因无法感知到疼痛没能自动弹开；脚踩到玻璃或钉子，却因没有明确痛感，未能及时止血消炎……

在《阐释疼痛》中，作者指出，疼痛是一个高度精密的危险警报系统，通过产生不愉快的感觉，对我们的行为产生影响，避免伤害的继续加重，或者提醒身体在恢复进程中，不能操之过急，要保持耐心。而在慢性疼痛中，疼痛的重现，也是因为有些信号激活了旧伤在大脑中的表达，提醒我们要注意危险的存在。

所以，我们确实应该感谢这个警报系统，它让我们在靠近火焰时，自动远离避免灼伤；它让我们在遇到蛇虫鼠蚁时，自动躲开避免被咬；它让我们在做高难度训练时，保有自知之明，不会过度强求伤害身体……它持续不断地在向我们的大脑传达着身体组织所发生的事情，而当大脑判断身体处于危险情境时，就会触发保护机制。

这一警报系统的形成，既有着与生俱来的本能特性，也融合了个体生活的记忆与经验。因而可以说，每个人的警报系统都是独一无二的，疼痛体验也因之有所不同，甚至是相去甚远的。

疼痛反应是一条单一且确切的回路？

传统思维中，我们总会认为，疼痛是一个触发机制，特定的刺激会触发疼痛回路，激活大脑的疼痛中心，让我们产生疼痛感受，而这刺激越强烈，疼痛感也会越明显。

而实际上，我们的身体并不存在单一的疼痛回路。疼痛是大脑基于物理、化学及温度刺激所传递的危险信号，结合过往经验记忆、当下情绪压力状态以及损伤对未来的可能影响等多项因素，经过综合评估、推理和判断之后所输出的感受。

关于这一点，作者也举了一个有趣的例子。比如，同样是手指受伤，职业小提琴演奏者会比舞蹈演员感受到更强烈的痛感。原因不言自明，手指对于小提琴家的工作和生活有着更为重要的意义，因而如果受伤，自然会带来更大威胁，而这种未来工作生活可能受到严重影响的担忧和焦虑，会进一步加重疼痛的感受。

确实，身体中的"危险感受器"会通过我们的神经系统，给我们传达来自身体组织的预警，告诉我们可能身体哪个部位存在潜在威胁，但是否对这种预警形成真正的疼痛感，决定权还是在于大脑。大脑会基于身体当下的感觉、情绪、压力、周围环境以及过去类似情况的经验，做出是否产生"疼痛感"的反馈。

另外，大脑中也不存在特定的疼痛中心。疼痛发生时，大脑中并不是某个单一区域的激活，而是多个区域的同时点亮，这些区域包括感觉、情绪和运动等，疼痛会"劫持"这些大脑区域，通过它们来实现表达。

在书中，作者将这些区域联合表达形成的网络矩阵称作疼痛的"神经标签"。举个例子，当我们膝盖痛的时候，通常会表现为感觉膝盖周围发麻酸胀，行走活动不便，伴随的还有情绪上的烦躁和低落。

那么，当我们的神经系统变得敏感时，会发生什么事情呢？由于长期处于疼痛状态，存在于这个网络矩阵中的各个节点，会更容易被激活，甚至到后面，只是单纯的恐惧或是焦虑情绪，就足以唤醒疼痛的"神经标签"，激活整个网络矩阵了。而且，这些标签还会被存储在我们的记忆系统中，随着重复次数的增多，它们也会越来越容易被调动和激活。

疼痛的治疗只能依靠专业医疗人员？

在关于身体的传统治疗中，我们习惯于找到专门科室的医生，告知身体的具体问题，然后问诊医生会根据对身体组织损伤程度的判断，进行药物或是手法治疗。在这过程中，疼痛患者本身处于一个被动、无力的位置，等待着被治疗、被拯救，由于对疼痛知识的缺乏、对身处疼痛困境的无可奈何，患者只能将自己完全交由有着专业知识的医生或相关从业人士。

而在疼痛的新科学里，疼痛患者个体被鼓励成为自己疼痛管理的主导者，以疼痛的教育和知识来武装自己，增进对疼痛的理解，缓解对疼痛的恐惧，减少疼痛带来的威胁，通过主动且循序渐进的运动，通过自己身体与大脑的不断对话，逐渐增加自己的安全活动范围，重塑神经系统，降低危险警报系统的敏感性。

在这一过程中，医疗健康领域的专业人员成为引导者和教育者，患者则转变为主动、积极的个体，成为自己疼痛护理的主导者。

疼痛患者无法理解也没必要理解疼痛的生理知识？

过去观念中，我们总会认为，关于疼痛的医学生理知识过于专业和复杂，远远超过了大众所能理解的知识范畴，只能由专业医疗人士或健康从业者掌握，而且，了解这些疼痛产生的原因和作用的过程，对于患者本身疼痛的缓解并没有多大作用，我们只需听从专业人员的意见即可。

但在《阐释疼痛》一书中，作者明确指出：教育本身就是一种疼痛的治疗方法，关于疼痛的神经科学教育是非常重要的，解释疼痛是现代慢性疼痛康复的基础。理解疼痛能够缓解疼痛的风险，也能改善人们对于疼痛的管理，即便不是专业健康领域的从业人员，也能够很好地理解疼痛的作用机制。

2016年《物理治疗理论与实践》6月刊曾发表过关于疼痛神经科学教育（PNE, Pain Neuroscience Education）对于肌肉骨骼疼痛影响的系统文献回顾，研究人员通过对11个数据库过去20年内发表的文章进行检索分析，发现疼痛神经科学教育方法确实能够有效缓解治疗慢性肌肉骨骼疼痛，增加患者对于疼痛的了解，改善身体功能，减少不适性，改善运动能力及降低医保支出。

理解疼痛的生理学，一方面，可以有效减少疼痛带来的威胁和焦虑，避免人体防御系统（交感神经、内分泌与运动系统）的过度激活，反过来，这也有利于修复免疫系统功能，避免由于长期高强度工作导致的免疫失调。很多时候，正是对于知识的缺乏和理解，使得我们的疼痛久久不能褪去。比如说椎间盘的问题，作者解释道，其实椎间盘与我们的各节脊椎的连接非常稳固，完全不存在脱落的可能，可是当我们听到"椎间盘滑脱"这样的说法，或是想象到相应的场面时，大脑感受到的威胁就会大大增加，也会进一步加重我们的疼痛感。

另一方面，结合了疼痛科学知识的运动模式，也能更有效地增强患者的活动能力，缓解疼痛。因为，在这个过程中，我们不仅知道该怎么做，也明白了为什么要这么做、支撑这些练习背后的依据是什么，从而，也会有更坚定的信念去相信，这样做是有意义的。

出现疼痛后，应多休息少活动？

以往我们的习惯一般是，身体出问题了，就得少活动，多休息。这在急性损伤中确实是必要的，但若是已经发展成慢性疼痛，这时仍旧因为过于谨慎，一感觉疼痛，就马上停下基础运动，可能会导致身体组织功能的进一步退化和活动范围的进一步萎缩，使得后期一点轻微不适，都会激发我们的"防御系统"，加剧疼痛反应。

当然，这并不代表着我们就可以完全忽略身体的感觉，直接开始挑战高强度运动。要知道，在慢性疼痛中，我们的大脑仍处在高度的警惕状态下，监视着来自身体组织的危险信号，若是强行忍痛，进行剧烈运动，则可能会进一步触发应激反应，导致危险信号猛增，加重神经系统过敏问题。这也是为什么作者在书中强调，必须保持耐心慢慢来，逐渐增加活动范围。

作者鼓励我们要了解并相信，身体是为运动而设计的，身体喜欢并享受不同的运动，通过不断重复和练习，我们能够一点点去拓展安全的边界。这循序渐进的过程，也是一个身体和大脑对话的过程，不仅能够改善肌肉骨骼筋膜系统，也能滋养我们的大脑，去"教会"神经系统不必过于紧张，也不必太过敏感，告诉疼痛这个危险警报系统可以逐渐去放下过度防御的姿态，从而让身体组织的信息能够更有效地传达给大脑，重塑过去被疼痛"劫持"的大脑回路。

疼痛有其普遍使用的治疗方案？

在传统思维里，我们总会认为，对于某一身体组织出现的疼痛，应该有其特定或者说标准的治疗方案，医生只需"对症下药"，无须考虑太多个人因素。

但在疼痛的新科学里，由于大脑对是否产生疼痛感及疼痛程度的判断，依靠多重不同因素，用洛里莫·莫塞里教授的话来说，是生物、心理和社会因素综合作用的结果，包括个体过去的受伤经历、当下的情绪和压力状态、伤害对于未来的影响、疼痛系统的敏感程度……因而，即便治疗同一种疼痛症状，不同人的治疗方案也是有所不同的，适用于一个人的治疗方法可能对于另一个人而言并不一定有效。所以，并不存在统一的治疗模式。

虽然具体的治疗模式不一定相同，但书中还是给出了疼痛护理过程中，最为关键的四大工具，即教育和知识、积极的思维、循序渐进地探索活动范围以及在大脑中锻炼虚拟的身体。

写在最后

当我们能够对"疼痛"有更多的了解，对疼痛的产生和持续有更深的认识，意识到它不仅仅或不完全是由实际身体组织损伤带来的，而是一个生物—心理—社会—文化多重因素影响的过程，我们就能够放下一些消极的想法和执念，去修正一些不当的练习模式，并尝试通过更多方式去探索康复的可能。

而了解到这些，无论对于身处疼痛漩涡的患者本身，还是服务于疼痛护理行业一线的健康从业者，相信都是倍感欣慰的。正如将慢性疼痛比作"猛兽"的洛里莫·莫塞里教授所呼吁的："要勇敢并保持希望，因为，要驯服疼痛这头猛兽是可能的。"

参考资料：

David Sheridan Butler, G. Lorimer Moseley. Explain Pain 2nd Edn. Noigroup Publications, 2013.

为什么说瑜伽是更安全有效的"止痛药"？

撰文/吕晓丹

关于瑜伽对于慢性疼痛的减轻甚至治疗作用，似乎无须赘言，作为一种重要的替代补充疗法，瑜伽已开始逐渐融入主流医学领域。那么，它为什么能够有助于我们缓解疼痛，甚至帮助我们走出慢性疼痛的阴霾呢？

加拿大麦吉尔大学疼痛与神经科学研究团队、美国国家健康研究所、美国国家补充和替代医学中心等联合开展的一项研究显示：资深瑜伽练习者耐受疼痛的时间长度是没有练习经验者的两倍。

基于此，研究团队进一步运用核磁共振成像技术（MRI）对参与研究的被试进行检测，揭开了瑜伽缓解疼痛的可能性的神经解剖基础：与没有瑜伽练习经验的被试相比，在与疼痛耐受性相关的神经解剖结构上，资深瑜伽练习者呈现出明显优势——资深瑜伽练习者的岛叶灰质体积更大，且岛叶白质束的完整性也更高①。这表明长期规律的瑜伽练习中培养的情感和认知工具，可能有助于改变人与疼痛的关系，使得大脑岛叶解剖结构和连通性能发生变化，而这些变化也进一步提高了练习者的疼痛耐受性。

这场实验招募了28位被试，包括14位资深瑜伽练习者（平均练习瑜伽年限为9.6年），14位非瑜伽练习者（作为控制组），两组被试的年龄、性别、身体质量指数（BMI）、受教育水平及平日锻炼状况都经过专门匹配。其中瑜伽练习者的选择没有流派限制，但都包含体式、冥想与调息的练习；非瑜伽练习者除没有瑜伽练习经验外，也没有冥想、武术等身心训练经验。

研究通过对冷热的觉察与耐受程度来测量疼痛感——太烫或太冷，对皮肤而言都是一种痛感。在询问瑜伽练习者练习对他们疼痛感知的预期影响后，研究人员通过接触式发热设备，检测被试对于热的感知与热痛的耐受程度；冷痛耐受程度的考察则是通过测量将手浸泡在冷水中来进行的。

实验过后，研究人员分别询问了两组人员忍受疼痛的策略。疼痛感知与耐受程度测量后，研究人员运用核磁共振成像技术（MRI），考察瑜伽练习者与非瑜伽练习者在大脑灰质（GM）体积、皮质厚度、白质（WM）完整性等大脑解剖结构方面的差

---

① 这里涉及几个重要概念：

大脑皮质：高级动物的大脑皮质是包裹在大脑外侧的连通皮状结构，属于大脑和整个神经系统演化史上最晚出现、功能上最为高级的一部分。

岛叶：岛叶是大脑皮质的一部分，是向内凹陷的皮质区域，监视机体饥饿以及对其他事物的渴望，并协助将这些渴望转化为取得满足的行为。

灰质：灰质聚集大量神经元，是中枢神经系统的重要组成部分，是中枢神经系统对信息进行深加工的部位。

白质：白质是中枢神经系统中主要由被髓鞘包覆的神经束所组成的区域，本身不具备信息加工功能，在不同灰质之间或者灰质与外周器官之间起着信息传递的作用。

异，并通过SPSS 18.0对所得数据进行相关性分析和检验。

研究结果显示，多数瑜伽练习者预期，规律的瑜伽练习会降低他们在日常生活中对疼痛的反应。虽然在瑜伽练习对疼痛的感知影响方面，瑜伽练习者意见不一，但大多数练习者认为瑜伽会让他们对这种疼痛保持更加中立的态度，且能帮助他们增强疼痛耐受性，减少或者改变对疼痛的反应。

在对疼痛耐受性的实际检测中，瑜伽练习者相比控制组，确实拥有更高的疼痛耐受性，包括耐痛时间和耐痛程度。其中瑜伽练习者对冷痛的耐受时间是控制组的两倍以上，而且瑜伽练习者的热痛阈值略高。

在大脑多个皮质区，瑜伽练习者都有着更高的灰质体积。在两组被试中，灰质体积都与疼痛耐受性呈正相关，即灰质体积越大，疼痛耐受性越高。

与疼痛耐受性具有显著相关性的区域为岛叶。其中左岛叶灰质体积与其瑜伽练习年限呈明显正相关，即练习瑜伽时间越长，灰质体积越大。

在应对疼痛的心理策略使用上，瑜伽练习者与控制组存在明显差异，比之于控制组，更多的瑜伽练习者倾向于使用涉及"激活副交感神经系统"和"强化内感受觉知"的策略，包括呼吸、放松、接纳和专注但不评判等策略。[①]

根据研究结果，可以发现疼痛耐受性更高的瑜伽练习者，具有更优化的岛叶皮质结构（岛叶灰质体积增大，白质纤维束完整

---

① 实验涉及的心理策略选项，包括转移（Distract）、忽视（Ignore）、消极情绪（Negative emotion）、重新解读（Reinterpret）、积极想象（Positive imagery）、放松（Relax）、接纳（Accept）、观察（Observe）、呼吸（Breathe）。

性加强），且两者有着显著相关性。研究团队认为，瑜伽练习者疼痛耐受性更高，是由岛叶皮质介导的。而从瑜伽练习者使用的疼痛管理技术来看，研究人员推测，岛叶皮质结构的这些适应性变化，是通过激活副交感神经系统，强化内感受觉知等技术来实现的。

对瑜伽习练与教学的启示

1.慢性疼痛患者

（1）技巧上帮助你：瑜伽冥想等身心疗愈的练习，或可成为应对慢性疼痛的有效工具

即使疼痛的体验并不那么好受，但我们却不得不承认，它确实是一个我们身体需要的重要机制，是让我们感知危险和维持机体安全的重要讯号，就比如实验中所用的冷热探测试验，对于热痛和冷痛的感知及时反馈，可以防止我们的手被烫伤或是被冻坏。所以说，疼痛其实是身体的一个自我保护机制，疼痛的感知可以提醒我们做好防备，随时准备做出行动，防御保护。

然而，许多慢性疼痛患者的问题在于，过度启动了保护机制，导致身体长期处于"战斗或逃跑"的交感神经启动状态。关于慢性病痛有一点需要提到的是，身体组织的损伤只是导致疼痛的众多原因之一，疼痛的程度还会受情绪、记忆、压力状态等多方面因素影响。有时候，身体组织的损伤已经痊愈，但由于对最初伤痛产生的过度敏感和警惕，身体可能对与疼痛无关的信息过度警觉甚至进行"加工"，会导致疼痛感受进一步加剧。在运用核磁共振成像技术（MRI）扫描的一些研究案例中发现，有些报告存在慢性疼痛的患者身上，却并没有找到任何相关的组织损伤。

而瑜伽的有效性在于，它给我们提供了不同工具，以不同方

式去对身体、神经系统和精神心理等各个方面产生影响。通过呼吸、体式、唱诵和冥想的练习，我们能够更平静地去观察疼痛的感觉，去探索疼痛与身体、呼吸、情绪的关系。

当内感受觉知得到提升，我们就能对疼痛形成更贴近实际的感知——它是真的存在损伤，抑或只是过度警惕带来的紧张反应。当我们能够通过由下而上（呼吸、体式、唱诵）和由上而下（积极情绪、正面引导、冥想）的双重方式，去安抚时刻待命的神经系统，去更有效地启动副交感神经系统，去让身体得到放松和修复，去告诉大脑身体是安全的，去让身体在练习中建立信心，我们就可以主动地让自己从恐惧焦虑和抵抗防御的状态中退出，减少对疼痛的过度反应。

（2）结构上改变你：岛叶灰质体积增加，白质完整性加强

根据研究者们所阐释的"使用依赖"机制，当我们学会运用内感受觉知和激活副交感神经系统的方式去应对疼痛，这本身就有利于与疼痛管理有关的大脑解剖结构——岛叶的强化。对于慢性疼痛患者来说，最可怕的地方在于，疼痛并不会因为长期存在而让人适应和麻木。相反，它似乎如影随形，时时刻刻提醒着你，折磨着你，让人痛苦不堪。许多研究也已明确证实，慢性疼痛会导致患者大脑结构和功能的损伤（如大脑灰质的明显缩减），使得神经系统对疼痛刺激更加敏感。

与之相反，上面这个研究发现，瑜伽练习与脑灰质增加呈明显正相关，瑜伽练习年限越长，岛叶灰质体积越大。这表明，一定程度上，瑜伽练习或许能够抵消慢性疼痛对于大脑结构的损伤，打破疼痛记忆强化的恶性循环，帮助患者走出慢性疼痛的煎熬。

2.瑜伽练习者

从研究结果我们可以看到，疼痛的感知和耐受程度是因人而异的。而对于疼痛的正确感知，能够让我们对于身体受到的潜在伤害或是危险有明确清晰的认识，而后据此做出有效反馈。

在感知疼痛后，会做出怎样的反馈，与个人的疼痛耐受程度也是紧密相关的。撇开试验中能够随时从疼痛中退出的可能来谈，当面对无法避免的疼痛或伤害时，疼痛耐受性较低的人，往往只要轻微的不适可能就会引起强烈反应，甚至由于过度敏感，迅速诱发生气、焦虑或抑郁的情绪，导致饮食、睡眠、工作和日常生活的障碍，在痛苦中越陷越深；相反，若是对疼痛能够有所感知，但耐受程度较高的个体，则有更大的可能性避免过快进入防御状态，也不会轻易掉入情绪的泥淖，而是与疼痛感保持一定距离，留出更多空间去做出恰当的回应。

虽然说，练习瑜伽的初衷，并不一定是为了缓解疼痛或是提高疼痛耐受性，但瑜伽课上所做的练习——呼吸、体式、唱诵与冥想等，其实都为我们应对疼痛提供了更好的工具。这些练习强化了我们的内感受觉知，帮助我们在需要的时候，有意识地切换到副交感神经系统运作状态，让我们得以更平静地应对疼痛。与此同时，这些练习也在不知不觉中改变着我们大脑的结构——增加脑灰质体积，加强白质束的完整性，提高我们的疼痛耐受性。而这耐受性，当然不仅限于疼痛，推而广之，是面对各种压力、苦难、不顺和逆境所需的重要能力。

3.瑜伽老师/瑜伽理疗师

作为瑜伽老师或瑜伽理疗师，我们总是引导着会员/客户去练习"接纳""臣服"和"放下"，去练习"只是观察而不去做出反应",去练习"相信身体的智慧"……从这些练习中受益颇多的我们,确实不会质疑这些简单却极具效力的练习,但从未接触过这类练习的朋友,或者甚至怀有一定抵触心理的朋友,一定会有一些质疑:"告诉身体它很安全,就能不痛?安静下来放慢呼吸,就能减少疼痛?怎么听起来好像神叨叨的?"

令人振奋的是,现代科学技术的发展让过去许多"只能意会不能言传"的体验有了越来越清晰的解释,类似瑜伽、冥想等身心训练,确实能够从解剖层面上对我们的大脑结构产生影响。这些新的科研成果在不断印证传统瑜伽效用的同时,也在逐渐揭开效用背后的原理机制,不仅为我们的练习提供了更多的依据和解释,赋予了瑜伽理疗更强的说服力,也在为瑜伽理疗与主流医疗领域的对话提供更多的可能。

"身体有它自己的智慧",这并不是我们的一厢情愿,也不是我们太过唯心主义,对于身心的关注与爱意,会给身体带来我们意想不到的变化,这种变化不仅发生在我们的生理体验上,也真实地存在于我们的功能表现和神经解剖结构中。

当然,如研究人员所推测,在瑜伽练习者身上观察到的岛叶解剖结构的变化,是需要通过启动副交感神经系统,强化内感受觉知来实现的,这也就提醒着我们在教学和传播中,不能丢了瑜伽的核心价值。瑜伽之所以能够帮助练习者缓解甚至摆脱疼痛,并不是通过一个或一组体式对治一种病症实现的,也不是通过单独的调息或是某个收束法练习实现的,而是通过对人整体身心健康状态的影响来发挥作用的。

如今国内许多瑜伽理疗课程似乎在滑入另外一个困境——检测、评估、找问题、诊断、开体式方子,或者加入徒手治疗、正骨按摩,成了割裂的、程式化的,甚至"一刀切"的诊疗流程。

就如我们常常提到的,作为现代瑜伽老师/瑜伽理疗师,确实需要懂得一定的生物解剖学知识、一定的运动力学知识、一定的神经心理学知识、一定的病理学知识……这些知识的融入，对于瑜伽的安全练习和科学应用有着非常重要的价值，但应当意识到的是，我们学习这些知识的出发点，在于服务瑜伽理疗的应用，而非舍本逐末，脱离瑜伽理疗范畴，甚至抛弃瑜伽理疗的核心理念，这样，不仅会影响瑜伽理疗效用的发挥，也会将自己置于一个更加尴尬的职业境地。

有时候，比起告诉会员/患者他们身上哪里有问题，哪里需要改，哪里需要调整，哪里需要矫正……或许更需要的是，为他们创造一个安全的探索空间，在调息、体式和冥想中观察和体验自己的身体，去更好地与自己的身体做联结，去感受到自己是安全的，这种安全不仅仅在身体上，而且在精神上、在神经系统中。而这，其实也正是如今最新疼痛科学研究中所强调的。

本文科研成果援引自：

Chantal Villemure, Valerie A. Cotton, M.Catherine Bushnell, et al. "Insular cortex mediates increased pain tolerance in yoga practitioners." Cerebral cortex 24.10 (2014): 2732–2740.

用瑜伽/冥想为过敏的"危险警报器"降温

撰文/吕晓丹

为什么面对同样的任务，有些人会立刻张皇失措、无所适从，有些人却能够淡定自如？为什么面对同样的灾难，有些人会深陷痛苦、难以自拔，甚至从此一蹶不振，有些人却能够波澜不惊，逆势而上？为什么有些人具有更高的情绪稳定性，而有些人则更容易急躁、焦虑、难过或者愤怒？

人体感知危险、不适或者说造成焦虑抑郁的一个关键生理结构，其实就是大脑边缘系统中的杏仁核①，它与我们的"战斗或逃跑"模式或者说生存本能紧密相关，因而，也被称作是人体的"危险警报器"。

有着上千年历史的瑜伽与冥想等身心练习，常常被认为是有助于缓解压力和减少焦虑情绪的，那么，这些练习到底是如何帮助我们安抚负面情绪的呢？它们是否会对人体这一"危险警报

---

① 杏仁核：人体中有两个杏仁核，分别位于左右脑半球，是大脑边缘系统的重要组成部分，有调节内脏活动和产生情绪的功能，引发应激反应，让动物能够挺身而战或是逃离危险。右侧杏仁核在表达恐惧和处理引起恐惧的刺激中发挥作用。

器"——杏仁核的结构和功能产生实质性的影响呢?

2018年,《脑成像与行为》期刊(*Brain Imaging and Behavior*)一项基于大型人群的调查研究表明:瑜伽/冥想练习者对于压力、焦虑和抑郁等消极情绪都有更高程度的感知,且相应的,应对能力也更强。而脑成像检测也显示,练习者的右侧大脑杏仁核体积明显较小(一般而言,杏仁核的体积大小与其受激活程度相关)。

这是嵌于荷兰鹿特丹长期健康调研项目(始于1990年)中的一项子研究,选取的研究对象为2009年到2013年间,参与鹿特丹健康项目且完成了核磁共振成像检测(MRI)的被试,共3742人。

研究团队通过问卷形式收集被试人口统计学变量特征(包括性别、年龄、职业、婚姻、教育水平等)、瑜伽与冥想练习经验、被试心理功能水平(压力、抑郁及焦虑水平)等,并通过核磁共振成像技术检测被试大脑结构。

为评估冥想/瑜伽练习与杏仁核、海马体[①]体积之间的关系,研究人员将人口统计学变量、颅内总体积、心血管风险因素(如体重指数BMI、收缩与舒张压、抗高血压药物的服用等)和心理功能,都纳入了影响大脑结构变化的考虑变量。通过多变量线性回归分析,评估瑜伽/冥想练习与各脑区结构之间的关联。

从研究对象的特征分析来看,与未习练瑜伽/冥想的被试相比:

瑜伽/冥想练习者受教育水平相对更高,年龄相对较低,其中女性比例更大(73%)。

瑜伽/冥想练习者对于压力、抑郁的感知程度明显更高,但绝大部分练习者(90.7%)也反映,进行这些练习有助于他们更好

---

① 海马体:是人类及脊椎动物大脑中的重要部分,分别位于左右脑半球,是大脑边缘系统的一部分,负责短期记忆、长期记忆及空间定位。

地应对压力。

瑜伽/冥想练习者在总脑容量上没有显著差异，但右杏仁核与左海马体体积都明显更小。加入时间变化的考量后，纵向追踪分析结果显示，瑜伽/冥想练习与右杏仁核体积依旧存在显著的负相关关系，但与左海马体体积关系不再显著。

根据以上研究结果，可以发现：瑜伽/冥想练习者对于压力、焦虑和抑郁的感知水平相对较高，但相应的，这些练习者应对压力和负面情绪的能力也更强；另外，瑜伽/冥想练习与较小的右侧杏仁核存在显著相关，即瑜伽/冥想练习者右侧杏仁核体积明显更小。

这表明，对于患有压力及相关情绪疾病的个体，瑜伽和冥想练习或许会是较为可行的干预方式。如能通过在早期识别压力，并改变对压力刺激的反应模式，可能会有助于预防压力相关的疾病。

对瑜伽习练与教学的启示

1.过度敏感的杏仁核易导致不良情绪，引发身心疾病

确实，作为人体的"危险警报器"，杏仁核对我们的生存有着至关重要的作用——传递潜在危险信号，帮助我们迅速做出战斗或逃跑的自保行为，让我们得以从险境中脱离，保证机体的安全。然而，这一古老且强大的生存本能一旦失调，也会让我们备受折磨。

在《你的生存本能正在杀死你》一书中，有着多年临床治疗经验的身心治疗医生马克·肖恩博士指出，如今许多健康问题包括失眠、肥胖、慢性疼痛、关节炎、焦虑症、抑郁症、头痛等，其实都是由过度敏感的生存本能所导致的——虽然科学技术的发展让我们的生活更加便捷舒适，但矛盾的是，这极大地降低了我

们的不适阈值，只需轻微刺激，便会唤起我们的生存本能，让我们感到不安和焦虑。

快食主义和互联网的发展，让我们获取食物和信息变得前所未有地迅速和便利。当偶尔购餐队伍变长、外卖没有准时送达、发出的信息未能迅速收到回复，或者只是因手机电脑不在身边无法立即获取想要的资料时，我们便可能会表现出超出意料的急不可耐，甚至焦躁愤怒。

与史前时期不同，现代社会中我们面临的威胁，其实已经很少会攸关生命，甚至很多时候，危险并不真实存在，但由于杏仁核的过度敏感，容易将轻微的不适误作威胁生命安危的信号，或是将一些想象中的危险误作事实，以至于触发自我保护机制，激活"战斗或逃跑"的反应模式，导致交感神经系统频繁启动或是持续运作，因而，才会让我们饱受紧张、恐惧和焦虑情绪的折磨，引发各种身心疾病。

想象一下，若是一座大厦里频繁响起警报声，那该是多么混乱的一种状态？大厦中的各个部门又如何能够好好工作？回到身体，原理也是一样的。若是人体的"危险警报器"频繁鸣笛，需要时刻处于戒备状态的身体如何能够正常运转？肌肉骨骼系统、消化系统、内分泌系统、免疫系统，还有生殖系统如何能够各司其职，完成它们本应完成的工作？

2.以瑜伽/冥想练习安抚过度敏感的杏仁核，为"危险警报器"降降温

那么，面对高度敏感的"危险警报器"，我们是否束手无策，只能任其操控了呢？虽说，承担生存本能重任的"杏仁核"有着一套自主独立且精密复杂的作用机制，不受理性和逻辑的干涉与控制。但好消息是，我们还是能够在日常生活中，通过一定

训练，安抚过激的杏仁核，让频繁鸣笛的"警报器"慢慢回归正轨。而瑜伽和冥想，正是这样的一些练习。

从前面的研究结果中，我们可以看到，瑜伽/冥想练习者的右侧杏仁核体积明显更小，又由于杏仁核体积大小与其受激活程度相关，因而，瑜伽/冥想练习者的"危险警报器"的运作可以说是更为稳定的。虽说我们无法确切判定，到底是右杏仁核体积小的人更容易选择瑜伽/冥想等练习，还是这些练习本身有让右杏仁核体积变小的功能，但能够肯定的是，两者确实存在着密切的联系。而问卷调查结果也显示，练习本身确实能够帮助人们更好地应对压力，安抚神经系统。

虽说，比之未练习者，瑜伽/冥想练习者对于消极情绪的感知水平更高，但这并不一定就表明，他们遭受着更多压力或是经历着更多不良情绪，更合适的阐释或许应当是，这些练习者对于自己处在消极或负面情绪状态时，会有更多的觉知，而这种觉知，很大程度上，正是干预和改变的基础。

瑜伽和冥想的练习，要求我们更多地专注当下、觉知身心。而当我们逐渐在练习过程中，培养起这种觉察的能力，我们就能够对自己不同状态下的身心感受有更多的认识。这样，当"警报器"再次被触发时，我们也能敏锐地觉察到这些压力标识，觉察到自己在焦虑、恐慌、不知所措，觉察到自己可能准备进入交感神经系统的主导模式——我们的大脑一片空白，我们的呼吸变得急促、我们的脸颊开始发烫、我们的肠胃在痉挛，我们全身的肌肉都在紧绷……而这觉察本身，其实已经让我们跳出了"自动驾驶模式"。

与此同时，我们也知道自己不是孤立无援的，我们知道自己无须被牵着鼻子走，因为我们拥有主动退出这一防御模式的工具，我们拥有许多技巧和方法，我们知道如何通过呼吸、正念、唱诵和体式，帮助自己重新平静下来，知道该如何不带评判地去审视，观察此刻发生的事情是否真的会威胁到我们的生存。

当我们能够对外界危险信号形成更加准确的判断，意识到许多危险并不会给我们带来真正的威胁，意识到许多时候不过是情绪在作祟，我们就能跳出原来的条件反射模式，跳出以往一触即发的反应通路，留出更多的空间，冷静地去分析，而后再在这基础上，做出更自由的选择，而不是再像过去那样，因为"出错的警报器"全身紧绷，卷入情绪的漩涡，无法思考，甚至由于情绪应激，造成进一步的焦虑、恐惧或抑郁。

因而，瑜伽与冥想等练习的意义或许就在于，一方面为我们提供了主动退出"自动驾驶模式"的重要工具；另一方面，也在日常练习中为我们提供了一个安全的情绪探索空间——经由不熟悉或是稍费劲的练习，去唤起自己的轻微不适，去观察自己的情绪变化，去体验或扩张或收缩或喜悦或恐惧或放松或激活的不同感受，然后在这些能够给我们带来滋养同时又具有一定挑战的练习中，逐渐培养起在不同自主神经系统模式之间主动切换的能力。

这其实正是马克·肖恩博士所说的重新训练大脑反应模式、提高"不适阈值"的关键，也是我们过去一系列文章中一直强调的增强压力韧性的关键。而"不适阈值"与压力韧性的增强，也会帮助我们在这个瞬息万变的高压社会中，更好地保持内心的稳定以及身心系统的正常运作，帮助我们更好地与自己相处，与外界联结。我想，这才是练习之于生活的真正价值所在吧。

而倘若某个阶段的练习，给我们带来的不再是更多的平静、更好的情绪状态、更舒服的人际关系，反而让我们变得更加乖戾急躁、更加低落易怒、更加焦虑恐慌。那么，这或许，也是一个提醒我们该重新审视一下自己的练习的信号了？

本文科研成果援引自：

Rinske A.Gotink, Meike W. Vernooij, M.Arfan lkram, et al. "Meditation and yoga practice are associated with smaller right amygdala volume: the rotterdam study." Brain imaging and behavior 12.6(2018): 1631–1639.

瑜伽冻龄（甚至逆龄）的科学依据

撰文/吕晓丹

衰老是人类无法回避的课题，而"对抗衰老"的斗争似乎也从未淡出过人们的生活。古有帝王富豪为求长生不老，寻仙丹喝仙露练神功；如今则是更为年轻化的群体为防早衰，不惜重金购买补剂护肤品，甚至"身先士卒"尝试各类医美新技术……如果现在告诉你，有一种方法，除了能够帮助减少皱纹和白头发，还能让人真正从细胞和基因层面发生改变，减缓甚至逆转老化速率，最重要的是，这方法简单易行且成本低廉，你会愿意尝试一下吗？

2017年，细胞生物学领域国际期刊《氧化医学与细胞寿命》（*Oxidative Medicine and Cellular Longevity*）发表首个明确瑜伽与冥想的生活方式干预，对健康个体细胞老化与寿命有积极影响的研究——印度整体医学科学院（AIIMS）研究团队，通过分析94名基本健康人士血液中代表细胞老化的多个生物学标志后发现：12周的瑜伽与冥想的生活方式干预训练，能够显著降低人们的细胞老化率，延长细胞寿命。

由于与现代生活方式相关的疾病（如抑郁症、糖尿病、心血管疾病和不孕症等）与细胞早衰密切相关，这项研究旨在通过分析健康个体的细胞老化生物学标志，探讨瑜伽和冥想的生活方式干预（YMLI，Yoga & Meditation Lifestyle Intervention）对于细胞衰老和寿命的影响，以期为面临这些疾病风险的人们找到更有效的干预措施。

研究对象为94位基本健康，却有着不健康现代生活方式的人士（男42位，女52位），年龄在30到65岁之间。他们接受了为期12周的瑜伽和冥想的生活方式干预，每次的干预训练包括体式（Asana）、调息（Pranayama）和冥想（Dhyana），共约90分钟（表格中列出了每日活动详情）。

瑜伽与冥想的生活方式干预项目每日活动详情				
编号	需完成的练习			时长
1	课程准备说明			5分钟
2	唱诵			3分钟
	热身训练			5分钟
3	体式	仰卧体式	摊尸式	2分钟
			上伸腿式	2分钟
			祛风式	2分钟
		俯卧体式	鳄鱼式	2分钟
			蛇式	2分钟
			蝗虫式	2分钟
		坐立体式	半脊柱扭转式	2分钟
			半鱼王式	2分钟
			英雄坐	2分钟
		站立体式	山式	2分钟
			树式	2分钟
			站立后仰	2分钟
4	放松	摊尸式		5分钟
5	调息	清理经络调息法		20分钟
		蜂鸣式调息法		
		嘶式调息法		
		卷舌式调息法		
		梵天手印		
6	OM唱诵			3分钟
7	冥想			20分钟
8	和平唱诵			5分钟
9	讲座及互动环节（仅前两周）			30分钟
	总计			120分钟

表3：瑜伽与冥想的生活方式干预项目每日活动详情[①]

---

① 表格翻译整理自《瑜伽与冥想对健康人群细胞老化的影响》。

前两周的课程在印度医学科学院（AIIMS）进行，由专业认证瑜伽老师进行授课，后10周在家中自我练习（有专门人士进行跟踪监测）。此外，前两周的课程中，每次练习结束后，还有一个关于生活方式及相关疾病与预防方式的讲座（约30分钟）。

在研究开始前及12周干预结束后，研究人员分别对研究对象的细胞老化生物学标志进行了评估和记录，并使用SPSS 20.0数据分析软件，对相关数值的变化进行了比较和分析。

进行瑜伽与冥想的生活方式干预（YMLI）12周后，被试细胞老化的生物学标志有了明显改善。

从决定细胞老化的主要生物学标志来看：

代表氧化应激程度的活性氧（ROS）[①]平均水平显著降低，总体抗氧化能力（TAC）显著提高，这说明瑜伽与冥想的生活方式，有助于保持细胞氧化应激状态的平衡；

代表DNA损伤[②]程度和基因组不稳定性的8-OH2dG水平显著降低；

虽然反映细胞复制能力的端粒在长度上的变化并不显著，但能够减缓端粒变短的端粒酶活性，在练习后则出现了明显提升。

而从与细胞老化相关的生物学标识来看，我们也可以发现：

---

① 氧化应激（OS）是机体活性氧成分与抗氧化系统之间平衡失调引起的一系列适应性反应，是导致DNA损伤最重要的原因。氧化应激会导致细胞衰老，是造成抑郁、肥胖、不孕、心血管疾病以及癌症等问题的重要成因。因此保持氧化应激状态的平衡对于细胞寿命非常重要，超过或低于一般生理水平，都会影响细胞功能的正常发挥。

② DNA损伤会导致基因组不稳定，而基因组稳定性对细胞的寿命和健康至关重要，这是在生活方式疾病发病机制中，细胞出现功能障碍的主要原因。

代表压力反应水平的皮质醇水平[①]显著降低；

反映机体炎症水平的IL-6[②]显著降低；

能够产生具有止痛效果和带来愉悦感的内啡肽。

研究结果显示，瑜伽和冥想的生活方式干预，对于缓解细胞老化，延长细胞寿命有显著的积极影响，这种影响主要是通过强化氧化应激平衡和基因组稳定性，保持端粒健康，改善慢性压力和炎症状态，增强大脑神经可塑性等方式来实现的。这一研究结果支持：将瑜伽与冥想的生活方式干预方法，作为一种重要的临床应用，特别是应用于复杂多变的慢性生活方式疾病的预防和治疗。

对瑜伽习练与教学的启示

仅仅3个月的瑜伽和冥想干预训练，就足以大大缓解细胞的老化速度，使得身体的压力和炎症水平获得明显改善。作为瑜伽习练者/传播者的我们，看到这些最新研究成果，无疑是备受鼓舞的。这也说明，先人们将瑜伽、冥想等练习称为"长生不老之道"甚至是"回春术"确有一定根据。

虽说没有人能够真正"永葆青春"，但这有着上千年历史的练习，对于延缓衰老、祛病益寿的确有着它们的独特效益。而这背后，也并非什么神通或是无法解释的超自然力量，虽然具体机制的探索之路还很漫长，但能够明确的是，这些练习确实在通过训练我们的肌肉骨骼系统，作用于我们的消化、内分泌、免疫、

---

① 皮质醇水平是预测生活方式疾病易感性的重要生物学标志，现代生活方式带来的慢性压力，会导致持续应激反应，使得皮质醇水平持续增加，加速细胞老化，对我们的精神、身体和生殖健康产生不利影响。

② IL-6是炎症中最突出的细胞因子，既是炎症状态的标志，也是慢性发病率的标志，细胞加速老化的一大特征就是存在慢性、潜在的炎症。

生殖和神经系统，影响小至细胞层面的功能运作，甚至改变体内基因的表达。

需要注意的是，与如今一些单纯专注于身体练习的"瑜伽课程"不同，实验中采用的"瑜伽与冥想的生活方式干预"是一套更为综合的干预训练，它不仅包括体式和调息，也包括唱诵和冥想的练习。

细胞的衰老除了与遗传基因相关，更与我们所生存的自然和社会环境，以及平日的生活方式紧密相关。确实，现代医学与美容科技的飞速发展，让"驻颜"和"长生"有了更多的可能，但自相矛盾的是，我们习以为常的现代生活方式又让我们陷入了新的困境——吸烟、饮酒、久坐不动、摄入过多加工食品、长期暴露于环境污染之中，加上时刻处于高压和焦虑状态，现代人早衰的风险大大提高，许多人根据端粒长度估算出的生理年龄要远远高于实际年龄，或许外貌影响并不特别明显，但提前患上"老年病"的概率或是变老后的健康质量却着实令人担忧……

已有许多关于预防细胞早衰的干预研究，包括针对衰老特定特征的药物、体育锻炼、营养热量限制和抗氧化剂等，但仍没有一项独立的干预措施，能够作为现代复杂生活方式疾病的有效预防及治疗策略。

而与身体锻炼、饮食控制和抗氧化剂等单独干预相比，瑜伽与冥想之类的心身练习似乎更为有效的原因就在于，这是一种更为全面的干预，它融入体式、调息、唱诵、手印和正念等各种技巧，帮助我们从各个层面，将身心调整到一个更为平衡、稳定、健康的状态。而通过这些练习建立起来的机体稳态，除了让衰老的步伐放慢一些之外，更重要的应该是，能够让我们尽可能免于现代社会各种不健康的生活方式所带来的负面影响，尽可能免于步入晚年后接踵而来的、由于细胞衰老导致的各种疾病隐患的折磨。

另外，令人感到欣慰的也是，上述干预训练，并不涉及多高难度的挑战性动作，也不包含多激进的呼吸法练习，无论是体式动作，还是调息唱诵，都是温和轻柔的，也是能够为更多人所接受和练习的。或者应当说，这套练习强调的，更多的是放松修复和静心沉淀的层面，也是一个主动让身体从"战或逃"的交感神经系统运作，切换到"副交感神经系统"主导的状态，从而获得更多休息修复的训练，而这也是缓解压力水平和慢性炎症的基础。

毕竟，因对细胞的"生命时钟"——端粒的研究而获得诺贝尔生理医学奖的伊丽莎白·布莱克本博士，在谈及保持端粒健康的有效方式时，给出的最重要建议也是：止息杂念，专注当下，保持均匀规律的呼吸。

因而，如果习惯了强力瑜伽或是耗能较大练习类型的朋友，若是希望通过练习获得更多"抗衰老"的功效，可能还是需要尝试多加入些修复和正念的训练。过去没有瑜伽或冥想等身心练习经验的朋友，或许也可以考虑在每日的"抗衰老"清单中加入这道练习，指不定会比那些昂贵的"抗氧化补剂"来得更加有效呢！

本文科研成果援引自：

Satish G.Sawarkar, Chandra Shekhar. "Impact of yoga and meditation on cellular aging." Medico research chronicles 5.6 (2018): 512–516.

瑜伽塑形的一个伪概念

撰文/吕晓丹

"我不想要肌肉太大块，我不想看起来太壮，我想变得更加修长一些……"

"我想有点肌肉，可又不想像'金刚芭比'那样……"

"听说瑜伽练习可以让肌肉变瘦变长……"

……

相信很多读者对这样的诉求并不陌生，这似乎也正是许多现代女性最初走进瑜伽课堂的一个重要动力。随着当代社会文化对于身体关注的高涨，瑜伽作为一项传统的身心练习，也逐渐被融入现代健身领域，成为最受欢迎的健身美体形式之一，也是许多女性进行身材管理的重要选择。

近些年来，瑜伽和健身市场上兴起的塑形瑜伽课程更是广受追捧，人们争相涌入瑜伽课堂，期盼着通过瑜伽练习加以"塑形"。令人好奇的是，这里所谓的"塑形"，到底指的是什么，我们希望修塑的是怎样一个"形"？瑜伽练习，是否真的能够帮助我们满足这样的目标？

顾名思义，塑形是为了塑造一个"好的体形"，一个美观、理想的体形。问题是，这个"好体形"该如何定义？对于"理想体形"的定义，从人们感知到它的存在开始，就一直在不断变化——每个人对于"理想体形"都有着自己的认知，而这个认知是个体及其所处社会文化环境共同形塑的结果。

可以看到的是，理想的女性身体形象，已逐渐从过去的纤柔瘦弱向健康活力转变，而这种健康活力表现在个人外表和身体美学上，则是肌肉紧实、线条分明、比例均匀、体态良好。我们希望苗条修长，而非孱弱无力；我们希望肌肉紧致不松弛，但又不至于太过粗壮，丢了女性特质。

于是当媒体上的文案、瑜伽馆里的销售信心十足地宣称，瑜伽练习能够帮助我们塑造出紧致匀称、纤瘦修长的体形，同时配以不计其数的瑜伽美图时，我们大多是深信不疑的。

我们希望通过瑜伽练习使自己也能拥有这样"细长精瘦的肌肉"，我们坚信，凭借意志和努力，一样能打造出线条分明的"瑜伽身材"。我们理所当然地将瑜伽练习的成效与"纤瘦修长的体形"联系在一起。因为，我们一直被告知：瑜伽的练习有助于形成"细长精瘦的肌肉"。

可事实真的如此吗？

越来越多专业人士认为：从科学层面来讲，无论是"细长精瘦的肌肉"还是"塑形"的说法都是没有意义的，它们只是消费社会中媒体广告为宣传整出来的"营销概念"。

美国特殊外科医院运动表现中心的训练生理学家帕梅拉·加塞尔明确指出："'细长精瘦的肌肉'已成为一个流行的商业概念，而这个概念瞄准的正是那些想要紧致均匀的身形却又害怕肌肉块头过大的女性。"

肌肉长度并不会实现肉眼可见的改变

需要明确的一点是，肌肉的长度是一定的，决定骨骼肌长短的因素在于原来骨骼的长度。"肌肉的长度在解剖学上取决于肌肉的起源点和插入点（即肌肉与骨骼的连接点），以及将肌肉与骨骼相连的肌腱。"帕梅拉·加塞尔解释，"你无法更改这些解剖学特质，没有训练能够改变你肌肉的视觉长度，你并不是在建立长的肌肉或是短的肌肉，你只是在自己与生俱来的肌肉基础上加以改造。"

所以，肌肉结构的形状其实是因人而异的，其中很大一部分受遗传因素的影响，例如肌肉长度、附着点、肌腱长度、慢肌纤维与快肌纤维的数量，这些因素在肌肉塑造身体方面都起着重要作用。肌肉训练的效果也会受到许多因素影响，包括体形大小、激素、年龄和身体成分等。

特定的力量训练能够延长肌肉，但无法产生视觉上的变化

要真说延长肌肉，力量训练对于延长肌肉会比拉伸练习更有效。

很多人会认为，瑜伽中的拉伸练习有助于增加肌肉长度。但实际上，这只是一种主观感受，是发生在神经系统层面的变化，与肌肉实际伸展延长并不相关。我们无法通过练习来"拉长"肌肉。

《美国物理疗法协会杂志》（*PT Journal*）的研究显示：拉伸的练习只会改变我们对拉伸的感觉和耐受性。换句话说，拉伸会通过提升我们的耐受性，降低对大脑和神经系统的威胁，从而让我们能逐渐加深拉伸的幅度，所以其实是感受的变化，而非肌肉变长了。也就是说，我们的肌肉长度是确定的，即便我们在坐立前屈中待上10分钟，大腿后侧的肌肉长度也不会有所改变。

相反，力量训练倒是会对延长肌肉有一定的效果。一些以动物为模型的研究说明，阻力训练，特别是能够对激活肌肉进行充分拉伸和离心收缩的练习，还有爆发力训练，都能有效增加肌肉

长度。一些聪明的力量教练和物理治疗师也正是利用这点来调节肌肉的长度，帮助身体发挥最大功效，比方说，为了防止腘绳肌在短跑中受伤，需要在较长的长度上保证肌肉结构的稳定性。

但是肌肉能拉长多少呢？这还得取决于所讨论的肌肉的长度、训练情况以及投入的时间。对于没有接受过训练的人，如果采用适当的训练方法，一些原本较长的肌肉或许可以被拉长一点点，但这种延长对于视觉上的影响是微乎其微的。

女性要生成大块头肌肉，需要付出极大努力

好消息是，女性的遗传基因、体形、身体成分和激素水平，其实都倾向于让肌肉显得更加修长。事实上，对于大多数女性而言，如果没有非常刻苦努力的专门训练，要培育大块头的肌肉，其实并不是件容易的事。

因为，女性的睾酮水平都偏低，"肌肉的大小在很大程度上取决于睾酮激素的水平，但是几乎没有女性会产生跟男性一样多的睾酮，这确实是一个激素方面的问题，平均来说，男性的睾酮水平是女性的15到20倍。"加拿大内科医生、内分泌与新陈代谢领域专家苏·彼德森博士对此做出解释。

知名健身教练约翰·斯尼弗曼（John Snifferman）曾列出过女性要达成专业健美运动员体形的一系列要求：首先需要一套非常少见的遗传基因作为基础；其次需补充大量的雄性激素类固醇药物，这是睾酮的合成物；再次才是严格的训练和饮食配合，基本上需要每天都待在健身馆里进行高强度的训练，消耗大量热量，并配合高能量、高蛋白的饮食；最后保证充足的休息（包括睡眠和休息日）。此外，这种严格规划的训练和生活模式必须长时间的保持，这就是许多健美运动员奋斗多年依旧无法达成目标的原因所在。

所以，若是担心自己在一般健身训练后就会变成"金刚芭比"，大可放下这个忧虑了。

所有的肌肉都是精瘦的

此外，加塞尔还指出，当我们在谈论"精瘦的肌肉"时，忽略了一个重要的事实，那就是并不存在什么"精瘦的肌肉"之说，所有的肌肉都是精瘦的。肌肉纤维确实可以包含少量的脂肪，但这在外观上，并不足以产生明显差异。

另一个关于"精瘦"肌肉的理解是从视觉形态上出发的，与"粗大"的肌肉相对。但正如前面所解释的，要实现女性肌肉围度的大幅增长并不是件易事。

所以，当我们使用"精瘦"这个词时，想要描述的应该是一个没有什么脂肪同时有一定肌肉的人，只要我们进行减脂增肌的练习，那么整体看上去就会更加"精瘦"，但这并不意味着我们能够刻意去建立或是塑造某种类型的肌肉。

塑形是减脂增肌的代名词

在美国运动医学院临床训练生理学家波利·德米利看来，运动科学中并不存在塑形的说法，这只是身体训练中的一种提法："如果能减少一点体内的脂肪，并且增加一点肌肉，那么整体看上去和感觉起来都会更加紧实。"

"举重革命"的博主、资深健身教练肯达尔·波勒对于"塑形"也有着类似的解释："其实它就意味着身体的'紧实、稳固和健壮'，而这通常需要降低体内脂肪的百分比才能实现。"

同样，在为《肌肉观察者》提供塑形建议时，健身专家威廉·苏卡拉也表明："在这种语境中，你是在寻求在身体的某个区域获得清晰的肌肉线条，而除非你甩掉皮肤和肌肉之间所储存的脂肪，否则你就无法显现出清晰的肌肉线条。"

虽然，从生理层面而言，瑜伽练习并不会如想象中那样，让我们的肌肉实现肉眼可见地延长，但对于害怕形成"短粗"肌肉的女性而言，女性的生理特质也决定了我们不容易长出大块肌肉。

所以，当人们谈论"获得细长精瘦的肌肉"或"修塑肌肉形态"时，实际上想要表达的还是：在保持身材瘦削的基础上，让肌肉线条更加明显。而要达成这一效果，就需要减脂增肌。

既然知道了我们并不能通过瑜伽练习延长肌肉，也明确了"塑形"目标与其他健身项目无异，关键还是在于减脂增肌，那么为何不直接采用西方健身模式？也许还能更加快速有效些。

瑜伽练习是否真能为我们的身体提供足够的锻炼，帮助我们达到减脂增肌的目标？瑜伽体式与健身训练的减脂增肌模式是否存在一定差异，效果又有何不同？作为一种具有上千年历史的身心训练模式，古老的瑜伽技巧对于现代社会中的我们获得健康理想的体形是否存在其独特效益？为了追求减脂增肌的瑜伽练习，又是否会与其初衷相悖？这些都是值得思考的问题。

参考资料：

Aquino C. F., Fonseca S. T., Gonçalves G. G. P., et al. "Stretching versus strength training in lengthened position in subjects with tight hamstring muscles: a randomized controlled trial." Manual therapy 15.1(2010)：26–31.

M.Bąk-Sosnowska, A.Urban." Body image in women practicing yoga or other forms of fitness. " Archives of psychiatry and psychotherapy 19.3(2017)：58–68.

Ann Wendel. Why Building "Long and Lean Muscles" Is A Myth.

Bret Contreras. Long, Lean Muscles: Oh, The Irony (2014).

K.Aleisha Fetters, M. S., C. S.C. S. The Truth About "Long, Lean" Muscles.

Molly Ritterbeck. Can You Really Build "Long, Lean" Muscles? (2016).

Amy Lucas. Yoga & Lean Muscle Mass.

MythBuster. Long & Lean Muscles vs. Short & Bulky.

Annakeara Stinson. What Does It Mean To Be Toned (2017).

瑜伽奏效的秘密，来自神经科学的新解释

撰文/吕晓丹

练习瑜伽一定时间的人，多少能罗列出一些瑜伽的益处，无论是在生理层面，还是心理层面——或许是身体更放松，呼吸更顺畅了；或许是头脑更清醒，感受更敏锐了；或许是能够更好地保持与情绪的距离，不再轻易被卷入情绪的狂潮了；或许是原来的焦虑失眠问题在不知不觉中得到缓解了……

尽管古代瑜伽士们并不一定了解背后作用的具体机制，也不懂得神经生理学的知识，但可以明确的是，这些有着悠久历史的技巧，无论对那时候的他们，还是对如今的我们，都实实在在发挥着作用。

令人好奇的是，这些技巧到底为什么是这样奏效的呢？

神经生理学领域的发展，使得这一问题的探索成为可能。而近来关于迷走神经的研究也逐渐揭开了瑜伽、太极、禅修等身心训练的"底层代码"。

迷走神经（Vagus Nerve）是第10对脑神经，对副交感神经系统的运作起支配作用。顾名思义，Vagus在拉丁语中意为"流浪"，它从脑干底端发出，弥散分布于整个胸腔和腹腔，向下经过肺、心脏、横膈膜和胃，向上与颈、喉、眼睛和耳朵相连。

　　迷走神经是人体最长，分布最广的神经分支，既包含将信息从大脑运送到身体的运动纤维，也包含将信息从身体发送回大脑的感觉纤维。

器官	副交感神经主导模式	交感神经主导模式
眼	瞳孔收缩	瞳孔扩张
肺	气道收缩	气道舒张
心脏	心跳减慢	心跳加速
胃肠	增加胃肠蠕动	抑制胃肠蠕动
血管	血管舒张	血管收缩、血压升高

表4：传统模式下，副交感神经与交感神经激活的不同生理反应

　　以往谈到自主神经系统时，通常会简单地将其分为两大分支——交感神经分支和副交感神经分支。遇到压力或危险时，身体会启动交感神经系统，也就是"战斗或逃跑"的反应机制，主动积极应对；当需要休息修复时，身体则切换到由迷走神经起主导作用的副交感神经系统，激活"放松"反应模式。

　　然而，似乎很多时候，我们既非处于高度紧张的积极状态，也并不是处于舒适放松的休息状态。比如说，当我们与熟悉的家人朋友聊天喝茶，与婴儿逗乐玩耍，沉浸在自己喜爱的运动或是乐器当中时，我们是放松却积极的；而当我们听到突如其来的噩耗，遇到迎面而来的高速车辆，抑或是被歹徒挟持存在生命危险时，我们或许直接就吓愣甚至晕倒了，那个当下的我们感知到压力，却丢失了积极应对的能力……

　　那么，当人体处于这些境况的时候，是什么神经模式在起作用呢？传统中的那种"非黑即白"的神经模式似乎无法给出很好

的解释，同样的问题也在困扰着神经领域的科学家们。

20世纪90年代中后期，神经生理学家斯蒂芬·波吉斯在物种进化和神经解剖学研究的基础上，通过考察个体对于安全感和联结感的需求，提出多重迷走神经系统理论（The Polyvagal Theory，PVT），在神经科学领域引起高度关注，现已被广泛应用于各种身心干预治疗。

他认为，在原来的基础上，主导副交感神经系统的迷走神经，应具体分为两条神经回路，发挥不同功能———一是感觉安全稳定时激活的，让人更具亲和力的腹侧迷走神经；二是感觉极端危险时启动的，让人进入"关机状态"的背侧迷走神经。

那么，这一新的理论对我们理解日常的生理行为反应有何新的启发？对我们的瑜伽练习和教学有什么新的启发？我们又该如何借助这一理论，更好地对我们的神经系统进行锻炼，让它更好地服务于我们的健康、工作和生活呢？

下面，我们将会先对这一理论进行简单介绍，解释自主神经系统对于我们日常行为、感受和情绪的影响，而后对它在瑜伽中的应用进行具体分析。这不仅有利于我们更好地掌握瑜伽这一传统科学背后的作用机制，也会为瑜伽更好地融入医学保健领域，提供更有力的依据。

多重迷走神经理论（PVT）

根据多重迷走神经理论的观点，我们的觉知感受和行为反应，主要是由自主神经系统中的三大神经回路所主宰的，每一条神经回路的激活对应不同的反应模式。

1.自主神经系统的三大分支

腹侧迷走神经丛（VVC）是调节"社交参与系统"的神经结

构，它的组成部分起于延髓，能够控制和调节面部、头部、支气管和心脏。当身体在内外环境中都感觉到安全时，腹侧迷走神经丛就会支持"社交"的行为——内脏器官运作平稳，面部肌肉放松，声音更亲切，聆听能力也会相应提高，因而更有利于人与人之间的联系和互动。

交感神经系统（SNS）通常与"战斗或逃跑"的行为相关，这是哺乳动物的主要防御机制，面对挑战和威胁的时候，人体就会启动交感神经系统，而这一系统的启动又会带来一系列生理变化，包括肌肉力量增强、血液流动加速、胃肠功能受抑制、支气管扩张、心跳速率和呼吸频率加快等，还会促进压力激素的释放，这些生理变化都是为了让我们能够有效应对来自环境或是想象中的威胁，保证我们的生存安全。

背侧迷走神经丛（DVC）的神经纤维主要负责大脑和横膈膜以下器官（如肠、肾和膀胱等）的交流，是为应对极端威胁所设，这一神经回路是动物进化史中应对压力的最原始反应机制。当背侧迷走神经激活时，人体会产生消极的生理反应，包括肌肉力量减弱、心率和血压下降，消化新陈代谢需求和其他生理过程都有所减缓。这些抑制器官运作的活动，目的在于使新陈代谢的速率和对氧气的需求降到最低，在行为层面则以麻木、崩溃或是晕厥的形式加以体现，对人类而言，还可能会出现意识丧失或者解离的状态。

2.神经系统的进化

在多重迷走神经理论的提出者波吉斯博士看来，这三大神经回路是随着物种演化发展而来的，而腹侧迷走神经系统则是哺乳动物所独有的，是自主神经系统进化的最新结果，随着神经复杂性增加，动物的行为情感也变得更加丰富。

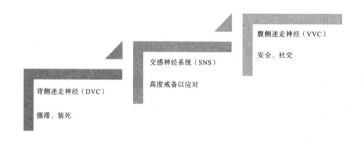

图7：多重迷走神经理论中，自主神经系统进化的三个层次和功能[①]

下表标明了脊椎动物自主神经系统进化的三个阶段，每个阶段都与特定的神经回路相对应。

自主神经系统		行为功能	下级运动神经元
第三阶段：哺乳类	腹侧迷走神经丛（VVC）	社交、自我安抚、平静、抑制"唤起"	疑核（NA）
第二阶段：爬行类	交感肾上腺系统（SNS）	行动（主动回避）	脊髓
第一阶段：两栖类	背侧迷走神经丛（DVC）	呆滞（装死、消极反抗）	迷走神经背核（DMNX）

表5：自主神经系统进化的三个阶段及其相对应的行为功能与下级运动神经元[②]

3.层级反应策略（Hierarchy Response Strategy）

波吉斯博士认为，三大神经回路的启动遵循层级反应策略，

---

　　① 翻译整理自戴博·达纳的《运用于治疗的多重迷走神经理论》（*The Polyvagal Theory in Therapy*）。

　　② 翻译整理自斯蒂芬·波吉斯的《多重迷走神经理论的口袋指南》（*The Pocket Guide to the Polyvagal Theory*）。

即高级阶段发展出来的神经回路会对低级阶段发展出来的神经回路有抑制作用，而如果高级阶段发展出来的神经回路失效，就会依次启动较低级的神经回路。

所以，在应对外界环境的刺激和威胁时，我们最先启动的是最晚进化出来的神经回路，也就是腹侧迷走神经丛，我们首先会进入第一种生理状态，即通过面部表情、倾听和发声的社交参与方式，获得安全感或寻求帮助。

而如果第一反应失效，或是未能得到响应，我们便会切换到第二反应，进入"战斗或逃跑"的模式，或是全力反击，或是逃离现场。

当第二反应也失效，我们无法逃脱，受困于当下时，我们的身体没有了其他选择，无法做出有效行动，就会出现昏厥、晕倒或是崩溃的状况。

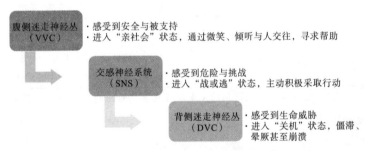

腹侧迷走神经丛（VVC）
· 感受到安全与被支持
· 进入"亲社会"状态，通过微笑、倾听与人交往，寻求帮助

交感神经系统（SNS）
· 感受到危险与挑战
· 进入"战或逃"状态，主动积极采取行动

背侧迷走神经丛（DVC）
· 感受到生命威胁
· 进入"关机"状态，僵滞、晕厥甚至崩溃

图8：三大神经回路的层级反应策略[1]

当然，从上面描述的三种状态来看，当腹侧迷走神经回路激活时，可以说是人体所处的最佳状态，如今心理治疗领域也普遍

---

[1] 翻译整理自斯蒂芬·波吉斯的《多重迷走神经理论的口袋指南》（*The Pocket Guide to the Polyvagal Theory*）。

认为"当腹侧迷走神经回路协调功能无法正常发挥作用时，就会出现创伤"——人类许多精神疾病，包括抑郁症、自闭症以及创伤后应激综合征（PTSD）等都根源于此。

既如此，若希望保持健康和幸福的感觉，我们就需要尽可能维持腹侧迷走神经系统运作的状态，在这种状态下，我们的身体感觉安全而放松，呼吸自然而稳定，思维开放且积极，因而便能够自在地融入周围的环境，与他人交流、沟通、合作。

然而，生活并非一帆风顺，我们每天都面对着挑战和障碍，所以在特定的时候，我们也需要能够启动交感神经系统和背侧迷走神经系统，帮助我们进入防御状态，保证生存安全。重要的是，当危险结束、威胁消失时，我们是否能够从交感神经系统和背侧迷走神经系统激活的紧张备战状态，迅速切换回腹侧迷走神经运作的自在放松模式？

4.神经觉（Neuroception）

当然，切换不同的神经回路并不是由我们大脑做出的自主选择，我们也无法对特定的神经回路进行直接控制。那么，决定哪一神经回路被激活的关键要素是什么呢？说到底，还是在于人体对于外界安全程度的感知。

在多重迷走神经系统的框架内，波吉斯博士提出"神经觉"（Neuroception）概念，用于描述人体对于内、外环境安全程度的感知、评估和反应，这是一个在潜意识层面，激活/抑制我们防御反应的重要机制。也就是说，在我们的认知层面还未意识到危险时，"神经觉"就已让我们的生理层面迅速做出一系列反应，保证我们的安全了。

我们的自主神经系统如同一个监控安保系统，时刻不断对身体的内、外信息进行扫描和侦察，这些信息包括外在环境的人和物，也包括内在环境如心、肺、肠等器官的运作状况，判断这些信息是否需要人体引发特定的生理反应，从而支持战斗/逃跑甚至是呆滞僵化的需求。

多重迷走神经理论的另一位重要研究者、《多重迷走神经理论临床应用》作者、临床医生戴博·达纳也强调，这些生理反应只是为了最大程度地保障个体的安全："无论外在的动作看起来多么不协调，从自主神经系统视角看，它们都是一种适应性的生存反应，自主神经系统并不会对这种反应做出是好是坏的判断，这些只是对于风险的管理和安全的保障。"

很多时候，最大的问题在于：我们的大脑无法对"神经觉"做出准确判断——神经系统对于安全与危险的评估出现失误，便会导致不相适应的生理反应。

身处现代社会的我们，虽然没有了猛兽怪物猎捕的烦恼，却有了更多的焦虑和恐惧，那正是因为，人们常常会活在关于过去的回忆或是对未来的想象中，我们的大脑无法辨别这是当下的危险抑或想象中的威胁，因而仍会启动相应机制加以应对。

比如对于即将到来的考试或是面试的焦虑与担忧，又比如偶然目睹的那场时隔已久却让人发怵的车祸……很多人并不了解在压力过重或是生活失去平衡时，应当如何让身体回归到安全的状态。

再者，如今我们所做的许多事情，其实也会在有意无意间给我们的神经系统带来额外的危险信号，节食禁食、剧烈运动、沉迷打游戏机、加班熬夜等等，根据波吉斯博士的说法，这些行为都会让神经系统处于"防御状态"。

长期的"防御状态"无论对我们的身体还是精神，都是一种严重的负担，不仅会影响内脏器官的正常运作，削弱身体的免疫力和耐受力，也会给我们的情绪和睡眠质量等造成负面影响。

那么，我们是否真的只能任由"神经觉"作怪，操纵我们身心状态呢?

好消息是,虽说我们无法像拨弄开关那般,按照自己的主观意志随意切换神经回路,很多时候外在的环境(人、事、物)更是由不得我们改变。但波吉斯等神经学家们认为,自主神经系统有"学习"和"适应"的能力——过去的经历塑造了我们的神经系统,现在的经验同样能够对它进行重塑。

波吉斯建议:"可以通过下调身体防御状态,避免战斗、逃跑或者崩溃模式的过度激活,让身体回到安全模式,激活腹侧迷走神经丛,从而促进生理功能、情绪调节和友好社交的行为。"

"也就是说,我们确实可以通过一定训练,利用我们所拥有的工具和技巧,重塑神经系统,增强迷走神经张力,让自己尽可能处于腹侧迷走神经启动的放松积极状态。同时,也能在需要的时候,适时切换到交感神经系统或背侧迷走神经丛激活的状态。"

而瑜伽,正是这样一种重塑神经系统的训练。

瑜伽练习背后的多重迷走神经机制

波吉斯博士曾明确指出瑜伽对于神经系统的训练作用:"通过如瑜伽、正念、呼吸、唱诵等经由迷走神经的神经训练,能够重新联结身体和大脑,帮助激活社会参与系统。"

具体而言,这些瑜伽技巧是如何调节自主神经系统,为我们达到健康幸福的状态提供支持的呢?

1.呼吸法(Pranayama)

作为帕坦伽利瑜伽八支(Ashtanga)中的一支,呼吸法的练习是瑜伽中非常重要的一部分。确实,我们并没有办法直接控制内脏的运作,但呼吸却提供了一个渠道,我们可以通过选择特定的呼吸模式,激活不同神经回路,给身心带来不同影响。

　　"呼吸是迷走神经对于心脏影响的一个直接、有效的主动行为。"波吉斯认为缓慢深长的呼吸起作用的机制在于，它能够激活位于肺部下叶的迷走神经感受器，从而增强消化功能，增加流向胃肠道的血液并降低心率。

　　心率降低会向大脑发送平静安全的环境信息，刺激腹侧迷走神经丛，使得习练者能够更加专注当下，获得更多平静和放松。已有研究表明，缓慢深长的腹式呼吸有利于促进迷走神经的健康运作。（Paul M.Lehrer & Richard Gevirtz, 2014）

　　另外，瑜伽中的乌加依呼吸（ujjayi）——轻柔地收紧咽喉后侧，也能够进一步增强放松效果，因为迷走神经经过喉部，乌加依呼吸时在咽喉里产生的轻微摩擦，可以帮助进一步刺激迷走神经，激活放松机制。（Brown & Gerbarg, 2012）

　　2.体式（Asana）

　　瑜伽体式的练习除了能够有效促进身体血液的循环，也为我们提供了一个探索自己身体、转换回应模式的安全空间。不同的体式会给我们带来不同的感觉，或许紧张，或许放松，或许振奋，或许平稳……但是我们允许自己在不同的体式中流动，允许自己在不同的模式中切换，培养自己应对身体和情绪不适的能力，我们的适应能力也会在这个过程中得到强化，而这种适应性不仅是关于身体的，也是关于神经系统的。

　　研究已证明，一定强度的锻炼可以提高心率变异性（HRV）（Gard等, 2014），这是迷走神经张力的标志，当心率变异性高时，迷走神经张力也较大，人体就会拥有更高的适应能力，也就是我们常说的压力韧性/抗压能力/复原力（Resilience）。

　　另一方面，瑜伽体式是柔韧与力量的平衡，在练习当中，我们能够感受到对自己的身体拥有更多的掌控和行动的能力，我们的身心也能够在这个过程中慢慢沉淀，这种放松和力量会向我们的大脑传递安全的信号，让我们重获安全感。

波吉斯指出："干预的第一步就是协调个体对于安全的感知，当感知到安全和信任的信号，神经系统就会退出防御模式。"

3.唱诵（Chanting）

唱诵也是瑜伽练习中很重要的一部分，如今风靡全球的vinyasa体系其实代表着一种15世纪以前密宗传统瑜伽练习的延续，它是一种包含体式的动态串联，但同时这些体式也需要配合着唱诵、调息法和观想，按照特定顺序来进行。唱诵能够放松脸部、下巴和颈部的肌肉，而配合唱诵的体式练习能够进一步加强身体、头脑和呼吸之间的联结，强化放松和悦性的感觉。

迷走神经与声道、喉部的肌肉相连，因而唱歌、低鸣和唱诵都能够收缩这些肌肉，刺激迷走神经。[①]《国际瑜伽杂志》最近也报道了一项关于唱诵"OM"的磁共振成像（MRI）研究结果，研究发现唱诵"OM"发出的音震会刺激迷走神经，而后迷走神经会发送神经递质和信号，减少大脑特定区域（如"烟雾探测器"杏仁核）的激活，这些区域与我们的防御模式紧密相连。（BG Kalyani等，2011）

而当恐惧反应得到抑制，我们就能够从"战斗或逃跑"的过度防御模式中退出，切换回"休息和放松"的安全模式。

---

① 根据斯蒂芬·波吉斯的多重迷走神经理论，其中一个关键的神经分支，就是哺乳动物所独有的腹侧迷走神经系统。眼动神经、面神经、舌咽神经、迷走神经等共同构成了情绪表达和亲社会行为的神经基础，它们控制着眼睑（目光接触）、面部表情（情感表达）、中耳肌肉（从背景噪声中提取人声）、咀嚼肌、咽喉肌肉（韵律和音调）以及颈部肌肉的活动等；反过来，面部表情、目光接触、倾听和唱歌等行为也可能会改变内脏运作状态。

4.正念（Mindfulness）

由于我们的生理反应是基于"神经觉"的回应，要重塑神经系统，建立健康的神经反应回路首先需要的就是：对自己所处状态和环境的正确感知。这种正确感知，不仅有助于我们启动相应神经回路做出有效回应，也有助于我们在身体处于过度防御状态时，适时加以干预调节。

作为多重迷走神经理论的提出者，Porges博士曾在一个采访中谈到，自己训练迷走神经张力的方式非常简单，那就是在日常生活中保持对自己身体状态的觉知，留意身体生理模式的切换，学会尊重这些变化，然后有意识地让自己处于感觉更安全的状态。

而关于身体觉知的培养正是瑜伽练习的关键。瑜伽的练习通过特定的体式、呼吸、唱诵和冥想等技巧，帮助我们专注于身体，专注于呼吸，让我们回归身体的感受，培养我们对于身体的感知。

当我们能够注意到自己的感受，我们便能够从无意识的生理反应模式中转移出来，从战斗/逃跑/崩溃的反应中转移出来，重新对外来刺激进行评估，而后在体验到安全感后，恢复到腹侧迷走神经丛的运作模式，从而对我们的生理功能和情绪状态进行调节。

更多讨论

瑜伽这类身心训练不仅是关于外在身体的调整，更是关于神经系统的调适。

这些古老练习的美妙之处就在于，为我们提供了一套工具，让我们能够更好地关注和照顾到神经系统的感受，通过自上而下（正念/冥想）和自下而上（体式/调息）的双重模式，让我们对自己的神经系统加以训练，强化自己对身体内外环境的感知，从而以更健康合适的方式做出回应，当身体防御模式过度启动的时候，也能够通过安抚神经系统，让身体回归安全的放松状态，从而为我们的健康、成长和修复提供支持。

那么，了解这些对于我们的瑜伽练习和教学有什么影响呢？

一方面，当我们得以清晰地了解瑜伽练习背后的运作机制，明确不同类型练习的价值所在，我们就能够在此基础上做出更聪明的选择，真的学会通过瑜伽练习，达到我们想要的功效。

在多重迷走神经理论的解释框架下，快速、强力的瑜伽练习效果更类似于健身，能够迅速启动我们的交感神经系统，增强肌肉力量、灵活性和心血管功能，让人激进兴奋，而缓慢有觉知的瑜伽流动则更多作用于我们的迷走神经，帮助放松和休息，提升我们的压力韧性和感知共鸣的能力。

那么，当长时间处于高压模式下，整日周旋于让人焦头烂额的工作和会议之后，需要的是否还是继续激发能量、让人精神亢奋的热汗瑜伽？而当我们终日郁郁寡欢，失去对生活的激情和动力，失去与外界联结的时候，继续封闭自己、强迫自己静坐冥想、内观的练习是否能对现状有所改善？

另一方面，来自神经科学领域的解释，也为瑜伽练习和其他干预疗法的对话提供了更多的空间。瑜伽理疗作为一种新兴的补充替代保健练习，它的使用率和认可度在近些年有了极大的提高，但由于它背后的作用机制一直缺乏普遍认可的解释，它的应用与推广仍是非常有限，而前文中这些科学层面的解释，则在很大层面上填补了这方面的空缺。

多重迷走神经理论提供了一个解释人类生理、心理和行为之间联系的理论框架，具体阐释了大脑和身体之间的交流过程，也为我们进行通过强化迷走神经来调节身心状态的瑜伽练习提供了重要的理论依据，相信这无论是对瑜伽更好地融入医疗保健领域，还是对瑜伽真正成为一项适合所有人的练习，都有积极的意义。

参考资料：

Stephen W. Porges. "The polyvagal perspective." Biological psychology 74.2 (2007): 116–143.

Stephen W. Porges. "The polyvagal theory: new insights into adaptive reactions of the autonomic nervous system. "Cleveland clinic journal of medicine 76.Suppl 2 (2009): S86–S90.

Deb Dana. The Polyvagal Theory in Therapy: Engaging the Rhythm of Regulation (Norton Series on Interpersonal Neurobiology). W.W. Norton & Company, 2018.

Marlysa B.Sullivan, Matt Erb, Laura Schmalzl, et al. "Yoga therapy and polyvagal theory: the convergence of traditional wisdom and contemporary neuroscience for self-regulation and resilience. " Frontiers in human neuroscience 12 (2018).

C. C. Streeter, P.L.Gerbarg, R.B.Saper, et al. "Effects of yoga on the autonomic nervous system, gamma-aminobutyric-acid, and allostasis in epilepsy, depression, and post-traumatic stress disorder. " Medical hypotheses 78.5 (2012): 571–579.

Lehrer Paul M.,Richard Gevirtz. "Heart rate variability biofeedback: how and why does it work?" Frontiers in psychology 5 (2014).

Bangalore G.Kalyani, Ganesan Venkatasubramanian, Rashmi Arasappa, et al. "Neurohemodynamic correlates of 'OM' chanting: a pilot functional magnetic resonance imaging study." International journal of yoga 4.1 (2011): 3.

Chapter 3

第三章 科学应用

一份伤情记录，
反思那高于"一门生意"的瑜伽

整理/子玉

这是一份少有的记录。

我在网络空间见过很多记录自己练瑜伽受伤的"树洞"，但它们往往比较碎片化。直到一位朋友把L的社交平台页面截屏给我看（出于某些原因，我们暂且以L来指代她吧），我便去看了完整的时间线。

后来我联络到她，了解到更多的情况。

老读者们知道，我们不认同"瑜伽致残论"的营销号宣传，可是我们坚定地认为，如果瑜伽或一种练习没有服务于"人"的目的性，没有建立在安全的基础上，什么功效都是浮云。

而伤害一旦发生，伤者是如何度过她/他的一分一秒的呢？或许这不是一篇惹人喜爱的文章，不过我相信它值得静下心来，细读一番。

看看他人未经修饰的痛苦是什么样的。

以下未注明时间的文字来自采访内容。网络记录和采访内容略有删节，并隐去了与个人隐私相关的信息，最后是延伸讨论。

受伤伊始

\#

起初去瑜伽馆，我是在网上搜索，选了一家比较近的，去到以后发现不一般，装修文艺范，有参禅的感觉。馆主S上课很严厉，她不但是所有会员的老师，其他老师也喊她老师。

我是扁平足，走路多了脚疼、腿疼（这个情况我跟馆主说过）。因为扁平足，我从小运动量不太多，做需要力量的运动就比较累，正好瑜伽的节奏慢，就坚持下来了。

\# 2019-12-26

我受伤是在2018年8月。上课前一两分钟，我去把前后门关上。除了垫子和铺巾，K老师没有让放辅具，我也不知道接下来会有哪些体式。拉伸课进行到大约3/4的时候，有一个动作做完，我们面对垫子的窄边，进入下一个体式——上身直立，跪在垫子上，两小腿分开约45°，我知道接下来要做"英雄坐"。

一开始我不敢做这样的体式，因为膝关节有时候会疼，但无论是关节结构，还是风湿、痛风的可能性，都检查过，没有异常。可就是不知道偶尔疼痛的原因。在一年前的教练班上，我向S老师说明过这些情况。

但当时在教练班上，我选择相信S老师，在她的指导下，我示范了英雄坐，没有不适。当时是把双腿分开，腘窝往外拨动一下（腘窝是指膝后区的菱形凹陷），再将小腿后侧肌肉往外拨，最后臀部慢慢坐到地面上。

因为有第一次做英雄坐的成功经历，所以在K老师的课上，我就认真听她的口令，将两小腿分开约45°。这时候我有过疑惑，感觉应该让双腿分开多一些，可是垫子太窄了，没有办法。

以前是用垫子长边，那次做完上一个体式，她让我们将就着用短边。我想换一下，可是那么安静的教室，我不好乱动。

两小腿分开约45°后，拨动一下腘窝，将小腿后侧肌肉由内往外拨动，然后臀部慢慢往下坐。感觉膝关节压力特别大，尽管没有很疼。还没到地面，我不敢再往下坐，就用右手撑了一下身体，因为实在控制不好地心引力下的身体自重。

我以为这个体式很快就能做完，没想到，K老师走下讲台。她一边走到换衣间附近，一边说"再坚持一下"。感觉过了好久，才让我们起身。当时起来也能走，只是不舒服。

第二天，从矮板凳起身的时候，左膝关节发出清脆的弹响，我以为是缺钙了，膝关节有点不舒服。第三天在家休息，没有特别明显的症状。星期天出门办事，晚上回来左膝关节痛。

接着下一个星期的周一，膝关节仍然不舒服，我又去了瑜伽馆，找S老师问一下，有什么办法可以缓解。当晚我又上了一节课，课后和另一位同学打扫教室，发现自己的左腿要拖着走了。

转天早起，发现左腿无法弯曲，坐在床上缓了大概一个小时，才可以弯腿下床。

在受伤一个星期后，我第一次去医院检查，报告上说"交叉韧带信号增高"。这是什么意思？医生让我第二天再挂个专家号，当时也没有怀疑是体式练习的问题。

见了专科门诊的医生，我说前几天做一个瑜伽英雄坐，还用一条腿比画了一下，比画得不太像，受力也不一样（不过医生好像不太了解瑜伽动作），在那之后膝关节不舒服。医生看过片子，说我的前交叉韧带损伤，还有骨挫伤等问题。

以前扭过一次脚踝，三四天就好了，所以我以为这次也没什么大事。瑜伽教练班的一位同学也拉伤过韧带，后来没有再听到不舒服的消息。还有一位同事，医生都说韧带断了，最后也没事。

后来才知道，韧带有区别，区别不在于是谁的身体，而是看伤的部位。医生说我不能负重，暂时不手术，于是用上了拐杖和轮椅。

再去门诊，又有医生说，以后不要练瑜伽了，还补充说半月板也有伤，髌上、髌下也有伤，开了药。我心里还不乐意，心想我做得很好的，过几个月好了，还可以练啊。过了几个月也没好，说好的"伤筋动骨一百天"呢？

膝关节的片子后来被带到北京，医生说，其实当时后交叉韧带也有伤，不过相对来说还好。怪不得在本地医院，医生怀疑后交叉韧带是不是断掉了。

后来跟S老师说了受伤的情况，她只是说"平时就让你们收紧肌肉"，说我没有听她的。

我先是被踢出小群，后来被踢出大的会员群。我伤心大哭了很久，再后来就被屏蔽了。可以说，我既没有影响她赚钱，也没有影响她生活，可是她仍然把我踢得要多远有多远。

律师跟我说，很难取证。这种受伤一开始不影响行动，只是不舒服，不像骨折那样，立刻就不能动。

康复之路

\#

因为这个伤，左膝变得不稳定，我用了一年半的时间，才算能"深一脚、浅一脚"地走路。医生说不要走楼梯上下楼，现在左腿无法伸直，也不能正常屈膝。

我父母推着轮椅，带我去了很多次大城市，住院多次。家人为了给我挂号，冬天在医院的水泥空地上，垫报纸待了两天两夜，最后还是没有挂到号。那次仅仅是一个开始。

2019-11-14

每次换地方，汽车颠簸，会让伤侧疼很久，疼得受不了。

2019-11-17

《许三观卖血记》里面，一位父亲卑微地活着，靠卖血守护着他的家人。爱不是多有钱，有多大的智慧和成就，而是我把一切给你。关键时刻，替你挡风遮雨。爱就是我爸拼命干活，早6点干到晚10点，我去各处治疗，他开车、排队、陪床、熬夜，每次几千几万地花费。这件事本不应由他承担，如果不是将信任错付了，我还是原来那个健健康康、阳光明媚的我。

2019-11-30

伤腿明显怕冷，晚上这条腿就是冰凉的，现在还是凉得睡不着。最怕的还是腿凉之后"发烧"。另外一条腿是热乎的。

2019-12-5

膝疼，却不能抱它。

2019-12-16

膝伤后特别容易疼，尤其是有一些活动量之后。昨天仅仅是站了一会儿。瑜伽课上的一个动作，把我从二十多岁一下子带到了八九十岁。甚至八九十岁老人能做的事，走路、上下台阶、搭乘汽车，于我来说都相当困难。

2020-01-23

在瑜伽馆左膝受伤后，整整17个月了，我曾经崇敬的S老师和K老师，不曾给我哪怕一丝一毫的帮助。一开始我以为不严重，而且念及在教练班学习的情分，没想过让他们负责，果真后来这一切，就真的只有我和家人在承担。

今晚10点多，老爸的眼皮打架中……但他还是坚持陪我做完了今天的康复项目。

2020-02-13

凌晨睡梦中号啕大哭，哭醒了。因这腿伤。

2020-03-24

膝关节受伤后19个月，刚刚睡着一会儿，此刻又被疼醒了。近600天时间，一直处在这样的痛苦之中，快坚持不住了。

2020-05-10

今夜伤腿又一直在疼。它疼的时候，根本不知道还有没有明天。

2020-08-23

在瑜伽馆做英雄坐致膝关节受伤两年整，凌晨又一次被疼醒。

2020-11-08

夜里，确切地说是11月8日凌晨，又被伤侧膝关节疼醒了，妈妈过来给我拿了止疼药。

学习反思

#

有康复师告诉我，如果当时收紧大腿肌肉，在英雄坐中可能会造成更大伤害。

我很想知道：英雄坐到底是怎样做的？身体做这个动作的原理是什么？身体的各个部位——肌肉、骨骼、韧带、肌腱是怎样的，练习有什么禁忌？

当初学的时候，S老师告诉我，这个动作对膝关节有益处。她问我们：瑜伽是练什么？我说：是韧带的拉伸？她给了肯定的答复，补充说还包括力量、柔韧、平衡。现在自己看了一些书，起码知道拉伸韧带是不对的。

对于膝伤的理解，就这样慢慢找到了方向。另外，关节肿胀困扰我太久了，最近我才了解到一个肿胀的原因：关节受伤不稳的时候，关节内压力不平衡，所以关节会肿，需要系统治疗……当初不懂这些，虽然我已经在多多了解这方面的知识，但个人的精力、能力、财力毕竟有限，无法像运动员一样得到高效的救治。

#

后来我想，在教练班上，S老师只教了动作口令，而当时我唯一了解的是人体几个大骨头的名称，还有溜肩、圆肩、扣肩、骨盆前倾、骨盆后倾。现在想想，那时候在教练班上学的判断方法，以我进阶的知识再去审视，她教的一些方法完全是错误的。

比如说，在瑜伽馆练的那两年，会员听到的指令常是"达到自己的极限"，然后保持。我现在不认可"达到极限"，达到极限就意味着马上就要到损伤的临界点，对普通人来说，非常不合适。

小结

在了解整件事情的过程中，还有一点让我无法释怀，即S老师当众说，瑜伽不是一门生意，而是一种文化。

一种文化，或许吧，好像"文化"永远比"生意"高大上。

我一度很好奇为什么瑜伽领域里，这么多声音反对"生意/商业"，似乎恨不得立即返回到森林雪山里面的"古鲁—弟子"的纯粹关系中去（当然是说话的做古鲁，我们做弟子）。

后来做了点功课，我还真写过这个话题，今天看来似乎"常看常新"，摘选几段如下：

商业原则是公平、自愿、诚信。收了人家终身会员费，然后拿钱跑了，我不理解这是哪门子商业，这是诈骗，是犯罪。

另一个攻击点是商人唯利是图，这也没啥好说的，你公平诚信地来经商逐利，没有任何道德上的问题，且恰恰相反，人们公平逐利的行为促进了商业的繁荣，最终利益了所有人。而伤害所有人的行为，也是损害商业、抑制自由市场的，是垄断、掠夺和欺诈。

……

有人认为，瑜伽老师和会员的关系"太商业化"了，咱应该是古典时代"古鲁"和弟子的关系。我倒觉得，大厨和食客，老师和会员，这种关系边界清晰、各得其所，没什么不好吧。一方提供专业服务，另一方付出相应回报，谁也不附属于谁。"古鲁"与弟子的关系没什么错，问题是，大多数学员人家没打算和老师缔结那种关系啊！

所谓"太商业化"，只是"没能提供真正有价值的服务"，或"不能把瑜伽教好"的一个蹩脚表达吧。

还有老师说想教"纯粹的"（也就是说高质量的）瑜伽，反对"瑜伽商业化"，同时希望"兜里有点小钱"。我也想这样，谁不想这样呢？或许大家对"小钱"的定义不一样——马云何尝不是如此。那么"小钱"怎么来呢，不是通过好好教学吗？学生上课付钱，这不叫商业叫消业吗？

……

我看到一个有意思的资料说，某瑜伽大师刚从印度到西方时，学生们想免费上他的课，他说不行，每个人都要付出一点东西，比如说钱，哪怕一朵花，或一片好看的叶子都行。有几次，他把收到的钱放到外面花园，碰到学生实在没钱的，就让他们自己去那里拿一点，再回来付，保住"付出点什么来上课"的尊严。

……

还有人指责"瑜伽从业者都把心思放在吸引会员的商业行为上，却忽视了对会员健康诉求的服务"。这想表达的还是没做好"商业"——在市场规律面前，瑜伽领域没有任何特别，"对会员健康诉求的服务"这是你商业行为的核心，忽视这个核心而偏重短线营销圈钱，你见哪个领域、哪个企业这么干可以长久的。

……

20世纪60年代前后，即瑜伽开始在美国大流行的时期，持反战、享乐立场的年轻人纷纷投入瑜伽练习，静修中心如雨后春笋，巨大的需求催生了一批从中牟利的"伪瑜伽士"（Fake yogis）。一些奢华的静修中心利用人们对瑜伽的无知和好奇，将瑜伽包装之后，兜售给富人群体。其中有对瑜伽的曲解或滥用，包括提升性体验的擦边球。

一些印度"古鲁"获得巨额财富之后，不以炫富为耻。某位"古鲁"通过贩卖一种奇怪的瑜伽哲学而暴富，光是宝马汽车就有75辆，其哲学是：吃、喝、纵欲，直到彻底厌倦，然后"通过冥想获得涅槃"。想必这很合当时年轻嬉皮士的胃口。

今天有一些西方瑜伽人批评现代瑜伽，提倡传统瑜伽，他们穿着传统式样的棉线服装，集体冥想，专注地合唱OM，但是在一些观察家看来，这表现更接近于嬉皮士文化，而不是传统瑜伽的样子。

随着时间推移，当年那些"伪瑜伽士"倒掉了……

想在这里补充的是，如L的事例中这样的老师，除了对"生意/商业"有点误解，或许更对自己有点误解——面对学员的高姿态，怕不是因为自己具备了"成就者"的修为，而只是在享受"成就者"的权威感。

奇妙的是，因为眼里见过壮阔的未知景观，真正的成就者反而是谦卑的。

因为有幸认识不少优秀的馆主和老师，我认为可以简单总结说，服务好自己的会员，让练习安全、有效，就是好的瑜伽、好的生意，或许也是好的文化。

咱不说瑜伽八支里面的什么"真实""非暴力"，也不上升到"行动瑜伽"的高度吧，就说一样，把自己学员的受伤不当一回事，这是哪门子文化呢？

如果相关的老师有缘读到，或许可以参考"亡羊而补牢，未为迟也"的典故。

最后，相信很多人也会和我一道，送给L姑娘"早日康复，重新开启快乐生活"的祝愿吧。

关于"柔软"的误会，
对话"中国第一软妹子"魏炜

采访、撰文/子玉

"不是柔软才能练瑜伽，而是练瑜伽让你变得柔软。"（关于瑜伽这样的谈论很多，令男性却步，令女性痴迷。）

这里说的柔软，或者说柔韧性，可以理解为身体关节的活动度/灵活度，对应英文的flexibility，普遍被视为一个以"拉韧带"为途径，值得努力追求的瑜伽目标。

我想这个目标值得仔细讨论，特别是当我们面对普通学习者，面对他们此类需求的时候。它似乎类似于舞蹈或杂技的一个基本功，可以让人摆出漂亮的造型发朋友圈。

为此，触摸到"柔软"的人类极限的专业表演者，或许能带给瑜伽一个新视角。柔术就是这样一种触摸极限的传统杂技项目，其中要求的柔软比舞蹈更甚。接受专访的魏炜老师，就有这样绝对令人难忘的柔术表演。

在访谈之后，是对柔软的价值、拉伸的误区等问题的讨论。

子玉：可否从您自己的经验和实践中，谈一下柔术表演到底是怎样一种审美体验？

魏炜：柔术是追求人体极限的一种艺术，传统中早就有的，是百戏之一。既是观众看起来惊人的表演，也是表演者（对身体表现力）自信的展示。有时候我从镜子里或电视里看到自己的动作，也蛮开心的。

子玉：您是在什么机缘之下学习柔术的呢？

魏炜：我是6岁学跳舞，9岁练杂技。快10岁的时候，我的柔软度还跟五六岁的孩子一样。我大腰没有那么软，但是胸腰天生特别软，就不用压。胸腰的"软"是很难练出来的，小时候胸腰柔软度方面的天赋，起了很大作用，胸腰和脖子（的柔软）让我做动作可以很往里。横叉、竖叉这些，我坐地下就可以把腿伸直，也没觉得需要去压。

正常小孩子的柔软度都可以，只有特别硬的，或者平常不练这些的人，才觉得挺难的。当然，有天赋也需要坚持训练，否则到了成年跟普通人是一样的。

子玉：男孩子身体会显得硬一点吧？

魏炜：因人而异，有的男生比女生更软、更夸张。每个人的体质、先天条件不一样。女生表现出来的是以柔美为主，而男生的美是"刚柔"，看起来更"吓人"一些。

子玉：我在社交平台上看到一个"男柔"的群体，有的一米八的大个子身体软得像面条一样。这跟身高也没关系对吧？

魏炜：柔软程度不是取决于骨骼，而是韧带（和肌肉状况）。柔术演员在成长过程中，都要（不同程度）控制体重。有人说练柔术、练杂技的长不高，那是因为从小开始练的时候，在上面当"尖儿"的那个人得格外控制体重，吃得少，所以长不起来个子。我是下面那个人，更需要力量。其实练柔术天天拉筋，同样可以长起来，我就长得挺高的。

子玉：如您所说，在上面当"尖儿"的人为表演付出了代价，因为如果她长很大个子，就无法完成动作了……

魏炜：确实，总是减肥的话，就不怎么生长了。可是你不控制体重，那么肥、那么圆，下面的人怎么可能托得动？在上面你自己也费劲，就是这样。

子玉：即便不是当"尖儿"，柔术演员在做一些高难度动作的时候，是不是也要面临受伤的风险？

魏炜：柔术和其他节目不一样，不是从哪儿"哐"一下掉下来摔骨折了。没有这样的大伤，都是长时间训练、磨损出来的伤，夸张一点的伤是韧带拉伤、撕裂。除了韧带软组织损伤、发炎，还有腰椎间盘磨损，严重的会出现腰椎间盘突出。

正常的量还好，别太过，我以前腰疼，是因为一天10个小时在下腰，都是超负荷的状态，一睁眼就在下腰。当时的节奏是上午功、下午功、晚功，再加演出，我的节目都在柔软度上，除了双人的要下腰，我单人的节目还要下腰，所以腰会累。

你们练瑜伽（涉及柔软度的）那个量就还好，而且瑜伽体式种类不同，基本没有问题。现在我教孩子们练舞蹈，每次一两个小时，感觉还没练什么，就下课了，不像我们小时候，练的内容那么多、时间那么久。

其实舞蹈的基本功，我从杂技的角度去看，会更了解，而且练得更规范。我现在教的好多是基本功技巧课，专门的柔韧课、倒立课这些。对于倒立，我们懂得重心、技巧、如何发力这些事情。

子玉：瑜伽当中关于倒立的讨论也很多，大家比较关注如何避免受伤。

魏炜：练倒立的前提，最基本的，胳膊不可以没有力量。我带他们练的时候，每天要平板支撑，撑上一首歌的时间，还有平板支撑中其他一些运动。练的时候胳膊很酸，但你倒立的时候心里会稳。以前让我演高空节目，让我直接上，我害怕，因为怕抓不住，等我的胳膊有了力量的时候，自己心里就有底了。一样的道理，你胳膊没有力量，再想倒立也没有用，不怕受伤，你就倒立。

不管手肘倒立、手倒立、头倒立，都需要这个力量基础。当然倒立也不用很久，我们小时候挨罚的时候才那么久，甚至手倒立四五个小时。

我也考了瑜伽证，但是没教过。瑜伽里面的体式，我都可以做到，考试的时候是哪个难做哪个。像倒立、后弯等一些他们觉得超级难的技巧动作，对我来说很容易。

子玉：今天瑜伽教学里面手倒立这样的动作，不止一位老师说，技巧是从体操里来的……

魏炜：倒立是我们小时候的基本功，凡是科班出身练杂技的，不会倒立不可能。像我的闺蜜多少年没做这一行了，你现在让她倒立，她也立得住，10年的功底扎在那里。

子玉：瑜伽体式中的结构，如何用力这些，是不是你们一看就明白，像本能一样清楚的？

魏炜：对。感觉瑜伽动作和我现在教舞蹈是一样的，比如他们引导站姿体式，说头顶延展、脖子放松、抬头挺胸、尾椎朝向地面等等，说了一堆，其实只是站稳你的姿势。身体一连串怎么发力你都知道的话，其实就是可以（做到）的。

　　子玉：你们的表演中也有需要注意的细节吗？

　　魏炜：在舞台上，我们强调的细节是脚背、膝盖，或者手指尖。假如你跳舞，延伸到手腕都不行，你要拉伸到手指，觉得更延长才好。现在好多人不注意细节，一抬腿，膝盖那么高，脚背也不知道绷，勾大脚丫，那肯定不好看。我在表演中会特别注重细节，从脚背到膝盖，每个细节的点，不能说这个动作有两拍，其中有一拍我的手不知道放在哪儿。每一拍我都安排得稳稳的。动作的准确度没有达到95%以上，我都不会去做的，否则动作做出来不好看。别人不觉得好看，自己也觉得不对劲。

　　子玉：前面提到您腰痛的问题，在表演之外，怎样做一些修复呢？

　　魏炜：我认识一位中医老师，做针灸和正骨，缓解一下周围肌肉的紧张。另外还有定期西医诊断，有炎症和磨损等病情的话，需要静养和药物治疗。平时觉得疼的时候，就去做一下治疗，不疼就没有大碍。也不能一直弄，骨骼老是来回正，松了就更不好支撑了。什么时候特别疼、歪到很严重的时候，把它按回来，复位之后是顺畅的就好了。

　　子玉：我们一直在谈外在的动作，而在表演中，一位柔术表演者内在的状态是怎样的？

　　魏炜：我觉得这方面瑜伽更好一些，瑜伽里面有修身养性、内在的练习。柔术就是在追求柔软度的极限，不像瑜伽那样修内在。你打个太极，都比练柔术好。柔术是损耗身体的，没有修内在的部分。

子玉：关于大家对身体柔软的追求，您基于自己的经验，有什么建议给到我们？

魏炜：安全方面，肯定要有专业的指导。假如你下腰，要有人扶你；你还不能独立完成的话，不要自己随意练习；在家里练习，不要练习过量。不要说这个叉，我一下子就要下去，这不可能，肯定会撕裂，那个筋一下子抽在一起，会起疙瘩。我们要循序渐进，就像拉一根橡皮筋那样，一点一点来，不要一下子把它绷断。

柔术是人体的极限运动，虽然在舞台上会展现最柔美的一面，但是不建议大家盲目去练习，损害身体是一定的！

至于其他涉及身体柔软度的练习，比如瑜伽，也要知道肌肉、韧带等软组织与骨骼相辅相成，哪一样出问题都不行，一定要注意科学练习。追求柔美是好的，但不把自己身体弄坏是一个前提，那样就得不偿失了嘛。

采访后的讨论

结合身体解剖学的常识，从与魏炜老师的谈话中，可以先总结以下几点：

关节的活动度，有相当部分是天赋，不都是苦练出来的；

韧带本身容许一定幅度的灵活性，但更是为了稳定关节的，活动度过大则损害稳定性；

韧带倾向于撕裂而不是延展，它的延展性非常有限，极端情况下会撕裂；

肌腱的延展性更差，断裂后需要手术；

相对于关节活动度，肌肉力量也是健康的身体必需的品质；

身体运动的技巧，需要服从运动的规律，从这一点来说，没有瑜伽的身体、舞蹈的身体，只有"人"的身体。

1. 柔软的价值

（1）保持肌肉和关节的正常活动度

缺乏运动、年龄增长以及不良体态，会造成关节活动度逐渐丧失，造成生活不便以及肌肉僵紧、病痛。

（2）适度拉伸肌肉和结缔组织

所谓结缔组织，是指肌腱、韧带、筋膜等等。通过拉伸，能够改善血液循环，补充能量。而且要知道，肌肉和结缔组织包裹的骨骼，并不是干燥的、无生命的，骨骼是湿润的，充满了血液、淋巴管和神经，像心脏一样，也是一种器官。

（3）唤醒休眠的肌肉

有些肌肉因为经常使用，在运动皮质区建立了回路，让我们可以不用思考就能自然地坐起来。这是身体为了节省能量的结果，因为思考会耗费很多能量。而瑜伽体式为身体重新设定指令，这和日常活动（如坐下或走路）不一样，这样可以活化我们"休眠肌肉"的意识觉知。肌肉一旦被唤醒，我们就可以有意识地让这些肌肉执行新的任务。

（4）让骨骼强壮

在我们二十几岁时，骨骼停止生长，但在我们站立和运动的过程中，它们会一直根据自己所承受的负荷做出调整，这个过程叫作"骨重建"。在体重之外，肌肉牵拉所产生的压力和张力，也决定了何处的骨需要重建，使其更加强壮。

（5）重塑大脑神经系统

神经系统依照身体需求来分配大脑的区块，需要高度灵敏意识的身体部位，如双手和舌头，在大脑中占有较大的区块，有较多的回路；而像腰肌和臀大肌这一类姿势肌肉，在大脑皮质区所占的区块就小得多。大脑的可塑性很强，位于神经元之间的大脑回路，可以根据新需求而快速形成，这是瑜伽唤醒肌肉及培养身体洞察力的原理。随着练习的深入，身体的觉知力会越来越强。

（6）对结缔组织的刺激，有利于身体觉知力的培养，塑造身体的空间感

摊在沙发上看电视的时候，我们对身体是无知无觉的，而在运动，特别是在拉伸之中，人与身体重新联结在一起。"和自己静静地待一会儿"的机会，是瑜伽课堂一个宝贵的礼物。

（7）刺激脑内啡的产生，让你快乐

脑内啡（endorphin，也译作内啡肽）是人体内产生的一种神经传导物质，是天然的镇痛剂。伸展动作会触发脑内啡的分泌，做完瑜伽之后的轻松感、愉悦感，就因它而来。为什么每天一觉醒来，我们都会给肌肉和结缔组织一个痛快淋漓的拉伸，因为那个拉伸很爽，是的，就是伸懒腰。

2. 拉韧带 VS 改变稳定肌群

我们常看到要练柔软度，方法就是拉韧带。而医学博士、矫形外科医生、Bandha Yoga创建人瑞隆认为，这个观念是有问题的。

他在《瑜伽3D解剖书》中写道：关节的灵活度与稳定度，就像阴与阳，灵活度越大，稳定度越低，反过来也一样。对于某个特定关节的运动能力，有下列决定性因素：

（1）骨头形状

形成关节的骨头形状，决定了关节的活动范围。例如髋关节，它由股骨头和髋臼结合而成，是一种稳定性高的深球窝关节，它三个平面的活动都会受限，而只有这样的稳定性，才能够承受住身体的重量。肩关节属于浅球窝关节，活动性更大，比髋关节灵活很多，而相对地，它的稳定性就比较低。而且关节的具体情况，人与人之间都有差异，这是天生的。

（2）关节囊与韧带构造

围绕关节的关节囊和韧带，除了将骨骼连接在一起，它们还决定着关节的灵活度和稳定度，其功能就像骨骼关节的活动接杆。对稳定性高的关节（如骶髂关节）来说，组成它的骨骼以粗厚的韧带联结在一起，活动范围就很有限。相反地，肩关节活动度大，组成它的骨骼以细薄的韧带连接在一起，有更好的延展性。韧带的伸展程度是有限的，过度伸展会伤害到韧带，进而影响关节的稳定度。

（3）围绕关节的肌肉群

围绕关节的肌肉，是稳定肌群。肌肉收缩不仅能产生动作，还可以稳定关节。肌肉越僵紧，关节的活动范围就越小，相反地，关节灵活度则会增加。瑞隆认为，瑜伽是一个伸展肌肉的好运动，练习瑜伽可以让关节处的肌肉变得更长，增加整个身体的活动范围。

"我们没办法改变骨头的形状，也不应该改变韧带的长度，要改善身体的灵活度，我们唯一可以做的就是改变稳定肌群。这是一件好事，因为事情变得简单了——骨骼肌的长度可以靠我们的意识去改变，而且通过瑜伽的练习，可以安全地改善身体的活动幅度。"瑞隆这样总结。

3. 安全拉伸：收复失地

"改善身体的活动幅度"是针对我们普通练习者说的，语境是我们因为前述的各种原因，失去了一定的活动度，所以通过练习将其恢复过来。或者说，是"收复失地"，而不是"侵略战争"。后者往往是以柔软度作为表演基础的特定人士，才需要付出的努力（或者说，代价），对大众而言，前者就够了。

练习瑜伽一段时间之后，我惊讶地发现，冲凉的时候可以碰到后背一个意想不到的区域，或者说，是"真·挠痒不求人"。这是本来就有的活动度，多年伏案工作让它损失了疆土。

"不行，我身体太硬了！"这个拒绝瑜伽的理由，其实相当牵强。似乎"柔软"这个东西你要么有，要么没有，其实不是的。我们每个人都多少有一点，而且科学早已证明，柔软、力量、耐力、心血管健康水平，这些都是可以通过练习来加强的。

那么要安全拉伸，除了在专业老师的带领下，有耐心地练习，了解人体的自我保护机制也很重要。

就骨骼肌来说，有两大侦测系统：

其一是肌梭，肌梭对肌肉长度的变化特别敏感，只要侦测到肌肉长度瞬间变长，就会让肌肉反射性收缩来抗拒伸展，保护肌肉免受拉伤；

其二是高尔基腱器，它可以侦测肌肉张力的变化，当肌肉被过度拉扯时，会因高尔基腱器的抑制作用而放松，以免肌腱被扯断。

"练习瑜伽时，不要勉强身体过度伸展，这会加强肌梭的作用，促使肌肉收缩。硬碰硬不是好办法，只能循序渐进，"瑞隆写道，"维持肌肉伸展30到60秒，可以降低肌梭的放电强度，肌肉便能舒张放松。或者向下伸展时，背部稍微往上提一下，也能降低肌梭放电的强度，以便放松肌肉。这个方法看似矛盾，却是安抚肌梭的技巧，比一次弯到底更有效果。"

例如在练习站立前屈体式之前，"安抚"肌梭以减少放电强度的方法有：可以利用椅子，先让身体前屈90°，以减少小腿肌肉、腘旁肌、臀部与背部肌肉的反射收缩。

至于刺激高尔基腱器的"PNF伸展法"，需要专业指导，而且也不宜多用，这里就不展开了。

另外关节一致性（Joint congruency）也是一个重要概念，简单来说是两个关节接触面的吻合程度。不符合一致性的动作中，很大压力集中在小面积的关节软骨上，会伤害软骨，造成关节退化。所以要善用活动度大的关节，保护那些活动范围受限的关节。比如在莲花式中，先由球窝型髋关节完成大翻转动作，这样可以保护膝盖的枢纽关节——枢纽关节翻转的范围是很有限的。

4. 过度拉伸 VS 找回"适中"

拥有多年教学经验的山德拉·卡森老师说，现在瑜伽练习当中非常大的问题是，我们的身体正在被过度拉伸，而其实一定程度的"硬"是对身体有益的："瑜伽会一定程度上改善柔软度，同时让你的'硬'也成为身体健康的一项正面资产。"

有6年多时间，她都在为身上不断出现的伤病而苦恼，比如在大腿内侧、腘绳肌和肩膀部位。后来她意识到，可能是做了太多瑜伽、练了太多拉伸。而且她发现，看上去更柔软的人，比僵硬的人更容易受伤。

事实上，传统的瑜伽教学不会建议将练习推到极点。研究瑜伽治疗、哲学与历史的专家道格·凯勒指出，密宗瑜伽经典中，教授的瑜伽是"适中"。这"适中"是针对生活的方方面面：从饮食、社交，到冥想、体式练习……

按我的理解，这"适中"既意味着要平衡好关节的活动度与稳定度，也意味着一次拉伸不是针对特定关节的"重点开发"。瑜伽治疗用途研究的权威专家之一、非营利机构"呼吸项目"创始人雷斯利·卡米诺夫写道：

我们不应集中于特定关节的活动范围，而应该观察骨骼系统中的整体运动模式：观察在哪些地方的运动较多，并且比较容易，观察在哪些地方的运动较少，并且似乎更有挑战性。然后询问如何保持平衡……每个体式都是一种全身的练习。

213

从这个角度来说，我们看目前流行的"开肩""开髋"主题课，就有一个值得思考的问题：针对某个特定关节的"集中练习"，是否已经不再是"适中"的？我就曾在开髋主题课上，意识到"打开"过多了，不过问题已经造成。

我给孩子买了一本身体科普书，惊喜地发现其中的描述相当生动。比如他们描述关节的时候，打了这样的比方：确保不同程度稳定性的同时，大多数关节仅以比两个小冰块相互滑动还要小的摩擦力，承载一块骨朝另一块骨移动时产生的碾压力和撕扯力。

从中我们还知道：

第一，人体最灵活的关节是肩关节，也是稳定性最差的关节。考虑到这一点，肩部练习不能伤害到稳定性，因为它的稳定性已经是人体最差的了。

第二，髋关节的灵活度，明显比肩关节差很多，但这对我们来说非常幸运，因为当我们站、走、跑、跳时，髋关节稳定性更佳。支撑和移动人体，需要稳固和动力，骨盆、股骨同包覆着它们的肌肉、肌腱和韧带，就具备这两种特质。因此当涉及髋部练习时，同样不能伤害稳定性，因为稳定性是它的首要"设计目的"。

第三，人体最大、最复杂的关节是膝关节[1]，一系列韧带保证了力量和稳定性，其中髌韧带是强有力的腿部肌肉肌腱的延

---

① 注：关于膝关节，讲一个有趣的文学典故。伊塔洛·斯韦沃是20世纪最出色的小说家之一，他是意大利人，在文学上属于大器晚成，60岁后才写出成名之作《季诺的意识》。故事里的季诺患有疑病，他听一位研究下肢解剖学的老同学说，你迈一步的间隔不到半秒钟，在这期间会有54块肌肉参与运动！于是季诺对身体的复杂性忧心忡忡，连走路都成为"令人痛苦的负担"……

伸，它可以将膝盖拉直。其他外侧韧带，填补着不完整的关节囊的缝隙，防止膝关节朝错误方向弯曲。在膝关节内部，X状的十字交叉韧带防止股骨和胫骨的表面前后滑动。

这都是宽泛地说人体，没有区分男女。与一般印象相反，力量与稳定性是女性格外需要注意的，特别是随着年龄增长，更是如此。

通常女性力量不如男性，而柔韧性好一些。进入更年期，要加入更多力量练习，此时的稳定性是保证生活品质的首要因素，伸手碰不到脚趾倒没什么。

5. 重点在过程，而不是结果

"我还抓不到脚趾。"这句关于瑜伽的丧气话，我也说过。体式做出来的样子，是练习的"结果"。但是实际一点说，这个结果似乎没有我们想象中那么重要。

即便不能把双脚放在头后面，也可以收获瑜伽的益处——很多资深老师这样讲过。印在书本上、墙壁上的体式图，正如一幅名人字画，是创作者出于自由表达的意愿，通过一个真正使其陶醉其中的过程，产生的一个"结果"。所以体式——或者如前所说的拉伸——收益是来自于过程，而不是可以拍照的那个"结果"。

从这一点来说，因为不同人身体的差异、年龄、练习程度等限制，导致我们其实做不到与大师体式图一样的"结果"，但是探索那个朴素却充满惊喜的过程，才是让瑜伽值得去尝试，也值得我们这样不厌其烦、长篇大论的理由吧。

6. 警觉思想上的"钢筋混凝土"

前文提到"关节的灵活度与稳定度，就像阴与阳"，而在我们的头脑层面，也有另外一对"阴与阳"：思想上的原则性与灵活性。正如国际知名瑜伽导师凯瑟琳·巴蒂格所说："瑜伽增加的不仅是身体上的柔韧性，还包括看待问题的灵活性。"

至少在唤醒沉睡的肌肉这些层面，瑜伽的体式就不可能是无知无觉的，不可能是机械性的，换句话说，它是为了打破平日的"习以为常"。而将其作为一种机械性练习的话，往往伴随着思想上的缺乏反思，从而会滑入另外一种僵紧状态。日常体式练习的程式化，或许就是其中一种值得警觉的状况。

另外还有一种关于饮食的，我们不难看到这样的断语："人类的食物中最好不要添加任何肉类……茶、咖啡、可可、软饮料和酒精必须被当成毒品，它们对身心健康都有害。"

在这里面，是不是能读到另一种"钢筋混凝土"的意味呢？

最后，感谢魏炜老师，为我们提供了专业柔术表演者的视角，从触摸人类极限的柔软度实践中，我们可以思考作为普通人，在日常生活中所追求的"柔软"到底是什么，"柔软"在瑜伽的语境里，到底是什么。

魏炜

北京国际艺术学校毕业，中国杂技团演员，在第八届全国少数民族传统体育运动会上，凭《绳趣》荣获金奖。参演《新喜剧之王》《功夫瑜伽》《龙拳小子》等电影，《我是成龙》等音乐剧及舞台剧。多次在央视大型晚会中担任领舞演员，在北京卫视《传承者》节目中代表柔术传承，在浙江卫视《我看你有戏》中获得导师特别奖，李冰冰称她为"中国第一软妹子"。

参考资料:

The flexibility myth（by Sandra Carson）. http: // www.ekhartyoga.
com/ arttcles/ practice/ the-flexibiliny-myth.

［美］瑞隆著，［美］麦西尔绘：《瑜伽3D解剖书》，赖孟怡译，北京联合出版公司，2014年。

［美］莱斯利·卡米诺夫、艾米·马修斯著，［美］莎朗·埃利斯绘：《瑜伽解剖学》，黄海枫译，人民邮电出版社，2016年。

［美］凯瑟琳·巴蒂格：《瑜伽全书》，陈超琪译，人民邮电出版社，2018年。

［美］大卫·麦考利、理查德·沃克：《人体运转的秘密：一场不可思议的人体内部旅行》，王启荣、覃璐译，现代教育出版社，2018年。

［美］威廉·沃克·阿特金森：《呼吸的科学》，邱宏译，天津人民出版社，2012年。

预防伤害的两道闸，
让我们告别"空壳体式"

采访/子玉

我在社交平台上关注瑜伽伤害问题的过程中，不时看到田多多老师直截了当的发言，于是想请他较为系统地谈一谈，所以有了这次对话。

子玉：前段时间看您发了一条微博，说要做后弯，就浅浅地做，不要把自己给搞伤了。当时发这条微博是因为什么状况？

田多多：这是很早之前就有的观念了，但我身边还是有太多的人为了外观、为了"深度"，为那种比较虚无的自我满足，去挑战自己的生理极限，不管生理规律，不懂身体的运行方式——所谓运动解剖学，在不了解的情况下去乱做、硬做，很多人受伤。因为我最近在专心做瑜伽伤害预防、涉及运动解剖学方面的工作，就想跟大家说一说，后弯有很多的好处，但这些好处不一定要做得很极致才可以获得。

子玉：您身边的学员、老师们，大家平常会不会交流这个话题？

　　田多多：我最近在学生中做了几次问卷调查，基本上对后弯有困惑，包括因后弯造成损伤不知道怎样疗愈，或者他的学生有后弯损伤不知道怎样应对，这个比例基本在90%以上。在南京、厦门、上海做工作坊或公开课的时候，面对不同的群体都做过问卷，对后弯的这种疑惑，人数比例都非常高。原因是什么？

　　一方面，大家太贪了，误解了瑜伽到底是干吗的。大家都在问，你能做多深，你做得深你厉害，那忽略了什么东西呢？最基本的东西就是人先天的差异，大家的脊椎条件是不一样的：

　　其一，每个人生来脊柱椎体之间的空间不一样；

　　其二，脊柱的棘突相互覆盖的角度也不一样；

　　其三，大家的一些特定关节，本质上需要稳定的关节（强烈不推荐伸展的关节），它们的伸展能力也各有不同。

　　这些因素加起来，就会导致有一些人可以做很深的后弯，而且容错率比较高，哪怕用不对的方法做，他还是不太容易受伤。但有一些人不能做得很深，只能浅浅地做，并且一旦用错方法，很容易受伤。可是很多老师还在讲，每个人都可以做到这样，某深度后弯动作，全都能做到，所以很令人困惑。

　　人有先天差异，凭什么上你的课大家都没有差异了呢？只有一种可能，就是能做到的都留下来，做伤了的回家了。

　　另一方面，当然还有年龄的差异。这个状况不是一天两天了，也不仅仅是后弯，还有"开髋"和其他的关节动作，有非常多的损伤案例。我们接触到的损伤案例不断在增加，奇奇怪怪的损伤，比如说胸锁关节、胸骨跟锁骨之间的错位，到底是怎么导致的？有人练"开肩"，胡乱练，把胸骨拉错位了。原来肩膀紧，然后硬拉肩膀，做一些不合生理规律、过大幅度的动作，结果把很不容易错位的胸锁关节拉错位了。

　　还有练"开髋"形成的髋关节弹响，非常严重。这都是过度追求体式外观上的深度导致的，忽略了自身的生理差异、年龄差异。大家贪什么呢？我要厉害，要能发朋友圈，要证明给别人看——我在练瑜伽。

子玉：常见的说法"开髋、开肩、开韧带"，都是为了把"锁"解开……

田多多：老天爷给你的锁，基因给你的锁，不能解开，解开你就受伤了。瑜伽首先要认识到差异，另一方面要掌握普适的规律。掌握了普适的规律，了解自己的生理极限，对不同的人，你了解他的生理极限，于是你可以选择哪些体式做，哪些体式不做，哪些体式做什么样的深度，这一切都是为了你以最低的安全风险，获得最大的健康收益。

子玉：我还看您写骶髂关节痛，说："大部分人都没有骶髂关节痛的问题，可是练了瑜伽以后很多人却出现了这种独特的伤害，大部分瑜伽课堂上无节制、无技法的后弯与开髋就是其根源所在。这种风气在瑜伽行业内盛行一时，可大部分学生和老师竟对其危害全然不觉，依旧甘之如饴。不学无术与其几何级数复制就是瑜伽圈的常态，它并没有表面上看起来那么美好。"能否展开谈一下？

田多多：骶髂关节非常重要，是骨盆跟脊柱的连接点。这个位置在中医当中是丹田的高度；在印度的气脉学里面，左中右脉交汇也在这个位置。从不同角度来看，这个点非常重要，它是一个人体的中心点。我们要直立行走，骨盆跟脊柱的结合要非常稳定，不然我们直不起来。

一旦骶髂关节这里的韧带拉伤，整个背部、臀部的肌肉都会变得僵紧，人体机能会受很大的损伤，情绪会变得非常低落。练瑜伽之前，很多人根本不知道这个关节，也没有伤过，因为一般人做的竞技运动，你时常做一两次，动作幅度没有那么大的话，不太容易让这个地方受伤，因为这个地方是非常牢固的。

在瑜伽练习里有两类体式，一个是大幅度的"开髋"，一个是没有技巧的后弯，都会让骶髂关节发生韧带拉伤，导致关节松散。关节一松散，由于身体的趋稳定性，肌肉就要紧张，引起并发症，比如臀部深层肌肉梨状肌紧张、下背部肌肉紧张、腰痛这些症状。由于大家不理解这个机制，不理解它的重要性，更不理解这个动作怎样做才安全，所以大量的人受伤。

子玉：记得您说，一般练习者不太需要那么多的解剖学知识，更需要的是常识。而另一方面您也一直在谈运动解剖学的视角，这两个方面怎么权衡呢？

田多多：其实我讲常识，是讲得比较客气，实话是你能够掌握的知识越多越好。我们需要保护自己。比如我去上一堂课，讲解避免伤害的解剖学，谈论禁忌的口令和练习方式，可能八九成的学员会被"说中"。大量违背生理规律、违背运动学规律的口令和练习方法广为传播，因为早年的瑜伽培训中，解剖学是非常弱的，大家对解剖学不怎么重视，导致错误口令以几何级数传播。

如果一个普通人，没有学过解剖学知识，单纯去练习的话，只要老师的体式技术过硬，看上去做得很好，而且老师有魅力、有课堂教学法，他无法判断这个练习在原理层面是不是正确的。这是最可怕的老师类型。结果就是，我很信任老师，这个老师也很相信自己的能力，老师不知道自己在让学生受伤，学生也不知道自己越练越伤。

这不是一个秘密了。所以我跟学生们说："你现在要学会保护自己，你学这个东西，为什么？安全一定是第一位的，有安全才能高效、才能健康。"

你现在知道了那些有禁忌的动作，你还做吗？你不做了，因为你有了这个知识。我们应该鼓励学生更多地去学这些知识，给老师一个压力——你如果再不进步的话，没有人会来上你课的。教与学两个方向，可以相互促进。

子玉：您本人在瑜伽的学习、认知深入过程中，走过了怎样一条路？

田多多：我属于关节比较稳定，但空间没有那么大的类型，所以在起初，不少体式的练习让我付出了很大代价。

早年的解剖学教学质量低下，而且当时也不受重视，我在错误的口令当中受了各种各样的伤。我一直找不到一个老师，可以给一个让我心满意足的答案。真的太少了，为什么？因为单纯学解剖学、运动学的，他不了解瑜伽动作，不知道你是怎样受伤的；他单纯学瑜伽，就更没办法理解这个东西。

我是喜欢研究的人，于是就想办法在两个交叉领域自己去分析，我这个动作哪里会痛，研究它的动作机制，可能损伤哪些地方，一点一点积累下来，现在基本上有了比较完整的体系。对常见的瑜伽损伤，大概八成可以比较准确地判断，告诉你怎样调整，或者哪些动作对你来说属于禁忌。这主要是自己受伤"受"出来的。

子玉：这是您正在写的关于练习伤害的新书里面的一个核心内容吧？

田多多：对。我觉得，如果作为瑜伽老师，只是我们打着帮别人疗愈身体的旗号，结果在伤害人的身体，是很糟糕的事情。我们是要帮助别人保持健康，结果自己在不知道的情况下去伤害别人，还特别有自信，或者满足于自己现在能够呈现出的一套体系。而且门槛又太低，一个月就可以学出来。

现在来咨询的学生问我，老师，我这一个月能不能学出来，能不能教课？当然不行了，一个月怎么能够成为"老师"，而且担负人的身体健康，那是多重要的事情。

虽然知道这个很难，但我还是希望，瑜伽运动解剖学/伤害预防这门科目，应该作为所有瑜伽老师的必修课，不熟练掌握是不允许上岗的，应当有这个趋势。同时也希望，适当提高参加瑜伽培训的门槛、毕业的门槛，增加培训的时长。

要是一个医生准备给你开刀的时候，说这个原理我不是很清楚，但我大概清楚哈，你愿不愿意做这个手术？人们把自己的身体练习交托给瑜伽老师，却没意识到其中的严重性是类似的。虽然瑜伽的伤比起开刀，好像没到那个级别，但实际上一些关键组织不可修复。还有些难以修复的组织，频频出现在瑜伽伤病中：

拼命去做全莲花，把半月板内侧磨光掉的；

骶髂关节在疯狂后弯当中拉松掉的；

髋关节在"开髋"过程中出现松垮、弹响的；

腘绳肌撕裂的，肌腱撕裂的；

颈曲消失的，胸椎强直的；

椎间盘突出的……

各种各样的毛病。这其实跟练习瑜伽的初衷截然相反。我想锻炼身体，我想快乐，结果受了这些伤，你怎么快乐？至少有两个不快乐：第一个是受伤不快乐；第二个你受了伤以后，原本贪图的体式也贪图不了，更不快乐了。

何必呢？就不要贪图体式，学一些基本的知识，然后在自己觉知范围里面，在自己限度范围内做些动作，身体又健康，又不会因为好胜招致更多的烦恼，多好。否则瑜伽变成了什么？变成一个相互炫耀的功法操，比谁做得深，比谁厉害，那令人非常遗憾。

子玉：老师说到在中医里面骶髂关节的位置，是不是也了解过一些传统的练习功法？

田多多：了解过一些，有段时间我在全国各地跑的时候，早上练的不是瑜伽，而是八段锦。早年打过太极拳，后来我又练一些传统武术。

其实这些老的东西有好处的，它缓慢，不极端，没有什么可以炫耀的——你练个八段锦，有什么好炫耀的？炫耀的部分自然而然就没有了。它容易掌握，而且你把它跟瑜伽的一些方法（呼吸、住念等）配合在一起，都是相通的，可以得到很好的效果。

我有一些做瑜伽体式之前热身的编排，是参考了一些功法的。练起来很舒服，很能够生发气血，能够让你的整个身体和精神状态，恰如其分地提升起来，或者说激活起来。像这样的东西，为什么没有太大市场？因为现在是视听的世界，这个东西看也不好看，听也不好听。

子玉：也有宣传上的问题，因为八段锦往往是老人在宣传，时尚的年轻人觉得这跟自己没关系。

田多多：年轻人对身体养护的意识比较弱。尤其是年轻男性，喜欢竞技性运动，他有喜欢竞争的天性，无可厚非。

但我有一个朋友是演员，在传统武术比赛中拿过全国金牌，格斗也练得好——无疑对身体很了解——他跟我讨论说，再过几年，要把我们师父那一套太极拳学全，以后老了只能玩这个。那些刚硬的东西，在特定的年龄可以用一用，等你电量不足的时候，还玩那些，不是毁你整个的系统吗？

这个意识要培养起来，你从幼儿到老年，都吃这同一种东西肯定不行呀。每个年龄段有不同的食谱，不同性别吃的东西也不尽相同。

子玉：说到八段锦，我觉得它既照顾到了不同运动平面，整个编排也是蛮合理的。

田多多：而且练完之后，有直接效果，你能明显感受到，自己的状态被调得比较中正。里面也有短暂的站桩冥想，仔细看其中一些动作，从主要经络看也好，或者从印度医学里面主要部位来分析，都可以看到气血被激活。如果人疲劳了，时间不够，可以做这样一套简单易行的练习。

前面讲同一种东西不可能吃一辈子，但也有例外，从婴儿到老年人都可以喝温水嘛。性质比较平的东西，大家都是适合的，对不对？

子玉：我去年开始体会到，如果是以呼吸来带动简单动作的话，不需要带着太多要点进入练习里边，运动会变得很简单，而且练完之后感觉会好。

田多多：昨天我还在课上说，不要做一个空壳体式，呼吸和住念上去了，才是一个瑜伽体式，不要摆一个空壳。

瑜伽八支越往后面越难看到，体式可以看到，呼吸法也能看到一点，至于感官收摄，收摄你的眼耳鼻舌身意，顶多看一个大概，最后专注、入定甚至三摩地，肉眼怎么看得到，越往后面越精微，越看不到，同时越往后面价值越高。但是越往后面，身处现代社会的我们越难认知它的好处，也越难形成商业价值。金字塔顶端虽然美好，但是能够碰得到的人很少，连愿意敞开心去看一看的人都很少。

事实上瑜伽的技术，现在因为商业化很多都是公开的了，你想学一定有地方学。不像以前你要学一个呼吸法、冥想法，要爬高山，去山洞里面找师父，请求他，他看你的资质来教你。现在你真的想学，一定能找到合适的老师，一定有这样的技术可以学，因为都商业化了。很遗憾的是，如果我们没有那个意识，就接触不到那些知识。

子玉：和过去的传承不同，我们普通人不会投入那么多的时间精力，到那个探索里面去。只是我们但凡投入做一点练习，与投入相比，回报也是巨大的。我今年开始学着持续练习静坐的时候，收获非常多。

田多多：是的。现在我问同学们：一间教室五六十人，多少人有日常的冥想或者静坐的习惯？没有几个人，甚至一间教室里一个都没有。大家可以每天坚持练体式，很少会想往里面多走一些。

所以我讲瑜伽伤害，是站在大部分瑜伽练习者的认知层面上，就说我们先把身体的安全做好，先把身体的运动规律掌握了，别的先不谈。身体运动规律都没有掌握，不要谈呼吸能不能深入，也不要谈能不能平静你的心念。老受伤的话，后面这些都不用做了。既然大家99％的诉求是要身体好，那至少你要科学地理解身体，科学地使用身体。

我们不能把自己抬得很高，说你们追求的身体练习都是垃圾，我觉得这是不对的。既然出来做一个瑜伽老师，我们就从身体出发。当你深刻理解身体，正确使用身体以后，你会发现，瑜伽八支的确是递进式的：身体运动做好了，呼吸变通畅了，自己的心念比较容易通达、平静了，安静打坐好像是可以了。

子玉：我现在倾向于认为，一个瑜伽老师的核心竞争力，就是对身心有比较深入的了解。有了这个，才可以切实帮到自己的学员，而且可以用简单的练习方式来让对方体会到。高难度的体式对于大多数普通人来讲，前面等待的往往是受伤。

田多多：人的身体跟心理是连接在一起的。有时候解决了生理上的障碍，也可以解决心理上的问题。

我最初练习的时候，觉得自己身体那么硬，做这体式是不可能的事情。后来在老师的正确引导下，我发现原来自己可以做一定幅度的前屈，这时候意识到，我给自己设置了一个心理上的障碍，不愿意接受其中的可能性。这给我一个启示，原来生活中的其他方面，也是我不愿意走出舒适区，我在限制自己。这种情况下，一定难度的体式是具备启发作用的，只是需要恰当的引导。

关于预防伤害、在你的限度中开发自己的身体，我提出了两个简单的要素：

第一个要素是本体感受，就是一个状态舒不舒服，你自己知道，对不对？因为你眼睛看着外在的动作，所以本体感受变得很弱，觉知变得迟钝，直到自己受伤了才发现。练习呼吸、冥想，缓慢的、带有觉知的动作，对这方面很有帮助，而这个是不需要学解剖学的。慢慢探索的过程中，你可以了解自己大致的极限。

可是有一些伤病，是没有明显痛感的，所以第二个要素，是要学运动解剖学的常识。有些伤病没有痛感，只觉得别扭，这时候一些无痛的但损伤关节的情况已经发生了。如果具备一些运动解剖学常识的话，你可以及时判断。

所以这是两道闸，第一道闸是本体感受，第二道闸是运动解剖学的常识。

第一道闸有很多的阻碍，比如说情绪的阻碍，你贪图外在的体式，特别好胜，喜欢炫耀，那么注意力就没放在里面。另一个阻碍是运动模式，动作太快，呼吸急促，技巧上也不行，觉知也会变得麻木。

有些人知道自己在痛，他已经体会到伤病了，但是贪欲太强，就会问我："老师，我练某个动作现在受伤了，你再教我个动作，让我把伤治好。"怎么可能呢？还说："老师我受伤了，不能再练，要退步了，我好沮丧啊！"

问题是：你受伤了，身体告诉你它在疼痛，你该干吗？你该休息。同时反省一下你做的动作，是不是在无视身体给你的信号？

这里面老师也有责任。有老师说："加油，继续努力，挑战你的极限，努力一下，一定做得到的。"这个是"瑜伽鸡血"，不知道哪里来的。

子玉：其实有很多舒缓的动作练习，连别扭都不会别扭，本身很难把人搞伤。

田多多：而且这类动作，可以作为提升觉知力的工具。

你做得慢，带着呼吸，跟冥想一样。冥想中观呼吸，一开始是很粗略的，后来你可以看到呼吸各种各样的细节，做动作也类似，人的注意力是很有趣的，大脑的功能很强，你如果专注在身体的感受上，慢慢地跟随呼吸做动作，感受会变得非常明显，整个过程的细节全都展现在你的大脑当中，像一个图谱。此时人的感受就变得敏锐了。你带着简单动作中的觉知，再去做复杂的动作，就逐渐可以做到很好。

所以这样练习的第一个效果是提升运动效率，第二个效果是预防伤害。

这不是很好吗？简单的体式大家看不上，八段锦也看不上，最后导致什么？大家都跳级，眼睛盯着结果，这是浮躁心态的一个写照。

子玉：这也可以说是商业现实的需求，同时从媒体传播的角度来说，很大程度上也是传播没有做好，从业者没有给人家讲明白，或者讲得太隐晦了。我想，不应该认为走进瑜伽馆的大众——特别是各行各业的职业工作者——理解能力有问题，首先是传播出了问题。传播没到位，用户就带着错误的观念进来。

田多多：针对大众的信息导向是很有问题，而且已经有很大惯性了。我想说，首先要接受现状，然后尽可能影响身边更多的人，更新大家的观念和认知。

错误的观念大多着眼于满足人最浅显的欲求，这跟商业化有关，要纠正回来其实比较费劲。

举例来说，一个学生上完我的课，说："老师课上得挺好，你有一个教师培训啊？"我说："是的。"她说："你有没有涉及解剖学？"我说："当然有了。""解剖学难不难？"我说："解剖学当然有一定难度了，没有难度的学习怎么可能会有收益？"她说："那我不来上了，太难了，我拿不到证书。"

她后面会发生什么事情？她会去上一个很容易毕业的、学习没有难度的课程，花同样的钱、同样的时间，毕业出来了，自己觉得"我很聪明啊"，不费力就拿了个证书，可以当老师了。结果是什么？她成了一个教学极具风险、观念有问题的瑜伽传播者。

其实现在我们最缺乏的是什么？真正的瑜伽权威。许多人连运动解剖学的常识这一关都过不了。真正的权威形成需要时间，我们可能要等二三十年。

但人的认知一定会进步，所以我跟学生们说，未来的瑜伽老师培训一定是越来越规范的，一定是越来越对他人的健康负责的。你现在不要求快，只要打好你的基础。

另外，我想强调的一个事情是，瑜伽教师培训的方式是口耳相传，我以技术传授，而并非以原理传授。虽然很多人在说自己传授原理，实际上大部分还是在传授现成的技术。

　　问题是：现成的技术是一代一代传下来的，最初的技术当中是否有违背人体运动规律的一个纰漏，我们无法得知；在传递的过程中，又是否存在误传，造成错误的变形？这就导致瑜伽大量的现有技术，在民间是有极大风险的，是对人体不负责任的。

　　可是最终，我觉得老师们都应该理解一下，伤害他人的身体到底有多缺德，所以要去发现自己到底有没有在伤害他人的身体。

　　第一要发现，第二要面对，第三要解决。

　　该怎么做呢？放下懒惰，放下傲慢，放下执着，放下被人尊崇的老师身份，安下心来，从解剖学的序论开始，搞清楚人体是怎么回事。

　　田多多

　　资深瑜伽教培师，首届中印瑜伽峰会十大使者，北京优胜美地前教学总监，DHI瑜伽研究中心创始人，目前与上海prakasa瑜伽深度合作，推广符合运动解剖学的动作模式、序列编排和伤病预防措施。

手法调整为何需要审慎

采访/子玉

　　与苏苏老师的这次谈话，是从"胸椎塌陷"这个切入点开始的。此前看到一位骨科医师讲述，不少就诊的女孩被舞蹈老师按压至胸椎塌陷，造成胸闷、背痛、心悸等问题，成人瑜伽当中也有类似的不规范操作。由于胸椎的这种结构改变几乎不可逆，很难完全康复，目睹盲目教学后果之惨烈，我们觉得专业的探讨并未过时。这一次，苏苏老师从艾扬格瑜伽体系的观点出发，与我们探讨了他们对于"手法调整"的审慎态度。

　　子玉：如那位医师所讲，直接去推、去压胸椎，存在极大的问题。而在瑜伽练习中，围绕胸椎的健康应有怎样的考量？

　　苏苏：初学者有一个很大的误区是，一听说"把胸腔提起来"，就把整个肋腔往前推，做一个与胸椎生理曲度反向的动作。实际需要做的，是从内至外地扩展与上提，横膈膜处于上提并展开的状态，锁骨沉向后背。

　　在艾扬格瑜伽教学中，还有一个引导的点是，将肩胛骨底端收向胸腔，但一些初学者或者不假思索的练习者，会硬把肩胛骨往胸腔里挤。我们都知道，肩胛骨底端离胸椎很近，在没有放松斜方肌的情况下，将肩胛骨硬往里挤，刚开始好像胸腔是打开了，但这是一个假象，是以损害脊柱的生理曲度、损害脊柱健康为代价的。横膈膜在那种练习中呈现出来的，也不是柔和的、扩张的状态。

用艾扬格的话说，那就是"将疾病引入身体"。瑜伽练习初步的目标，是让身体更健康，但盲目的练习做了相反的事。

子玉：一种教学观点是，用膝盖顶学员后背，甚至用脚去踩胸椎，可以让胸腔"打开"，或者柔软度更好；而在会员的视角中，往往也觉得老师给自己调整一下，得到了更多的服务。但据我所知，在艾扬格瑜伽的教师培训中，不会一上来就学到调整手法的。

苏苏：在艾扬格瑜伽体系中，要求老师具备一定级别之后，才能去教理疗类课程。经过了10年甚至15年的学习，才会逐渐接触一些调整手法。

很多学员对此非常感兴趣，我会跟大家说："我这样调整是因为我经过了长时间学习，见过很多人的体式，也知道下手的力度和用力的方向。具备多年这样的经验，你才可以这样做。"

子玉：相比指示词，手法调整看起来似乎更有"技术含量"。如那位医师所言，一个是全面评估，一个是力度控制，都非常难。您在学习艾扬格瑜伽的过程中，老师们怎样处理这个问题？

苏苏：我学了这么多年瑜伽，只有一位老师顶过我的胸椎，就是第一位老师姜立波。他为什么可以这样做呢？因为他本来是骨科大夫，对人体的理解是一般人难以比拟的（所以他的这个调整不会有风险，而且体验很好）。

除此之外，国际老师们没有做这样调整的。我去普纳参观总院（RIMYI）二楼的理疗课堂，那里都是拿着病历来做理疗的人，艾扬格和老师们也不会这样顶（踩）人的胸椎。

我想说的是，如果你对人体构造没有足够的了解，具体对这个人也不够了解，不知道他的身体过去遭受了什么，现在正在遭受什么，他能够做到什么，做什么比较困难，没有这样一个详尽评估的话，真的不建议贸然上手辅助。

在普纳的学习中，一般练习课上，我没有见到一位老师上手调整学生的动作。印象最深的是Raya老师的一堂课，我前面有一位学员，方向做反了，可能正在走神吧，Raya在讲台上看到，朝着她的方向讲，她没有反应；Raya下台，走到那一排的右侧继续讲，直至走到她的背后，她还是没有意识到（看来走神比较彻底）；Raya摇了摇头，走回讲台去了。

如果是有"强迫症"的老师，就会拍她一下："反了！"而普纳有一种风气，就是尽量不上手调整，首先引导学员跟随指示词，通过自我觉察，去做自我调整。比如忽然在体式中觉察到，"我正在压迫横膈膜""我在耸肩了"……那我自己调整一下。听懂了、觉察到了，自己完成调整，与老师动手给你推一把、转一下，是不一样的。

我也曾被问道："老师你怎么不教我们手法调整？"简单说，我们会知道自己的学生准备好了没有。如果对方还没有准备好，为了"市场占有率"而去教学，那有点不负责任。因为一位老师回去面对会员，也要负起自己的责任。

面对刚遇到的会员，轻易上手调整是不建议的。老师课前需要主动和会员沟通，比如：女生是不是在经期，是在经期头三天，还是尾三天？会员有没有受过伤，是否患有慢性病，是否有血压、血糖等问题？是否在膝盖、腰椎、肩膀等处有问题？都得尽量掌握到。

也许课前没有来得及全面掌握，你要在课堂上用心观察，比如上伸手的动作，你很明确提示了，她还是不把手臂伸直，也不往上举高，那你最好不要碰她。你不知道她的身体状况，或许她已经尽力了。课后再去了解一下，她是没听懂，是肩关节紧张，还是哪里有伤病？

总之，不必急着在一堂课解决所有问题，给会员这个空间。

子玉：除了对身体的理解，还有对内心状态的理解，也非常难做到吧。会员在练习中，可能并不愿被碰触，老师的调整反而是一种打扰。这是否也应该被纳入考量？

苏苏：我们接受培训的时候，有一个材料上说，不建议触碰每一个学员。作为老师，你需要知道，这一班学员里面，有哪些是愿意接受调整的，有哪些是不愿意被动手调整的。对于后者，老师只需要关注到，用言语给出提示就好。

对于这类学员，你就不要"强迫症"发作。他们的体式可能没有那么"正"，但很享受这个练习，总体上稳定、安静，觉得"我练到了"。这时候你碰触的话，可能就是艾扬格所说的"打扰到他内在的神性"。

即便是愿意接受调整的学员，你的碰触是否会干扰对方在体式中的深入体验，也需要考虑。总院越来越多地要求老师们，不要碰触学员，用好你的指示词。就像Raya那样，发现你走神走成这样了，那我先回去了，再见，下次再说。

子玉：美国瑜伽社群有一种做法是，给每位练习者发个小牌子，放在垫子一角，你愿被调整，就把正面朝上，否则背面朝上。

苏苏：这个方式可以借鉴。

子玉：现在市场上有各种主题理疗课，比如肩颈理疗、下腰背理疗等等，这种课程的编排，需要注意什么呢？

苏苏：人的身体是一个整体，如果编排一节肩颈理疗课，你不可能半点腿部不讲，半点骨盆不讲。肩颈不是独立的存在，而是与骨盆和双腿等其他部位紧密联系的。该做山式，还是要做。

你不能说，我们来做山式中的上伸手吧，不讲脚弓、脚枕（根基），不讲大腿，不讲骨盆稳定，只讲双臂上举，使劲把大臂往后推，造成腋窝超伸的状态，就说这叫肩颈理疗。这是在制造疾病。

骨盆、肩颈这类主题课，的确是市场需要，不过在编排的时候，仍然应该引导会员从根基练起。比如肩颈主题课，练一个三角伸展式，如果他们的腿不稳定，骨盆不能固定住，脊柱怎么伸展？脊柱没有伸展，手臂怎么伸展？斜方肌怎么放松？腋窝和胸部怎么打开？肩颈理疗就成了空谈。

没有根基的建立，没有按照身体的正确秩序练习，初学者很容易只是把胸椎推进去，造成胸椎反弓，或者说胸椎塌陷。

在一堂主题课上，可以在涉及主题的部位多做几次，重点多提示几次，但绝不是一上来就"开肩"，站着开，趴着开……我看网上一些"开肩"的视频，太恐怖了，那是让胸腔紧的人去到另一个超伸的状态。

总结一下，主题课编排需要注意两点：

其一，先引导学员回到根基，不论是从站立开始，还是坐立开始。拿坐立来说，骨盆保持稳定，坐在坐骨前端了，脊柱（保持着生理曲度）垂直于地板了，才去说肩颈的状态，斜方肌放松，一步一步地做。

其二，有人讲开肩，似乎就是打开腋窝，往这个方向打开，但是其他方向呢？有没有考虑到？再比如骨盆区域的打开，有没有做内收？最终怎样结束呢？一次练习到最后，要回到前后均等的中正位，不是以"开"或者"收"结束。编排上需要注意的是，回到平衡的状态。

子玉：我们通常从体式开始练习瑜伽，比如从山式开始。体式往往对应了"身体调理"这个层面，艾扬格瑜伽怎样看待这个阶段，或者说目标的？

苏苏：现在很多学员来学习瑜伽，是冲着它能够用于理疗。艾扬格说："瑜伽能达到理疗的效果，但那是微不足道的一部分。"

艾扬格瑜伽讲究正位，从骨骼肌肉，到心念意识，都回到"正"的位置。先说生理层面，一个人的身体中，不均衡是很常见的。在练习中你会发现，右撇子比较偏右侧，左撇子比较偏左侧。在大街上，你看穿凉鞋的人，脚跟要么往外撇，要么往内撇。他们来到课堂上，需要练习把双脚摆正，内外均衡。双脚摆正了，上面身体肌肉会调整力的方向，肌肉牵引骨骼，回到相对而言"正"的位置上。

我们练习各个方向的体式，站立、前屈、后弯、倒立、扭转，就是要达到力的均衡，回到比较"正"的状态。如此一来，"理疗"就在正位的练习里面自然发生。

事实上，在追求"理疗"功效的过程中，我们的练习还是太浮躁，没有沉下心来，去观察体式中的力。自己的脊柱是不是"正"，自己的心是不是"正"？都不知道。

只要沉下心来，不断练习，不均衡的地方理顺了，身体回归平衡了，就可以进行更深层的练习了。至于怎么用手法把什么分离的东西拉回来，艾扬格瑜伽里面没有这些。

子玉：请您进一步谈谈在印度的学习中，艾扬格瑜伽是怎样应用于理疗的？

苏苏：在普纳总院的课堂上，我经常碰到一位美国的老师玛西亚·梦露，她写过一本书叫《瑜伽与脊柱侧弯》（*Yoga and Scoliosis*）。这位老师患有脊柱侧弯，每次见到，她身上永远绑着几条瑜伽带。

艾扬格还健在的时候，我有幸参加过他每周一两节的理疗课，对于一个理疗学员，他会配备三四名老师，有在旁边拿抱枕的，有进行各种辅助的。这时候理疗学员是一个被服务的对象，或者说被当作病人看待。

同时体式序列的应用，也格外受到重视。我看到艾扬格就像出诊的大夫，他看你的病历，决定收你之后，开一个练习的方子，包括针对你现阶段问题的序列。一个体式序列，是要从整体上进行调整，考虑这会给身体结构带来什么，给内部空间带来什么。对于不同的人，给出的序列不同，指示词也有差异。就是对同一个人，在他不同的恢复阶段，练习内容都会进行调整。

除了体式练习，瑜伽的理疗还会涉及特定的呼吸训练、冥想练习等等，也包括日常生活的建议，改变不良的生活方式。反过来说，理疗的练习本身，已经让他们身体的内在环境得到改善，所以生活方式的改变也会是水到渠成。

所以"理疗"，是要深入了解一个人的身心，也要深入掌握自己手中的工具。

王苏毓（苏苏）

师从姜立波、Riana A.Singgih、Ali，艾扬格瑜伽认证级别为中初Ⅱ；2012—2013年，在广州艾扬格瑜伽学院任教；2013—2018年，于雅加达Iyengar yoga center 任培训助教。

正位的教学与"瑜伽纳粹"

采访/子玉

这是清凉老师的一次访谈记录，从人与体式的关系、课堂关系切入，谈到了很多具有启发性的观点。

子玉：我们常看到"解锁"体式的说法，或者说"征服"了一个体式。人与体式，是不是征服者与被征服者的关系？

清凉：在《瑜伽之树》里面艾扬格说，体式是主体，我们是客体。重要的不是谁征服谁，而是怎样把我们融入体式中。

如果我的身体有问题，髋很紧，那在体式的练习中自然要做些妥协。在这个阶段我们发现，体式是客体，要适应我身体的条件，做出一些改变；但最终的方向，体式必须是主体，我们一直朝着"融入体式"的方向前行。

以前我们玩户外，总说"征服高山"，其实山就在那里，山不可能被你征服。哪一天它不想被你征服，只要刮一点点风暴，所有人都要遭受灾难。山在那里，就像体式在那里，你登上高山、进入体式，更多的是山的怜悯，是体式对我们的仁爱。体式练习在培养我们仁爱、慈悲的心，所以千万不能以征服的心态去做体式。

我们经常听说"解锁"某个体式，无非是在刹那间，你进入了那个体式的结构，但是有没有进入（融入）体式的内核？正像

Prashantji（Prashant S.Iyengar）对我们说的，我们经常做的是架构上的体式。

其实高难度体式我玩得不多，安全性是我蛮重要的考量。在我现在的年龄段，我想着如何一直习练，让自己健健康康，不要给别人添麻烦。这是瑜伽对我而言，在这个阶段的意义所在。

子玉：艾扬格大师在《瑜伽之光》里面谈到头倒立时说，"身体的整个重量应该仅由头部承受，而不应该放在前臂和双手上"。按照清凉老师的理解，头倒立演化的路径，是要去到完全无手支撑头倒立（Niralamba sirsasana）。经过这么多年练习，老师还会不会继续往前追求，去达到那个点？

清凉：没有，我有自己的局限性。我经历过那个阶段，开始是头倒立第一式，然后还有束手头倒立、无手支撑头倒立，但最终没做过完全无手支撑头倒立。

学习头倒立的过程中，到底它在教我们什么事情？是专注，或者说，在体式的保持、平衡的维系中，我的心是在当下的。在体式当中全神贯注，这是瑜伽。

而有一天我学会头倒立了——是说架构上的稳定，不是说心意上的稳定——我就会在体式中想，今晚要去吃什么？心就会飘忽。这时候可以尝试头倒立的变体，来让心意变得专注。

当变体的稳定度也越来越高，你甚至可以双腿盘成莲花，脑子里想其他事情。有人举过这样的例子：我们刚学开车的时候，人是全然专注的，熟练之后，可以听着音乐、吹着风、规划着路线……心已经不全在开车这件事上。当我们去做新体式（或变体）的时候，是为了让心继续在当下，保持警醒（专注）。

如果我在基础体式中就可以保持警醒，那不需要去追求新的、高难度的体式。在一定意义上，我们要创造更广的舒适区，为此需要一些新体式的学习。舒适区越大，自由度越大。仅此而已。所以要把简单的体式，深入去练习。

所谓体式难度，是应因每个人的具体情况而论的。对于有些人，体式可以摆得很漂亮，但体式没有内容。教学到现在我们发现，体式的难易因人而异。简单的体式，你也可以把它做得很有深度。

子玉：现在很多人谈到"精准正位"的概念，我此前听清凉老师说："没有妥协的精准，就不再是精准……"

清凉：艾扬格在《瑜伽之树》《光耀生命》里面都谈到，瑜伽是关于平衡的艺术，是身体里面的平衡状态，像山式（Samasthiti）的状态。

《瑜伽之光》里有个体式，叫英雄式（Virasana），很有代表性。它是如何演进的？一开始是金刚坐姿，大小腿上下重叠，这是完全正位的状态。但在最终的英雄式中，小腿胫骨在大腿骨外侧。这是从平衡的状态，慢慢去到了一个不那么正位的状态。

我们看英雄坐姿中，经常会发生的是什么？膝盖内侧会掉下去。所以要把小腿外侧向下沉，因为一旦膝盖内侧掉下去，膝关节就容易受伤。

你看艾扬格瑜伽教学的次第，这是从一个正位的结构，慢慢突破，去到了一个不那么正位的位置中。而我们要在不正位的状态中，去发出正位的那个力，或者去向正位的方向。

至于正位的概念是否来自普拉提，又来自哪里，并不那么重要。艾扬格早期在英美的教学，走的是上层路线，很多学生是艺术家、科学家，直到2011年他都在强调，他在学以致用。他把瑜伽推广出去的时候，积极获取了英美人的反馈，正位（Alignment）可能就是一个名词的使用而已。在这个结构中，他遵循了解剖学、生物力学的一些原则，但不是说严格符合解剖学意义上的正位。

在英雄式里面，大腿、小腿并没有上下对齐，严格意义上来说，不可能是完全正位的。体式有一定宽容度，问题是：在这个结构中，我们愿不愿意用更多时间，让身体慢慢接受这种宽容度？

关节本身也有一个最大宽容度，你不可能突破那个度，还能有关节的稳定。在正位的练习过程中，不能挑战这个边界。刚开始学习瑜伽的时候，走的是很宽的大路，这时候体式（对身体）宽容度比较好，后面的体式练习，其实越走越窄，你会发现，风险因素越来越高。

所以简单的基础体式，我们应该反复练习，它们比较安全。那些很难的体式，一不小心，可能真的会受伤。在一定层面上说，后者的宽容度越来越小了。不能一直追求那个难度，这种追求本身也是自我（Ego）的表现。

我们去上印度老师的课，他们主要是在基础体式上反复打磨，追求的是体式的深入度。在基础体式里，正位更容易把握，宽容度比较好。艾扬格也曾说，他的练习之路，就是不断的受伤史。因为他全身心投入这门学科，在不断受伤的路上，又不断把自己修复，从而对这门学科有了非常深入的理解。正像他说的，他的终点是我们的起点，他的经验让我们可以跳过那段受伤的过程，让自己的练习更加安全。

正位不是瑜伽练习的全部。不过它对指导我们早期的教学，是有好处的。如果被正位的概念锁死，我们可能无法找到体式内在的舒展。就像我们做的战士一式，在其中你必须有所妥协，你很想把髋摆正，但髋关节有它的局限，如果一心找到正位，体式就完全进不去。你只能妥协一点点，而妥协的前提，就是不要让自己受伤。

子玉：我们在老师教授的战士一式中，发现按照老师的方法，腿和髋自然会在适合自己的位置。事实上，人本身也有运动的本能吧，这对体式练习有什么启示？

清凉：艾扬格瑜伽早期在中国的发展，有不足之处，起点就是教师培训的模式。我们往往复制了教培的模式去教授会员，而培养老师和服务大众，本身是有差异的。

在普纳的拉玛玛妮艾扬格纪念瑜伽学院（RIMYI），我们观摩了他们教授的初级会员课。教得很简单，就是动起来，调动你运动的本能，告诉你屈膝，或者伸直腿。至于你是不是有能力伸直，他们非常包容，因为他们懂得时间的力量。

但我们恨不得在一个月内，会员就有质的飞跃。功利不可怕，急功近利就很可怕。比如战士二式，他前腿转够了，你简单告诉他屈膝就好，即便膝盖不能对准第二、第三脚趾，只要他有那个意识和方向，就可以了。

人体没有我们想象中那么脆弱。就像运动之后，喝白开水挺好的，如果你一定要补充很多电解质，身体自我纠正的能力就在弱化。在体式中是一样的，动起来比什么都重要，一下子告诉他很多东西，练习反而会受影响。

我们在普纳看小孩做头倒立，当他们失去平衡的时候，摔得特别轻盈。而成年人摔下去，声音很重，因为他们身体紧张。有时候，我们给了艾扬格瑜伽习练者太多认知上的障碍，每一个体式都练得小心翼翼，变得拘谨。小心没有错，但是过度的小心，你会发现被卡住了。

作为瑜伽老师，给学员的认知障碍越多，他就越无法享受瑜伽。我们"教"的层面太多了，而简单让他们（基于运动本能）去"做"的层面太少了。

子玉：在师生关系层面，我们听说过这样的说法——"瑜伽就是关系"。随着教学的深入，老师怎样理解这个"关系"？

清凉：我从2011年开始正式教授艾扬格瑜伽，其实我们都经历过那个阶段，就是看到任何一个人，都想去调整（他的体式），觉得他的体式这里不好、那里也不好。像我去做一项运动，一定会经历一个紧张期，在那个过程中，很容易成为一个挑剔者。

到2018年我成立三昧艾扬格瑜伽学院，再从2018年到现在，两年半的时间里，我觉得自己的教学一直在被调整着。这种调整，是一种内在自发的调整，也是一种心性上的成熟。以前看别人的体式，我会想：为什么还是这样子？但现在我觉得，应该给他更多的时间。

我发现以前忽略了很多场景。回想起来，我的老师姜立波带过一堂会员课，我们见到很多人都想去做调整，他就说："哦，不错了，这个已经很好了。"下了课，我们就问他："他的腿没有伸直，这里那里都没做好，你为什么说他做得不错了？"他说："这节课是程度Ⅰ，他们做不好，是很正常的事情。你们太苛刻了，都是一些'瑜伽纳粹'。你们在迫害自己的学生。"

这个场景，当时对我没有太多影响，而随着不断教学，这个场景突然间又出现了。我明白了，真的应该给学员更多时间，让他们慢慢成长。而不是我一直推着，以拔苗助长的方式。那会让他们觉得瑜伽是教条的、被迫害的，是被人用鞭子抽着往前走的。

瑜伽应该是浸润式的学习。你在这里，感受到我是怎样一个人——我是一个快乐的人、一个包容的人，这才是瑜伽的教授方式。

而如果我们把瑜伽只体现在体式里面，大腿要内旋，膝的外侧要向后，脊柱要伸展，凹陷背部……教的就只是体式技术。

但瑜伽不限于体式，它也是一种情感的输出：我看到你傲慢的时候，提醒你谦卑一点；我看到你不自信的时候，通过体式练习让你自信一点……这才是瑜伽的教授。

很多人觉得我的教学跟以前相比，有了很大改变，一来是因为教学经验的增加，二来也可能是因为我定期去印度学习，在学习的过程中发现，我们把艾扬格瑜伽局限化了，总是在玩一些"技"，而没有去理解什么是"道"。

瑜伽的"道"是什么？应该是包容、理解、接纳，彼此之间的妥协，你我之间的平衡。这是一种关系学。见到学员，我希望他们温和地前进，并且超越我。不用去压制，只是静静等待你的花开——这正是成就彼此的过程。

清凉

艾扬格瑜伽中初级Ⅲ认证老师，"斜杠"老青年。曾经做过户外论坛版主，深圳三昧艾扬格瑜伽学院创始人。

瑜伽的旧范式与新范式

采访、翻译/吕晓丹

前阵子，我收到一位读者提问："认识一位印度瑜伽老师，会让我们俯卧躺下，然后踩我们的背，但会避开腰椎，一路踩到大腿，很好奇，这是属于调整、理疗还是按摩？"

我想，读者之所以会提出这样的问题，一方面说明，如今国内的瑜伽教学，其实尚未形成明确的行业标准。由于国内瑜伽热潮兴起的时间尚不算长，加上瑜伽本身所囊括的层面较广，上课的学员甚至是许多老师，对于瑜伽课堂所能够且允许教授的内容都没有特别明晰的概念，以至于按摩、催眠、正骨、物理治疗等出现在瑜伽课上似乎也并不是件奇怪的事。而一些孕产瑜伽课堂上，甚至还出现了连资质深厚的妇产科医生都不敢贸然使用的"胎位外转术"，且不论那些到底是否属于瑜伽，就是安全性大概也该成为重要考量吧。

另一方面，由于瑜伽传统中，老师与学生的关系近似于师傅门徒，有的甚至情同父母儿女，对于被称为"古鲁"（Guru）的老师，学生们对其多是言听计从的。而到了今天，虽然瑜伽教学开始面向大众，无论是瑜伽的传授者还是练习者，门槛都低了许多，更多人加入瑜伽的练习和教学。但本应随之发生转变的师生关系，却未能获得足够重视；相反，传统无条件服从的模式依旧在延续，加之许多学生即便存在疑问，也会选择缄默，甚至是受伤，也只会自认倒霉，默默离开。

西方在这一方面，还是比我们走得更快一些。2018年，全美瑜伽联盟（Yoga Alliance）发起标准审查计划（The Standards Review Project），第一个关注的主题就是执业范围的界定；2020年初，全美瑜伽联盟发布第一份《执业范围》（SOP），明确规定了瑜伽老师的角色，包括职责、限制和边界方面的问题。

因而，我们也希望能够借着这个机会，探讨一下关于瑜伽调整及瑜伽老师服务专业边界的问题。基于此，我们邀请到有着30余年教学经验的国际资深瑜伽老师马克，请他谈了谈关于本章开头所提及的问题的看法。

作为瑜伽老师群体，如果我们希望将瑜伽教学职业提升到受人尊敬、获得认可的合法地位，我们就必须持续提高自己的教学水平，敞开自己，拥抱支持自己成为一位好老师的所有可能性。这位好老师会认可并支持每位学生，协助他们发现一位前所未有的好老师——一位于他们内在起舞的老师。

——马克

吕晓丹：前阵子，我们收到一位读者提出的这样一个问题："认识一位印度瑜伽老师，会让我们俯卧躺下，然后踩我们的背，但会避开腰椎，一路踩到大腿，很好奇，这是属于调整、理疗还是按摩？"马克老师可以跟我们分享一下对于这个问题的看法吗？

马克：这是一个很重要的问题。

　　简单的回答是，在学员背上或是任何其他身体部位上走动，都不是瑜伽调整，当然也不是物理治疗，可能是也可能不是按摩，但这种方式很可能会带来问题。

　　有一种按摩技术是这样的：女技师小心翼翼在客户背上走动，但与此同时，她需要抓住头顶上的把杆，从而控制接触的力道并减轻重量。[①]即便这可能会让人感觉良好并缓解紧张，也只能说是一种按摩技术，而非专业的物理治疗方法，更不是一种慎重和值得效仿的瑜伽教学技巧。另外需要补充的是，这种方式必须基于按摩原理的学习和技巧的精通掌握。

　　回到瑜伽调整，它最重要的目的是在练习中辅助学生。调整有助于让学生感知和认识正位，帮助启动能量，以及在练习努力和放松的过程中学会专注。

　　确实，有一些老师的调整也会用于帮助放松或者只是单纯让学生感觉良好，这可能会导致瑜伽老师用类似于按摩的方式，与学生产生肢体上的接触，但这通常是容易产生问题的地方。

　　即使这对某些学生而言，可能感觉良好，却会导致学生的注意力从内在自我意识向外转移，要知道，这种内在意识是练习瑜伽最核心和珍贵之处。练习瑜伽最重要的目的，就是让注意力回到自己的内在，感知身体的组织是如何被唤醒和调动的，然后再让身心重新逐渐趋于安静平和。而有些老师的调整，可能会干扰甚至打断这种体验。

　　另外，一些不恰当或不必要的调整行为，可能会造成或加剧边界问题。如果老师进行不必要或不恰当的调整，学生可能会对

---

　　①　有一种被称作"Ashiatsu"的按摩技术，技师通常使用脚后跟、足弓或者整个脚底来提供较大压力，比较适合大块肌肉的按摩，比如大腿或上斜方肌。

老师的动机感到好奇或疑惑。作为瑜伽老师，应当教授瑜伽，而非给学生按摩，更不应该因为触碰或调整，给学生带来身体、情感或精神上的创伤。

现代社会的专业瑜伽老师应当以更加礼貌的方式给予学生调整或触碰，帮助学生加深和完善他们的练习。不幸的是，一些非常出名的老师认为自己可以按他们想要的任何方式触碰学生。

我们可以看到，一些站在学生身上的瑜伽老师的照片，比如克里希那玛查亚（Krishnamacharya，现代瑜伽之父）和比克拉姆（Bikram，高温瑜伽创始人），他们都曾站在学生的身上。

克里希那玛查亚身形比较小，对于他来说，这可能只是一种练习外的玩乐，而比克拉姆则更多可能是想彰显他自己的权力。但无论是哪种情况，都有潜在的危险，特别是对于学生的脊柱。

吕晓丹：我想，可能在克里希那玛查亚那个时代，更多是为了博取公众眼球，就比如他自己表演的暂停心跳，那大概都是一种早期宣传[1]的方式，这其实在他后来的传记中也有过明确阐释，表明现在我们看到的很多关于瑜伽的早期视频，其实当时都是为了宣传瑜伽而做的，只是为了让更多人能够对瑜伽感兴趣，然后进入瑜伽练习，但放在今天，这种宣传可能已不再适合。而在比克拉姆的例子里，学生似乎成了他炫耀的道具，图片看上去也更

---

① 在《克里希那玛查亚的生平与教学》（*Krishnamacharya: His Life and Teachings*）一书中，跟随他学习长达18年的弟子A.G.莫汉写道："有些读者可能见过20世纪30年代拍摄的一些照片，那些照片再现了克里希那玛查亚和一些孩子在迈索尔瑜伽学院里练习瑜伽体式的情景。其中一张照片里，克里希那玛查亚站在一个正在做鸽子式的小男孩身上！这些具有强烈视觉效果的照片，都是克里希那玛查亚为宣传瑜伽而特意演示和拍摄的。而他自己会说，这些不应该作为练习的建议，也不应该太过当真。"

像是一种表演。

马克：如今，我们已无法确切了解克里希那玛查亚当初站在他学生背上是出于什么动机。然而，我们可以做的是，从瑜伽进入现代后这一百多年的发展以及生物力学的角度出发来进行分析，我们能够了解到这种较为强烈的接触调整是可能会带来潜在伤害的，所以是完全不必要的。

而在比克拉姆的例子里，这些年来，我们已经听到很多关于这位老师像独裁者一样的表述了，他似乎一直遵循着那种想法，这也导致了他如今的垮台，当然也给他带来了严重的法律问题。

吕晓丹：虽然站在背上的行为不可取，但我们也见到过一些老师，在学生练习坐立前屈伸展式时，会蹲在他们背上，甚至是在他们背上做手臂平衡体式，给他们的背部施压，通过自身体重给学生提供一个阻力，引导学生做抗阻练习，感觉有时候这也确实能在一定程度上，达到刺激学生启动肌肉力量的效果。

那么，如果从生物力学角度来看，这种调整或辅助是否安全合理？是否会给脊柱的承压带来另外的问题？或者说有什么其他地方，需要加以注意呢？

马克：除非是老师个人的表演艺术，否则老师完全没有理由在学生身上做手臂平衡体式。瑜伽并不是艺术表演，而是一种培育健康和幸福的练习。

另外，给脊柱施加如此大的压力可能会导致或加剧椎骨关节连接的不稳定，特别是颈椎第7节和胸椎第1节，以及胸椎第12节和腰椎第1节。

吕晓丹：实际上在中国，或者可能在很多其他国家也是如此。许多瑜伽老师都会在他们的课堂中融入手法推拿的部分，特别是在做摊尸式时，或者有些也会在体式练习结束后作为一项额外"福利"，而且应该说，这种"额外服务"很多时候是让人感到愉悦的。您对此是什么看法呢？

马克：当然，在课堂中也可以给学生提供手法推拿，但那已不是瑜伽练习，那是按摩，而且很容易带来各种问题，即便许多学生可能很享受，但可能还是会有学生不一定能接受，而且很多情况下，学生可能会感觉，老师是不是有点越界了？

这种触碰的方式可能已不再是帮助学生建立起自己的瑜伽练习。在深化学生对体式练习的理解和体验的过程中，老师和学生都应该是积极主动的参与者。有些触碰的提示和引导相对而言，会更加精微，而这种触碰的质感越是精微，学生就越会成为这种共同体验的积极参与者，在给予触碰提示的时候我们不是在调整学生，而是在做一对一的工作，引导和协助学生基于自己的状况，完善他们自己的练习。

另外，有些过于敏感的触碰，常常会导致更多的疑惑，甚至是干扰和剥夺学生个人的瑜伽体验。

吕晓丹：一些有手法推拿或深层筋膜放松背景的瑜伽老师可能会认为，这种"调整"或"按摩"可以帮助他们的学生或客户获得更深层的体验，或帮助他们释放紧张，从而让身体更迅速有效地达到平衡，您怎么看待这种观点呢？

马克：如果我们遵循这种逻辑，那么就会出现这样一些教学现象——有心理咨询背景的瑜伽老师在瑜伽课上做心理治疗；有性治疗背景的瑜伽老师在瑜伽课上做性治疗，帮助学生发掘他们的性能量；有发型设计背景的瑜伽老师在瑜伽课上帮学生修理发型，特别是那些头发阻碍了体式练习的学生……

帮助学生更快更好地达到平衡？真的吗？

首先，为什么要这么着急呢？其次，证据又在哪里呢？特别是需要去考虑到，如今有很多老师在以不恰当的（甚至是非法的）方式对学生进行触碰，不管造成的是生理伤害，还是心理伤害，这些老师的动机往往是自己的满足感，是对自我的满足，特别是那些患有一定程度"急性或慢性自恋症"的老师。

吕晓丹：虽然我们认为，瑜伽调整的范式确实需要加以转变，但我们也仍然相信，触觉提示和手法调整所具有的魔力，有时候只需老师一点点方向性的引导，就足以带来强大的变革力量。而就我自己而言，也曾从许多专业、优秀老师的"触觉提示"中受益颇多，这些提示是极为轻柔的，却是极具启发性的，在给人带来安全感的同时，也确实能够让人进入更深层的身心探索。

我们知道马克老师有一本书就是专门介绍如何进行瑜伽调整的，可以简单介绍一下其中关于手法调整的"哲学"吗？

马克：我们的理念根基是：学生最好的老师是他们内在的老师，所有的练习都是学习去尊重和倾听那内在的老师。

调整既可以协助这种内在的协调，也可以破坏这种内在的协调。因而，应当以谨慎的方式，去更好地帮助学生建立起内在的自我练习，在每个呼吸，每个体式以及每个联结的空隙中去提供引导。

更进一步的，老师们应当遵循以下5项手法调整的原则：

第一，征询触碰/调整的许可；

第二，基于清晰理解的触碰；

第三，保证调整目的和意图明确；

第四，与呼吸相配合的指令；

第五，遵循安全的生物力学知识。

始终记住，瑜伽老师的角色是支持学生建立起个人的瑜伽练习，所有师生的互动都应与这一最终目的相符。

小结

圈子之外，有着基本常识的大众，对此的态度大多清晰而明确；反是圈子之内，倒是横生出许多疑惑和匪夷所思的论断。其实，仔细想想，生活中凡是涉及"矫正""推拿"或"触诊"等需要深度接触人体的工作，无一例外需要具备正规的执业证明，比如整脊师、按摩师、医生以及物理治疗师等。这些从业者在通过严格的考试评估之前，不仅要有深厚扎实的理论知识基础，还需要足够丰富的实操经验。当然执业过程中，还得持续接受专业机构的监管，稍不谨慎可能就面临着执照被吊销的风险。毕竟，他们所要面对的是如此活跃生动的、时刻变化的、精密复杂的仪器——人体，专业知识和谨慎态度，缺了哪样都不行。

可当来到瑜伽课上时，情况似乎就发生了一些微妙的变化：我们似乎就应该无条件相信、无条件接纳、无条件臣服了，否则就是不尊重传统，不尊重古鲁，不尊重瑜伽。可是，真的如此吗？

我们知道，瑜伽领域里，确实有着许多非常优秀、非常专业的老师，他们研习瑜伽经典，钻研人体科学，主动邀请科学检验，为学生、客户传授着真正有益于他们的知识，帮助他们建立起安全、可持续的练习，鼓励他们去质疑、探索和思考，让更多人能够体验到身心的释放和喜悦。

然而，需要认清的是，如同其他任何一个领域，这个圈子同样鱼龙混杂，同样存在着不太美好的现象。当然其中也不乏打着瑜伽名号，做着不合时宜甚至已经踩到法律边界事情的"传承者"，而后美其名曰："这是传承，这是祖师爷传下来的东西。你们讨论的那不叫瑜伽。"

我想，这并非真正的瑜伽人呈现的状态，应该说，真正喜欢着瑜伽，想要好好传播瑜伽的人，最害怕的大概也是这样一种论断吧。因为，这无异于亲手把瑜伽发展的火苗掐灭，封住瑜伽继续往外延展的可能，甚至是对瑜伽本质的一种腐蚀。也是因为缺乏对于人体、对于规律、对于科学的基本尊重，才会酿成许多令人痛心的伤害吧。

要知道，全美瑜伽联盟发起瑜伽老师执业范围审查和界定的初衷，也正是为了推进更加安全、更高质量的教学，让瑜伽行业能够朝向更专业、更健康的方向发展。因而，作为瑜伽习练主动参与者的我们，就更需要保持充分理性，为自己的身心负责。当感觉不对劲时，礼貌提出问题或质疑，如若这老师无法容忍甚至因此感到被冒犯，那么也该考虑离开了，是不是？

另外，这里附上马克老师的《瑜伽新范式》一文。所谓"范式"，是在《科学革命的结构》中，科学哲学家托马斯·库恩提出的概念，指代特定时期内定义一个科学学科的一套概念和实践。如同许多其他科学，瑜伽也有着自身的一套"范式"，有着它赖以运作的理论基础和实践规范。马克老师认为，现今的瑜伽科学，正处在"范式转变"阶段。

瑜伽新范式

运用瑜伽中的传统概念和信仰体系来指导各种练习，既有好处也有弊端。

一方面，对于很多人来说，相信自己所进行的练习，根植于古老知识的体验，并历经时间的洗涤，这会给人带来一定的信心，也强化了自己走在正确道路上的信念。此外，在一个看似完整且连贯的范式背景下，学习一套全新和陌生的概念，这也表明并强调了，学习瑜伽并不仅是简单地调整一个人的外在身体训练，就像在篮球练习里加一个新动作或是在编织工作中加一步新针法一样。

瑜伽提供了一种改善生活的方法，它更多是以呼吸为中心，强调对身心感知及个人意识的认识，而不仅仅是对脊柱与四肢的一种新排列或新运动。邀请学生学习传统瑜伽知识，了解与之相关的信仰体系，可以说是一种独到深刻且值得肯定的训练。对于许多人而言，这也会有助于鼓励他们做出必要的付出，获得瑜伽练习的益处。

但另一方面，无论遵循的是哪个瑜伽信仰体系，在瑜伽中使用传统术语和信仰体系，都可能会给人带来一种固化的感觉，即瑜伽是一种一成不变的练习——它的原理是不会变化的，也绝对不应加以调整。即使它们与我们现在所知道和所理解的内容相悖，其与这些通过科学探索持续发现的、关于自然本质（包括人类本质）的内容发生冲突时，依旧不应发生改变。有时候，这些传统方法和我们从生理学及其相关领域所了解到的科学知识之间的冲突，甚至达到了需要对瑜伽概念及其实践进行大规模修正的地步。事实上，任何一门要求提供真理或实效的学科，在基本概念和运用实践（即范式）上，都会不时发生本质上的变化，这就是所谓的"范式转变"。

关于瑜伽，有些人声称永远不可能发生范式转变，因为瑜伽是由神明传递的，是神圣不能篡改的礼物。在这种宗教观点里，存在一种原始的、真正的瑜伽，它是不变的，随着时间的推移，它经由古鲁传给弟子。瑜伽的宗教性视角根植于信念和信仰，而不受诸如事实或是实际效用等问题的影响，这一观点被许多瑜伽传承派系的领导者所认可和拥护。

传承派系的领导人（以及无数自称为瑜伽"大师"的人）通常都会宣称自己是他们所认定的、原始且真正的瑜伽的唯一正统继承人，还会进一步断言，只有他们，才能正确地指导人们进行真正的瑜伽练习，而所有其他方法都应被视作是混乱的、扭曲的、错误的、误导人的等等。

在当今全球化的瑜伽领域中，许多风格、品牌和流派都是过去一两代人所创建的。比如说，如今最流行的两种瑜伽练习——串联流瑜伽（Vinyasa Flow）和阴瑜伽（Yin），就是20世纪90年代晚期才在加利福尼亚创立的。如今最广为流传的风格根植于三位大师/派系——克里希那玛查亚（Krishnamacharya）、悉瓦南达（Sivananda）和果许（Gosh，他最出名的学生为高温瑜伽创始人比克拉姆）的教义。

这些流派的传承者们都宣称自己所传授的是原始的、真正的瑜伽，即使他们的某些理论和实践，或许与其他流派是完全背道而驰的。这些流派的传承者不仅宣称自己是"真正的瑜伽"，而且都将他们的练习植根于古老的帕坦伽利的《瑜伽经》，他们都认为这是瑜伽哲学和练习最根本的来源。暂且不考虑这些流派主要教授的都是体式瑜伽，而非冥想练习（帕坦伽利只写了几句关于体式的内容，告诉我们要保持稳定、放松和专注当下，却写了上千个与头脑及冥想相关的词）。

可能还需要知道的是，一直到20世纪古鲁们多次提及和主张后，《瑜伽经》如今才被广泛认可为瑜伽哲学的重要来源。或许，还需撇开的一个事实是：如今的体式练习，在圣哲帕坦伽利在世的时候可能根本不存在，尽管许多瑜伽老师都认为，如今教授的四柱支撑和其他90%的体式都是有着悠久历史的。

事实上，在一位古鲁的自我抬升和宣扬传播中，我们经常会看到让人难以置信的论断。比克拉姆（Bikram）宣称，他的方法是唯一根植于《瑜伽经》的方法，尽管他错误地将《瑜伽经》追溯到了4000年前；而在克里希那玛查亚的传统中，我们看到，帕坦伽利的角色从一位古代语法家和瑜伽学者，可能被过高地抬举到了瑜伽神明的位置。

我们还从克里希那玛查亚的传记作者（其中大部分是他的亲戚）那里了解到，这位20世纪瑜伽的伟大发明者，并不将自己称作发明者，而是传授着他从公元9世纪的圣人纳塔穆尼（Nathamuni）那里得到的直接传承，他声称自己在青少年时期遇到了这位圣人。但随后我们又从另外一位亲戚那里得知，克里希那玛查亚和他的学生帕塔比·乔伊斯（Pattabhi Jois），在一份藏于加尔各答图书馆中的古老破旧手稿上，发现了阿斯汤加串联流瑜伽序列，但是这些手稿完全腐烂了，没有留下任何其他记录。对于我们这些可能想要考察源头的人来说，这些真是太让人遗憾了！

和许多人一样，我对这些虚构的故事、夸大甚至完全错误的说法，以及一些独裁专断的练习方式已经感到厌倦，这些方式常常是以大师推荐或者说所谓捷径模式出现，尽管我们知道在大多数情境下，捷径是很难找到的。

与宗教不同，在科学中（或许对于很多瑜伽士而言，科学是一个可怕的概念，但对于那些乐于发现和喜欢学习新知识的朋友而言，在寻求问题的答案时，很少会有这种想法），我们驾驭着最恰当的概念和实践，直到它们不能够再很好地服务于我们追求真理和知识（Satya与Jnana）的需求。因而，在研究那些可以通过真实且有意义的方式推动我们前行的新概念时，我们会更深入或是尝试从不同角度去探索挖掘。随着这些新兴观点与见解的逐渐传播，就如我们今天在瑜伽领域中所看到的，我们开始质疑一些旧的说法，我们开始意识到，古鲁们所公认的智慧，或许是有帮助的，或许也是无益的。

如同任何重大的变化一样，面对这些事情可能是困难的，也可能是痛苦的，特别是当我们已经把很多事情视作理所当然，已经接受这些流于表面的说法，并且已经非常自然地驾驭着那些古老却陈腐的"观念之马"时。

随着新的、往往是探索性的发展，一些基于更强大真实来源的新概念开始出现，即使它们常常需要面对巨大阻力，或者面临着来自与旧范式有着利害关系的人群的反对。最终，一个新范式建立起来，往往推翻或模糊了过去的东西，如同海水冲走过去错误的碎片一般。

在瑜伽新范式中，我们可以自由地探索、练习和教学，而不需要被古鲁或所谓的大师不断地审查或控制；我们不必屈从于老师的支配和期望，我们可以自由地接受或者是拒绝关于人体解

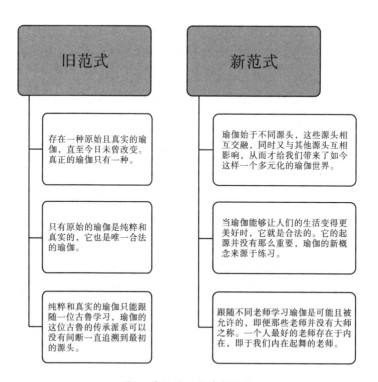

图9：瑜伽的三种范式转变

剖学/生理学的陈旧观念，这些观念往往具有严重的误导性，或会导致危险的错误，例如桥式（Setu bandhasana，下图由作者演示），在这种姿势中，颈部承受极大压力的同时，还被强制进入极端的颈椎过伸状态。

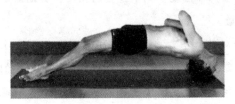

图10：桥式（Setu bandhasana）①

另外一个不那么极端的例子则是与膝关节有关的，当处于完全伸展状态时，它不应该发生扭转。然而，当我们在课堂上过早地练习战士一式（特别是作为拜日B式的一部分）时，我们确实会将过多扭转的力放在膝盖上。

另外，也可以重新考虑一下其他古老的一些做法，比如说通过放血治疗头疼（一种阿育吠陀的基本处方），或是为了获得那传说中的从松果腺滴下的神圣甘露，而剪断舌根韧带等。

这种瑜伽的新范式摈弃了等级、权威，还有基于性别、种族以及其他带有排外预设的歧视性练习。它主张：质疑瑜伽中的权威，重新思考概念，设计更多具有创新性和有益的练习，并以我们认为具有效用和鼓舞人心的方式与他人分享，这些都应该是被允许的。

然而，我们可能会发现，在进行这种转变的过程中，并不是简单地放弃使用所有传统名词或框架，而是当传统瑜伽路径与

---

① 图片来源：由文章作者马克提供。

我们从现代科学中所了解到的人体规律出现冲突时，我们并不会被强迫着去继续遵守原来那些信念或练习，不会被强迫着去践行那些与真知相悖且被实证检验的，会对我们造成伤害的信念或练习。

马克

国际知名瑜伽培训导师，他的瑜伽教学五部曲——《瑜伽教学》（*Teaching Yoga*）、《瑜伽序列》（*Yoga Sequencing*）、《瑜伽调整》（*Yoga Adjustments*）、《瑜伽理疗》（*Yoga Therapy*）、《瑜伽助眠》（*Yoga for Better Sleep*）已被译成多种语言，风靡国际瑜伽界。

提高自己的"体商"

整理、撰文/子玉

偶然接触到"体商"（BQ）的概念之后，我意识到，这或许是理解瑜伽的另一个有趣视角。它可以被简单描述为"身体智慧"，既包括一个人身体活动的能力，也指能否听取、辨别身体发出的"信号"，并就生活方式进行恰当的回应。

提出这个概念的必要性在于，虽然我们在襁褓中时基本都能充分回应身体需求，但成年人的身体与头脑容易陷入"交通断绝"，有人将其形容为"灵魂与肉体互不理睬"。

本文借鉴了瑞秋·卡尔顿·艾布拉姆斯（Rachel Carlton Abrams, MD）的说法，她是斯坦福大学医学博士、整合医学领域权威之一。因为她对瑜伽、正念等体系都有所涉猎，并将其应用在医学工作中。或许她的理论与方法可增进我们对瑜伽的认知，更新表达，裨益自己的生活。

愚蠢之人无法感觉。

——摩谢·费登奎斯援引希伯来智者的话

提高体商的4个要件

与智商（IQ）、情商（EQ）相比，体商没有多少"天注定"的成分，它无疑可以通过练习来改善。其"四部曲"——测量、感觉、感受、辨别，瑜伽习练者想必是不陌生的：

1.测量：收集身体的健康数据

作为了解自己身体的基础，这大概就是体检中会得到的信息。首先，如此前访谈中所提及的，瑜伽练习者不妨拍个片子，看看自己的骨骼结构存在什么问题。一方面这确实会增进对自身的了解，避免激进的练习，另一方面可以作为练习成果的小小检验——若练习比较合理，身体结构应该越来越合理，而不是搞出问题。

其次，女性通常会重视体重数字，不过瑞秋博士建议，如果频繁测体重让你感到沮丧，或许就不值得。并且单纯的体重数字不能说明太多问题，如果你运动保持得好，甚至会出现体重有所增加，而健康同步改善的状况，也即身体组成更健康了：更少的脂肪，更多的肌肉。

至于脉搏、血压之类的指标，能够通过可穿戴设备轻松获得。尽管对于全天候穿透身体的电子信号，科学家并不确定其影响有多大。好在脉搏很容易自测，不难对照平常与压力下的脉搏数。要知道，身体不能区分物理环境的危险（我要躲开那辆车）和感知的压力（我要上台讲话了），后者在今天的工作生活中造成了诸多问题。

其实只需几个呼吸，就可以帮助减轻压力，你可以对照前后的脉搏、血压指标。瑞秋博士建议做腹式呼吸，至于是不是瑜伽中的腹式呼吸，我觉得相对于神奇的身心机制本身，名目是次要的。

Tip 1　减压呼吸练习[①]

鼻子吸气，用嘴呼气。

把手放在腹部，慢慢呼吸，引呼吸至下腹部，感觉手被推出去、落下来。

如果想做深入的练习，在鼻子吸气时从1数到5，数到2的时候暂停一下，感觉呼吸之间的静止；用嘴慢慢呼气时从1数到7，把紧张释放出来。

至少重复5次，或者直到感觉放松为止。

2.感觉（身体）：随时留意身体的感觉

生活中常见的问题是，不是身体没有在"传达"信息，而是我们关闭了身体感觉的接收系统——没有"听取"。比如特定职业，让人不断忽略这些信号。据说在美国，由憋尿引起的膀胱损伤，就被称作"护士的膀胱"……

因为职业特性而忽略，似乎情有可原，还有一些原因是糟糕的生活习惯或情感模式。像那两眼紧盯屏幕，根本不知嘴里吃了什么的，或者为了填补空虚猛吃零食的，哪怕饱腹的信号已在尖叫，也会被无视。

身心分离的结果是，撕裂只能更撕裂，空虚只能更空虚。所谓"疗愈"的第一步，都是重新连接到身体感觉，将外放的意识收回来。甚至要学着用言语来描述那些感觉——在Tip2简述了感觉性质如何描述——或许你意识到了，在瑜伽课堂上，大家就是在一同建立描绘身体感觉的"词库"，比如轻柔、启动、上提、扩展、收紧、放松、温暖……

---

① 本文4个练习皆是瑞秋博士建议。

你能够描述它，有助于让身体感觉变得精微。或许就像提高其"分辨率"。因为身体的信息并不都像你碰到开水（好烫！）那么明晰，有些感觉并不强烈，甚至毫无感觉。与频繁启动的嘴唇、手指不同，背部等处就没那么多感觉。还有所谓"反重力肌肉"——例如从后侧将头部拉住的颈背肌肉，拉住直立身体的小腿肌肉——通常根本不会意识到。

这就需要练习有意识的、多种类型的动作，站姿、坐姿、卧姿，前屈、后弯、扭转、倒置以及复合类型，瑜伽体式为此提供了足够多的选择。如在坐立扭转中，不难感觉到背部肌肉的启动。又因为平常生活中，大家习惯了特定姿势，或者重复的单调动作，造成身体的不平衡，多类型动作练习也有回复平衡之义。

注意这里说"足够多的选择"，意味着不需要单纯追求体式难度，选择适合自己目前需求的即可，就身体感觉训练而言，基础体式的性价比相当高。作为参照，可以考察一下正念减压练习吸取了哪些瑜伽动作。

练习的目的，是把重新找回的敏感度带回生活里。单是"放松"这一个应用，就价值连城了。日常压力带来的紧张，往往聚集在特定肌肉群，比如肩膀、下巴、前额，只有能感知到紧张在那里，才有可能将其释放。如果有独处时间，还可以做"正念进食"，或者身体扫描练习。

Tip 2　身体意识的练习

以舒服的姿势坐或躺，闭上眼睛，做3次腹式呼吸。

将意识带到身体各个部位，从脚趾一直到头部。将意识带到的地方，那里可能有一种暖暖的或麻麻的，以前没有的感觉。也可能有不适，比如锐痛、钝痛，一跳一跳地痛，或者持续疼痛（感觉类型）。每将意识带到一个部位，都会增加血液的流动和神经的活性。注意身体左侧部位与对侧感觉的区别。在特定区域，可能缺乏感觉。

如果你能形象化，这感觉是像种子一样小，还是像篮球一样大（感觉范围）？这感觉是沉重还是轻盈（感觉密度）？是暖的还是冷的（感觉温度）？这感觉似乎是无色的，单色的还是多种颜色（感觉颜色）？注意身体任何一个似乎在"和我说话"的部位。记住那种感觉。

放松，睁开眼睛。

3.感受（内心）：注意感受或直觉

在身体感觉训练中，内心的感受也会如影随形，情绪、回忆、直觉都时有浮现。以色列科学家费登奎斯的"自我完善"四要素（感觉、感受、思考、动作）也提及，在人的每一个行为中，四个要素多少都有体现，难以截然分开。例如在为考试而紧张时，人会感觉胸口发紧，伴随焦虑的情绪，对灾难结果的设想，会下意识地吞咽口水、双手颤抖。

在体式练习中，忽然在某个姿势中涌起强烈的情感，以致哭起来，是完全可能的事。这会出乎本人意料，因为内心感受这个层面，一般比身体感觉更难以捉摸。瑞秋博士说，当你去"感觉"（身体），就像理解身体的基本词汇；而当你去"感受"（内心），像是研究身体的诗歌或隐喻。

这是进一步的练习了，探索感受与身体感觉的关系，如果具备一定耐心的话，会非常有意思。比如特别想吃东西的时候，观察一下：这到底是源自身体的饥饿感，还是空虚的感受？还有人会体验到，虽然通常想要去小便时，伴随着膀胱充盈的感觉（生理反应），但膀胱充盈的感觉有时连接着紧张、焦虑。

几乎每个人都有自己的"治愈食物"，对瑞秋博士而言，它是肉桂面包卷，因为小时候每逢节日就能吃到，而且是母亲亲手烘焙的。所以每当经过面包店，闻到肉桂面包卷的味道时，就忍不住进去买几个。逐渐地，她认识到，这并非关乎饥饿，而是关乎记忆和情感："辨别其中的不同，是获得身体智慧的关键之一。"

我尝试了瑞秋博士提到的"讨厌—喜欢"练习，那就是探索这种关系的。在舒适姿态中，闭上眼睛，设想"我讨厌玫瑰"并重复，观察身体的感觉性质（类型、温度等）；然后反转为"我喜欢玫瑰"，观察由拒绝转为接纳之后，身体感觉发生了什么变化。我能感到胸口、肩膀等处有些微放松，改换"玫瑰"这个默想的对象，感觉还会有不同。

当然，个别情况下我睡着了……

其实并不是说我们都去成为自己的心理咨询师，追求"转化/蜕变"之类的目标。相关练习完全可能无感，再正常不过；问题是，哪怕仅仅是有意识地观察、体验到自己的身心在经历着什么，基本词汇也好，诗歌隐喻也好，哪怕多观察、体验到一点点，都会是相当难得的。

Tip 3　身体感受练习

坐姿或卧姿，保持舒适，进行3个深呼吸。

身体扫描。

意识集中在一个似乎"对我说话"的部位，探索这种感觉的性质；想象你正在用手握着这种感觉。问问这个部位，尝试对"我"说什么？或者说"我正在听着呢"。深呼吸到那个部位，可能在大脑中得到了反馈，或者浮现出一些回忆，或者感知上有了细微变化。

也可能什么也没有。耐心一点，花些时间与身体对话。

4.辨别：综合理解、应用收集的信息

不论有意还是无意，我们每天都在做出某些判断，试图理解自身，制造着一个又一个假设。我是不是又着凉了？是不是在为某件事生气？是不是又在思念某个人？

也可以说，这是随时在为自己创造一个"故事"。那最好创造得比较贴近真实。特定情况下，自然要积极寻求专业人士的帮助，可根本上来说，这里说的"辨别"，就是必须为自己弄明白的事情。

正像卡巴金博士谈论正念体验时所说，让别人替你吃饭是荒唐的。

一个颇具挑战性的事情是，辨别某个生理感觉的具体含义，什么时候"头痛就只是头痛"，什么时候还有内心情感方面的含义。诸多不适都有内心情感的源头，但也不都是。当有所辨别，从而找出可修正的、恶化自身状况的心境或行为，就有了应对的可能。

从这个角度来说，自己愿意去聆听、辨别的意愿，比实际取得了多大进展重要。"在学习理解身体语言的道路上，我发现身体既有复原力，又有宽容力。即便我只做了一点关怀自己的努力，小憩一会儿，伸展一下肩颈腰背，身体都会明显地感觉好多了。而如果长久地拒绝聆听，身体会加大音量对我尖叫，直到我别无选择，只能倾听为止……而一旦你开始学着倾听身体语言，你会发现它是一个清晰高效的沟通者，并且百分百支持你过真正想要也值得拥有的生活。"瑞秋博士说。

至于提高辨别力的方式，有意识的身体活动很重要。在这样的活动中，身体感觉、内心感受在进行着奇妙的双向传导，意识到了，就可以为己所用。理疗师会告诉我们，如果你感觉悲伤，会以低头、弯腰、缩肩的方式行走；反过来，当你以那种方式行走，会感受到悲伤。情绪会制造身体姿态，身体姿态也会制造情绪。艾扬格大师说，打开腋窝，就不会抑郁，也是在这个意义上成立的。

不难发现，瑜伽体式就是这样的有意识活动，或者如瑞秋博士命名的"身体智慧活动"。关于为什么这种活动（动作）是进行"自我完善"最好的方法，费登奎斯有一个总结，我认为非常明晰，略举如下：

动作，是神经系统主要功能的体现，是神经冲动动员了肌肉；而动作的改善，则反映了大脑和神经系统的改变。

所有肌肉活动都是动作，呼吸也是动作。呼吸反映用力的过程（骨骼结构不处于适宜的摆放状态，就不能组织合理的呼吸），呼吸也反映情绪，更对身体的非自主过程（消化、生长、营养系统）有敏锐反应。

动作是觉察的基础。（在"感觉"层面）直到信息传达到肌肉之前，身体内部的动作大部分是隐蔽、难以觉察的。（在"感受"层面）当人的面部、心脏或呼吸器官的肌肉组织形成某种模式，也就是恐惧、焦虑、开心等感受时，我们会知道体内发生了什么。

人的动作经验丰富，我们更容易辨识动作质量。对动作的了解，多过对情绪感受、思考过程的理解。

动作能力对自我评价很重要，比如行动的困难，会扭曲自尊。

动作的完善，也能促进习惯的改变。

所以意识到动作练习与自己"身体智慧"的关联之后，就会明白，实际上要练习的，不是书本上、老师口中说的"别人的瑜伽"，而是自身需要的、想要的活动。那必须是自己的瑜伽。

Tip 4　身体智慧活动

坐姿或卧姿，保持放松，做3个深呼吸。

将意识集中在最近一个困境中。

扫描身体，观察当你考虑这个困境时身体的感觉，探索这些感觉的性质。

轻轻地让身体以它想要的方式移动。感到呼吸急促时，你可能想摆动胳膊、打开胸腔。直到身体感觉完整了。这可能会花30秒，或者30分钟。深呼吸、放松，让身体以它想要的方式"对话"，观察出现的记忆或感觉、感受。

谢谢身体与你对话，不管这次是否接收到信息。深呼吸，睁开眼睛。

当你以自己身体需要的方式去运动、饮食和休息，

一种全新等级的能量和灵感会随之产生。

——瑞秋·卡尔顿·艾布拉姆斯

体商在生活中的延伸

难能可贵的是，瑞秋博士将"体商"（身体智慧）纳入了生活的5个基本面，这个大的语境。相较于仅将瑜伽作为一种身体锻炼，整合的视野确属必要。

这5个基本面分别是：饮食、睡眠、运动、爱（关系）、人生目标。

1.饮食：比体重增减更重要的是滋养身体

首先，最好从习惯性、情绪性、上瘾性的食物中解脱出来。试着辨别身体真正想要的是什么。通常当人缺乏睡眠的时候，会

渴望糖，劳累的身体在说，不行了，来一些快速能量吧……实际上真正需要的，是小睡一会儿。有时候，是出于焦虑、厌倦才想吃东西，那么不妨给自己一些替代选择，比如聊天、音乐、跳舞……

瑞秋博士说，食物的内涵是慰藉，是快乐，是奖励和庆祝："我不是个食物极端分子。人应该偶尔享用一些甜点，饮食需要一点不同的调和，才能感觉最好……关于你到底想吃什么，身体智慧是可以帮忙的。"

与害怕吃肉长胖的流行观念不同，她建议要适量摄入健康脂肪。事实上那会让你吃得更少，而且总比包含大量添加剂的食物好。食品记者迈克尔·波伦（Michael Pollan）在《吃的法则》一书中提出，尽量少吃"你的曾祖母认为不是食物的东西"。

所以瑞秋博士认为，用健康脂肪取代无意义的碳水化合物，对大多数人来说，是前进了一步。

2.睡眠：让身体与精神都获得休息与充实

没有什么养生方法，能够弥补长期缺乏睡眠带来的损伤。有研究认为，现代人比历史上任何时候，都工作得更多。那么"身体智慧"意味着当你劳累时，就去睡觉。即便有身不由己的例外，只要条件允许了，优先考虑还上"睡眠债"。

众所周知，电子屏幕的蓝光会干扰睡眠，不像过去一直在促进睡眠的烛光和火光。睡前读一下书，在我体验中是更好的选择，尽管隔绝手机确实比较难。

另外，身体扫描或者摊尸式，能够让人获得短暂的高质量休整，这也不难体验到。

3.运动：加强力量、平衡、柔韧性

这是各种体育运动都在增强的素质，我认为瑜伽体式于此没什么不同，不应试图在瑜伽体式与体育运动的人为切割中，寻找什么优越感。事实上，从事多种运动类型，总体上是有益于健康的。

瑞秋博士有个提法很好，就是多考虑"活动"，生活不应只有专门场合的运动锻炼，家务劳动、四处走走也是可以的："一天一万步的目标很不错，要小心那些疯狂的运动计划。"

4.爱（关系）：用友谊和热情丰富心灵

爱与亲密关系，对健康有很大影响，比是否吸烟的影响大多了。有研究表明，孤独会让人早逝的可能性增加200%~500%。

关于亲密关系对健康的影响，国外有一个"心脏保护伞"的研究。科学家曾对美国小镇罗赛托进行了长达50年的研究，那是一个意大利裔的社群。在前30年的研究中，该镇心脏病发作率显著低于周边地区，虽然吸烟、不良饮食的比率相同，他们也去看同样的医生。那时候，该镇居民一般是祖孙三代住在一起，普遍忠于家庭和宗教。从20世纪70年代开始，传统发生改变，家庭关系没那么紧密了，该镇心脏病发作率提高到了周边地区的水平。

瑞秋博士对此的解读是："人与人之间的紧密关系，形成了一种保障。心脏不仅是一个血液的打气筒，它实际上有着复杂的神经网，是一个能够对爱和连接产生强有力回应，并展现智慧的器官。"

我此前听到资深瑜伽老师谈"瑜伽就是关系"，所以对此毫不奇怪，卡巴金博士也提出，正念就是关系："关系本身赋予生活以意义。当感觉到与某种事情相连，连接立即让你的生活有了目标。我们已经看到了这种关系，即使是与宠物的关系，也对健康有保护意义。我们也看到，亲和、意义和统合感都是幸福的属性。我们甚至认为那即是核心。"

作为一名整合医师，瑞秋博士有时候真的会给患者开一张处方：养一只狗吧。或者加入一个编织小组（瑜伽社群也不错），和闺蜜共度一个周末，和伴侣约会，给对方做个按摩（据说真的有用）……

5.人生目标：找到生活意义与工作之道

这里援引玛吉·皮尔希（Marge Piercy）的一首诗，来作为工作意义的说明吧：

> 世界上的工作就像泥土一样寻常，
> 失败了，抹在手上，化为尘土。
> 但是值得好好去做的事情，
> 满足、干净、显而易见。
> 希腊人装酒装油的土罐，
> 霍皮人装玉米的花瓶，
> 如今摆在博物馆。
> 但你知道它们只是工具，
> 就像大水罐想要被装满水，
> 工作中的人才是真正的人。

觉知力，就是观察力，二者是同一回事。

——斯瓦米·韦达

体商与瑜伽传统的不同话语

对瑜伽传统而言，以上相关认知和练习想必是相当初级的。古时不同文明的修行者，并不具备今天的自然科学知识，然而他们对于今天所谓思维科学，对"心"或者说意识的探索，是超乎想象的。至于我们，基本不是修行者，这些初级的内容已经有足够的实用价值。

以瑜伽的话语，我们这里应对的是"散乱"（涣散）的心之状态；而以科学的话语，则是我们在缓解快节奏、高压生活带来的"长期应激反应"。一个显然的对照是田鼠，当它从鹰爪下逃回洞穴，应激反应很快消失，照常吃东西、照顾幼崽，而不会忧心忡忡："天啊刚才我差点被干掉！老鹰再回来怎么办？明天我被吃掉怎么办？"

虽然动物心理难以观察，身体和行为上是清楚的；似乎只有人类，依靠强大的思考能力，会陷入糟糕回忆和对未来的恐惧中，扩大和延长应激反应，进而造成各种身心问题。

瑜伽指出的路径是，让觉知向内，朝"专注"的方向努力。平常资质的话，需要先有"信、进、念、定、慧"，其中本文呼应最多的是"念"，也即"念住"，持续地觉知，观察身体姿势，观察呼吸进出，等等。今天的正念体系，大体也是从此入手，推而广之，这也是几乎所有禅定方法的基础法门。用科学的视角，可以理解为协调情绪、思考以及身体的各个系统。

不同修行体系千差万别，瑞秋博士有一个总体评论是：从健康的角度，不论是怎样的修行方法，只要包含同情、谦卑、正直和敬畏生命的价值观就可以了。以我的理解，这几乎就是《瑜伽经》以及佛学强调的"慈悲喜舍"。"慈悲喜舍"带来的"清明愉悦心"，也不外乎就是神经系统以及整体身心的平衡。

再往前，就很难同行了。围绕觉知（念住）的"体商"训练以及初步瑜伽练习，最多摸到一点"伴随观察"的有智入定（入定，即三摩地）；无智入定以及"独存"（独耀）状态，基本只能作为我们的谈资；瑜伽哲学里的"明辨"等概念，也远非前文提及的含义了……

到这里，我认为特别值得思考的是，来自整合医学的"体商"训练，对照今天不断发展的瑜伽、正念等体系，双方既有基于身心规律的相合之处，也有朝向不同目标的路径分别，但都在不约而同地强调，不论你从哪个切入点入手练习，进行自我关照或"自我完善"，都要进行结构性的努力，或者说，是去做整体的优化：

在具体技术上，这个结构性包括了身体、呼吸和意识；

在时间维度上，这个结构性包括了传统智慧与现代科学；

在空间维度上，这个结构性包括了生活重要的几大方面，饮食、运动、睡眠、人际关系以及根本的价值观……

祝大家在与身心的紧密联系中，获得健康喜乐。

当你去餐馆的时候，吃的并不是菜单。你须得真切地吃到食物，它才能滋养你。

——乔恩·卡巴金

需要注意的是，本文提及的相关练习，更多是服务于自我关照的目的，并不能替代任何必要情况下的医药治疗。

参考资料：

［美］瑞秋·卡尔顿·艾布拉姆斯：《与身体对话：终结疲惫的

自疗启示录》，刘倩译，北京联合出版公司，2017年。

[美]乔恩·卡巴金：《多舛的生命：正念疗愈帮你抚平压力、疼痛和创作》，童慧琦、高旭滨译，机械工业出版社，2018年。

[以]摩谢·费登奎斯：《动中觉察》，林若宇、曹晓东、郭建江译，北京科学技术出版社，2019年。

[古印度]钵颠阇利：《瑜伽经》，黄宝生译，商务印书馆，2016年。

[古印度]斯瓦米韦达：《〈瑜伽经〉三摩地篇述要》，石宏译，中央编译出版社，2017年。

从小女生开始，裨益每一个她

采访/子玉

　　与孙小宇老师的这次谈话，预定的主线是谈经期对孕育过程的影响，实际展开的时候，贯穿着一位女性不同生命阶段的健康。本着"凡事预则立"的思路，小宇老师提出，要从小女生阶段，为经期的到来做好准备；要从备孕阶段，为产后恢复做好准备；要从年轻时代，为更年期的到来做好准备。不同阶段有不同的瑜伽练习侧重点，而背后的理性思维与关怀是一致的。

　　子玉：对于很多女性来说，痛经是常见的困扰。老师在教学过程中，遇到了很多这种案例吧？

　　孙小宇：多年之前，我之所以做"女性私密瑜伽"的规划，是因为一件事情对我的触动很大。

　　有一位学员，将近四十岁，未婚、未育，有自己的事业，各方面都很优秀。当时她的经期问题非常严重，月经是每3个月，甚至半年来一次，每一次都痛得打滚。帮她做调理之前，我问她："你痛经这么多年，小时候妈妈没有告诉你怎样去改变它吗？"她回答："妈妈说不用改变，以后生了孩子，就不痛了，妈妈以前也痛经的。"这个回答深深触动了我，原来很多中国女性对痛经并不了解。

她还告诉我，12岁开始住校的时候，一直都很独立，第一次来月经，没有人告诉她该怎么办，她还拼命喝冰水、淋雨、跑步。所以从第一次开始就痛，而且非常不准时。这让我想到，一个女孩的痛经，不仅是她个人身体的问题，更多的是，作为母亲，能不能给孩子一个正确的认知，让她知道应该善待身体的这一生理部分。这种影响，会延续到她三四十岁之后。

你会发现，一般月经正常的女性，到三四十岁，她的状态还很好；但是月经不好的女性，到一定年龄，很容易疲劳，最终影响工作、家庭等方方面面。

子玉：老师通过哪些方式去帮助她的？

孙小宇：首先让她知道月经的重要性，然后做相应的练习，进行生活方式的调整。她的改善还是蛮大的。练习包括体式、呼吸、冥想，结合了手法和艾灸。就体式而言，仰卧束角式常被用来改善痛经状况，不过痛经的原因有多种，有原发性的，也有继发性的；有人第一次来月经就痛，有人是生了宝宝才痛，原因都不一样，所以能够改善的方式也会不同。

子玉：在现实生活中，经期问题不只是痛经，特别是对于孕育期的女性，非常要紧的事情是孕育。而多囊卵巢综合征、月经不调等状况，会造成难以怀孕的问题。除了去医院治疗，瑜伽可以为此提供怎样的价值？

孙小宇：确实有些人努力很多年，还是很难怀孕，去医院了解根本的原因，发现是多囊卵巢综合征，还有输卵管堵塞等。不仅仅是女性，男性的生育能力相较以前也降低了，很多都需要就医治疗。

在女性备孕这方面，这一问题与生态环境、饮食习惯也有很大关系。在我们父母那一辈，更不要说祖父母的年代，没有空调，没有那么多冰镇饮料、生冷食物，这些对身体的影响其实蛮大的。

女性的身体要具备怀孕的条件，需要骨盆区域的稳定性、力量和柔韧性。"稳定性"意味着你的骨盆是正位的，对内脏的挤压少，里面的流通很好；要有"力量"，因为在孕期你要承担宝宝的重量；"柔韧性"意味着骨盆区域的血液循环良好，那自然会令这一区域保持温暖。女性孕育生命的地方，应该是一个温暖的环境，只有温暖的环境，才能让宝宝在这里着床、生长、发育。

如果一直没办法怀孕，医院里面有更多方法和建议，同时在个人生活习惯上，包括合理运动方面，要有一定的配合。瑜伽恰恰可以在这些方面帮助女性，准备身体的必要条件，同时也有助于释放压力，平静内心。

子玉：生活习惯的改善，本是"女性私密瑜伽"服务体系的一部分，对吧？

孙小宇：是的，不只是做体式。

女性备孕要分两个阶段：第一个阶段，从自己的体能、体态，从身体的新陈代谢这些方面，进行相关的调整和练习。这个阶段男性也要练习，以有氧运动为主，另外戒烟、戒酒。

第二个阶段，比如说进行3个月的体能、体态调整练习之后，女性要做针对性练习，以骨盆区域练习为主。我个人比较喜欢阴瑜伽的练习，它更多是针对下半身、以骨盆区域为主的，这可以增加骨盆区域的柔韧性，促进血液流动。仰卧束角式可以练，但是不能过度开髋。

平时如果有时间，有自我保养习惯的话，每晚可以泡一下脚，水面超过脚踝上方三阴交的穴位，也可以在足底和肚脐艾灸一下，对女性是很好的保养。

子玉：现在针对年轻女性的"开髋"主题课很多，应该怎样理性看待这种练习？

孙小宇：有学员问我，听说过度开髋会导致产道松弛，或者盆底肌松弛，是这样吗？确实会有影响。

不少女生可能有骨盆的高低（不平衡状况），骨盆本身不对称，当她们做过度开髋时，比如做很多所谓横叉、竖叉（一字马），就会加重骨盆左右两侧的不对称。而盆底肌是附着在骨盆上的，当骨盆的不对称加重，盆底肌的附着点变得不稳定，张力就会不均衡，进而导致盆底肌无力。盆底肌无力，又造成产道的松弛，同时影响大腿的内收肌群。

所以做开髋体式的同时，也要做"强化"，让髋部不仅有柔韧性，还要有力量与稳定性。对大部分女性而言，缺少的不是柔韧性，而是稳定性，她们需要做叠加练习，先练力量，再练柔韧性，再练力量……

观众提问：我也想练一字马，是不能练吗？

孙小宇：一字马可以练，但要明白做这个动作的目的是什么。瑜伽遵循的是阴阳平衡，有开，就要有合；有阴，就要有阳。做完一字马，还要做加强大腿力量的练习。对于开髋体式，内收肌群的力量很重要，所谓横叉不是用力把它拉开的，而是用拉伸—强化—再拉伸—再强化……这样的方式，反复练习，让它稳定、安全地进行。

其实从人体测量学的角度来说，男女的解剖结构有差别，人与人个体之间也有不同，所以不必都追求做到同样的最终姿势。

另外，练开髋体式之前，需要先了解你的骨盆是否稳定（对称），如果你有高低骨盆，就不适合练开髋，否则会加剧髋部的不稳定。

对普通人来说，在产后，包括孕期（尤其是孕晚期），也不能做一字马，因为在孕期身体会产生松弛素，这种松弛素会让关节、韧带、筋膜、肌肉变得不稳定，在这种不稳定的前提下，还去做比较强烈的开髋，会对产后修复造成很大负面影响。所以产后不要急着去开髋，你的稳定和平衡才是最重要的。

同时我们在实践中发现，顺产的女性的骨盆会恢复得比剖腹产的好一些。因为在顺产过程中，身体接收到了分娩的信号，生完之后，身体会有另一个信号，让它自己恢复回去；而剖腹产的情况是，身体没有接收到这个信号，但身体在孕期已经打开了，产后就没有那么好地去做自我修复。通常认为剖腹产的妈妈恢复得快，事实上自然分娩的女性恢复得更好。

子玉：除了可能从少女期就开始的痛经问题，月经不调等原因导致的备孕问题，您在"女性私密瑜伽"的教学中，还遇到过哪些常见的状况？

孙小宇：关于女性私密，其实涵盖女性的一生，从小女生到成年、孕期、产后、更年期、老年，不同阶段有不同的问题：

小女生阶段，是要提早做准备，在她即将进入下一阶段时，就让她明白，有些生活习惯会对健康造成影响，并且可以做相应的练习。比如有关骨盆区域的活动度、力量和稳定性的练习。但不要过度开髋，尤其是柔软的女孩子。

备孕阶段，首先是让月经正常起来，合理运动、内调也非常重要。这样才容易受孕，到了孕期也会比较舒适，宝宝生下来，能吃、能睡，比较好带。宝宝在子宫内，是否住在了一个温暖舒适的"房子"里，这直接影响宝宝的身体状态，也影响他们的性格。从准妈妈到孕妈妈，都需要保持良好的"内环境"。

产后坐月子，并不是躺在那里，什么都不能做。要视乎个体情况，通常顺产之后24小时、剖腹产之后48小时，已经可以做相应的一些练习，不是剧烈运动，只是四肢的简单活动要先做，这可以减少水肿。

产后修复期的练习，需要考虑稳定性。很多妈妈生完孩子之后，出现骨盆疼痛，此时不宜追求过度打开的动作。我在这些年教学中发现，不少瑜伽老师也有骨盆疼痛，包括耻骨角度错位造成耻骨痛的问题。我们带领着做一些修复，过一个星期，她又来了，说耻骨又痛了，问及原因，她说她做了几个大劈叉……

再往后，虽然目前大多瑜伽练习者还比较年轻，但也有必要为更年期做准备。我常说，从心理学角度讲，是不会有更年期这回事的——它是一个正常过程。女性从25岁开始，身体就开始发生变化，肌肉含量、激素都在流失，40岁之后就更加明显。更年期这个阶段的运动，我的建议是，减少高冲击的跳跃练习（比如跳远），因为在肌肉和激素流失的情况下，高冲击的跳跃练习会造成盆底肌的松弛、下垂，还会造成关节不稳定，尤其是髋关节。如果在落地的瞬间一只脚先着地，可能造成这边髋关节的失衡。

到了更年期，也不要做过多柔软度的练习了。我看到有中老年女性在公园里，做那些高强度的劈腿动作。超过身体负荷的练习，在这个年龄段是不适合的。还比如类似负重深蹲的练习，会加大盆底肌所受的压力，甚至造成失禁。

为更年期做准备，适宜做行走、慢跑等运动，练瑜伽的话，以阴性、柔和的练习为主。可以有部分力量练习，前提是营养要跟得上，随着年龄逐渐增大，摄入足够蛋白质，补充气血，能减缓衰老的速度。

子玉：对于女性不同的生命阶段，您都强调建立正确观念的重要性。其实我们常看到一种观念交锋最激烈的场景，就是针对如何坐月子的，地域与代际观念差异很大。你们在教学中，怎样对待这种观念冲突呢？

孙小宇：有教培学员问我，产妇在月子里该吃什么？我的答复是，除了做那些科学的、循序渐进的月子操，做月子瑜伽私教之外，不要给产妇过多建议，让她听婆婆的或者妈妈的，不要让她在这个阶段陷入家庭矛盾。

产后女性的情绪波动，本来就很大了，所以一位有经验的孕产瑜伽老师，懂得顺势而为，首先让产妇开心。她们的家庭和睦，非常重要。实在要谈产后饮食，应该是营养师给她们建议，我们只做我们该做的那一块。

子玉：特别认同这一点。

孙小宇：现在产后抑郁的发生率在升高，这与产妇的身体状态、人际关系都有关。产后她们的内脏不能马上、完全地回到原来位置，内脏的张力也不一定均衡，交感神经系统、副交感神经系统无法正常工作，加上哺乳影响睡眠等因素，这都会直接影响产妇的情绪。所以在孕期之前，夫妻两个去参加一些学习，可以为产后做好准备，从而能够相互理解，减少矛盾。

我们又回到了这一点：产后修复，从备孕期就开始了。

子玉：老师在自己的探索过程中，怎样看待女性瑜伽这种新事物？对有志于成为一个优秀孕产瑜伽老师的朋友，有什么建议？

孙小宇：我是从2001年开始从事瑜伽教学的，早有人跟我讲，在印度，瑜伽是男性练习的。但有一点我很感兴趣：印度普通女性虽然社会地位不高，每天进行大量劳作，可是她们来月经的时候，就可以休息。因为印度人知道，月经决定的不仅是她们的身体疼痛与否，还决定了这个家庭的后代。整个家族的兴旺，都是和女性的经期相关的。我认为，女性瑜伽的产生，一定是因为，人们觉得这是对女性而言非常重要的事情。有这样的需求，才会有这样的事物。

我们现在练习瑜伽的，大部分是女性，而我更愿意把瑜伽理解为一种服务，它让更多人变得更好，而不是设置一个框架，说它是该谁来练的。它其实是服务于众生的。

非常幸运，我见证了瑜伽这个行业的不断成熟。一开始瑜伽只是健身房里的一个课程，逐渐有了专业瑜伽馆、这么多的练习者。在今天，要成为一个优秀的孕产瑜伽老师，除专业技能之外，还要有自己的职业规划。十几年前我就知道，我的职业发展方向，就是以女性瑜伽为主，那我所做的知识储备，都是和女性相关的——女性的解剖学、女性的营养学、女性的心理学、和中医内调相关的女性知识，等等。

如果只是觉得这个很轻松，或者不靠这个生存，那么你的发展方向不会很清晰。所以如果要在这个领域走下去，值得花一点时间去思考。

孙小宇

女性私密瑜伽创办人，纳迪瑜伽学院院长，瑜伽之爱公益大使，从事瑜伽教学20余年，将瑜伽融入生活，致力于女性瑜伽推广和传播。

对孕产瑜伽的现实思考

采访/吕晓丹

本文整理自安·达·席尔瓦（Ann da Silva）老师的访谈，她谈及孕产瑜伽教学中一些原则性的问题，比如"矫正手法"的安全性、实效性及合法性，虽然现实有可以理解的困难，但不意味着科学思维就失去了价值。

吕晓丹：老师从开始教孕产瑜伽，到后来培训孕产瑜伽导师一直到现在，有多长时间了？

安·达·席尔瓦：没有记错的话，开始培训第一届孕产瑜伽导师大概是在2010年左右，当然教孕产瑜伽就早在那之前了。作为一位培训老师的老师，我觉得必须做好充分的准备和了解，必须对自己所教授的内容烂熟于心才能进行教学，因为她们不仅是学生，她们还将作为老师去帮助更多的人。

吕晓丹：我们知道老师所开设的孕产瑜伽教培，是经由全美瑜伽联盟（Yoga Alliance）所认证的。那么想请问：全美瑜伽联盟对于培训孕产瑜伽导师的老师有什么具体资质要求？

安·达·席尔瓦：全美瑜伽联盟最近在进行改革，在学院的认证期限到期后，会有一些新的要求变化，我们在这里主要还是讲讲旧有的认证条件。

如果你要成为一位能够培训新老师的孕产瑜伽导师，首先你要具备E-RYT200的资质，也就是说，你必须是一名资深的瑜伽老师，而这个条件要求你在成为联盟认证的200小时培训导师（RYT200）后，还要教课满1000个小时，这样就可以在联盟继续申请认证为资深瑜伽导师（E-RYT200）；但要成为孕产瑜伽培训导师呢，还须另外完成一个孕产瑜伽导师（RPYT）的培训并教课超过30个小时。只有在同时具备这几项要求后，才能拥有培训新孕产瑜伽导师的资格。

当然，培训新老师的教材和内容也须经过联盟审核，这些教材的设计及内容都需要符合他们的规范要求。而在今年①改制开始落实后，认证也会更加严格规范。

吕晓丹：在这十几年的孕产教学过程中是否遇到过什么难题？老师又是如何面对和解决的？

安·达·席尔瓦：当然是有的。很多人不敢或者说不愿意教孕产瑜伽的原因就在于，它会涉及很多专业知识，曾经有学员在课上问过我，剖腹需要切多少层？这类问题算是比较深入的了，但因为我的课上经常会有妇产科医生或是女性健康职业人员，包括助产士、导乐师或是护士等，所以我对这些知识也会有一定的了解，我能够从她们身上学到很多。

但其实，有些问题作为孕产瑜伽老师并不一定需要完全了解，有些完全是医学专业方面的知识，不要不懂装懂，在教学的过程中，不断学习拓宽、不断弥补更新，我觉得就可以了。

---

① 访谈时间为2019年。

　　每一届的培训，我都会遇到不同的难题，但是对于我而言，我觉得这是一个改进、更新和完善我培训内容的一个机会。比如说，因为我最开始接受的孕产瑜伽培训课程是在加拿大，而分娩教育知识的进修是在美国，所以我关于这方面的知识基本属于北美体系，引导理念和就医习惯等也会遵从北美医院的惯例，所以在香港做前几期孕产教培时，我也会跟参与课程的妇产科医生进行讨论。因为不同医疗体系关于分娩和就医的理念或许稍有不同，但是在经过讨论和研究后，基本都能达成共识，因为其实殊途同归，都是为了保障孕妈妈能够健康安全地分娩。

　　但对于我来说，最大的一个挑战可能是近期在内地的一次培训，那也可以说是我教学生涯中一个重要的节点。当课程快要结束时我才发现，班里很多来上课的学员是想学到快速有效的调整手法，还有就是针对孕期或是产后不同症状，能够有效缓解的明确体式或序列，比如说解决腰背疼痛的5个体式之类的内容，而对背后作用的机制和原理并没有太多兴趣。

　　我觉得这是一个挺需要关注的问题，学员们也需要慢慢去意识到。确实，针对某个症状，老师给几个体式或是特定的序列，并不是什么难题，关键在于：如果这些体式在某个特定的孕妈妈身上不起作用，甚至因为某些原因不能练习，作为老师的你是否能够及时转换，设计出合适的变体？其实如果能够理解这些体式或者序列编排背后的原理，就能够衍生出几十甚至上百种不同的练习方法；另外在手法调整上面，我知道她们的诉求后，确实有点惊讶，我过去在欧美和香港教学那么多年，还从没有遇到过要学矫正手法的情况。

　　但这确实是老师和学生双方需要去调整和磨合的地方，也因为这些经历，我也认识到自己的教学思维和方式，可能也需要根据不同的文化环境和学生背景做出一定调整。但是，根本的准则和理念还是不能变的。

吕晓丹：这似乎也是现在孕产瑜伽课程存在的两个问题，要么就是过于谨慎，要么就是过于大胆？

安·达·席尔瓦：对，这两种其实都有点极端。主要是因为大众对于孕产瑜伽培训还缺乏一个正确的认知，一方面有的老师为了明哲保身，会过于小心翼翼，害怕稍微动一下就会威胁孕妇安全，因而一直不敢涉足；另一方面，有的老师则胆子过大，在没有确切掌握的基础上就随意下手调整……

吕晓丹：是的，正如老师方才所说，我们也了解到现在很多瑜伽老师去参加孕产教培课程时，都会想要学一些快速见效的矫正手法或技巧，这具体指的是什么矫正手法，老师可以介绍一下吗？

安·达·席尔瓦：其实这里涉及很多方面。

比如说到怀孕后期，宝宝的头没有朝下。我们都知道一般情况下，到怀孕后期，宝宝的头会逐渐转成头下脚上的姿势，若是宝宝一直是头在上的话，就会存在"胎位不正"的情况。

有一些老师可能会想着能够通过一些手法帮孕妇推转，让婴儿来到头朝下的方向。这看起来好像很有吸引力，单是依靠一定的"手法"就能够让孕妇免去剖腹的困扰，但要知道，这种胎位的矫正，必须要由资深的妇产科医师来操作，而且对于孕妈妈本身也有许多要求。如果是一胎或是存在健康问题，甚至是孕期情况不太稳定的孕妈妈，医生一般都不会建议做这个调整。

另外，整个调整胎位的过程还需要专业医学仪器的辅助，比如B超和胎心监护，来对孕妇和宝宝情况进行监测。即便这样，成功率也只有6成左右，让宝宝回到头朝下的方位，而且还不敢担保会不会再转回去，胎儿的安全也存在一定的风险。因而，即便是有着丰富经验的医生都不敢担保自己能够操作。

所以我最初听到学生想要学习这种手法时，真有点被吓到了。如果学生本身有医学背景，又有充足经验，我并不否认这种手法的有效性；但如果只是想通过几天的课程就贸然下手，那无论是对孕妇还是对胎儿都是非常不负责任的。

当然，我也确实不大清楚矫正手法到底是在什么时候开始成了瑜伽的一部分，传统瑜伽里所讲的技巧是体式、调息、唱诵和冥想，孕产瑜伽虽然是适应新时代发展的产物，但我相信也不会和它的本质分离。

我们要明白，由古至今，无论是中医还是西医，都不曾建议随意徒手进行胎位的调整。孕妇在出现胎位不正的情况时，医生并不会贸然让物理治疗师或是护士插手调整，即便是真的要动手矫正胎位，也需要在多重评估之后，由高度专业和有着丰富经验的医生来操作。既然如此，为何如今的我们能够接受非医务人员在孕妇肚子上进行这样的操作呢？

吕晓丹：那么，除了对胎位调整的问题需要重点关注外，还有什么其他手法需要注意的吗？

安·达·席尔瓦：孕期讲得比较多的就是胎位矫正手法，而产后则更多了。比如说，关于"假胯宽"的问题，产后妈妈因为刚刚生完宝宝，髋关节韧带变得松弛，髋关节的股骨头向外，导致整个髋变大，看起来就显矮显胖，也就是所谓的"假胯宽"。

现在市面上很流行的一种矫正手法就是针对"假胯宽"的。但其实我们认真考虑一下，为什么会出现"假胯宽"现象呢，就是因为固定髋关节的韧带松弛了。那为什么会松弛呢，其实是孕期激素的影响。而在分娩结束后的几个星期，随着激素的恢复平衡，这些韧带也会逐渐收紧固定，即便是没有去做手法矫正，髋部也会因为韧带的收紧慢慢缩小。

其次呢，如果你去咨询一些骨科医生，他们会告诉你，确实存在这种针对"假胯宽"的矫正手法，但他们并不建议对月子期甚至是产后半年的妈妈施行。因为那段时间，产妇们的激素还未完全调整到平衡状态，身体韧带还比较松弛，如果在这期间，反复通过一些手法对髋部进行调整，只会令韧带更加松弛，导致髋关节更不稳定，长远来看并不科学。

吕晓丹：也就是说，即便这种"假胯宽"的矫正手法，一般也是需要专业的骨科医生来操作的？

安·达·席尔瓦：是的，而且这些医生在产妇分娩后的半年里，一般也不会帮她们做这样的调整。

吕晓丹：其实，矫正手法本就不属于瑜伽老师的领域吧？

安·达·席尔瓦：确实，我们可以看看，骨科医生学习这门技术需要掌握多少理论知识，需要多少实操检验，需要多长时间的锻炼；但是瑜伽老师呢，一般学习产后瑜伽的课程也就十天半月，短的甚至几天就毕业，这明显已经超出瑜伽老师的本分。世界卫生组织（WHO）非常认可瑜伽理疗的效用和重要性，但值得注意的是，他们从未将"动手调整"学生作为瑜伽理疗的一部分。

所以，其实如果我们在孕产瑜伽导师培训中教的是，怎么去矫正"假胯宽"的手法，怎么动手去调整孕妇的胎位，那我们可能随时会被国际性的瑜伽协会、理疗协会除名，这些并不符合瑜伽理疗的理念，也不可能获得国际的认可。

吕晓丹：由于国内现在的孕产瑜伽发展仍属初期，大众对于孕产瑜伽的了解还不够深入，所以如果出现事故，甚至有可能会遭到全盘否定，就像之前出现的一些"练瑜伽是自残"的言论，引用的也正是这些比较极端的例子。老师觉得可以如何帮助人们正确认识孕产瑜伽呢？

安·达·席尔瓦：是的，如果缺乏科学和谨慎的理念，我们可能会把孕产瑜伽推进火坑。但我们也要看到，在欧美和中国香港，很多女性会参加孕产瑜伽的练习，其实香港的孕产瑜伽，我不敢说自己是第一位推广的老师，但能排进前3位。从十几年前没有人来上孕产瑜伽课，渐渐地，一些人开始来咨询和参加孕产瑜伽的练习。她们一些是因为在国外有所接触，一些则是因为身体存在一些不适，包括水肿和腰背疼痛的问题，再到现在大众对于孕产瑜伽的普遍认可。她们不再是因为身体不适来参加课程，而是为了注重身心的舒适，甚至大部分来上课的孕妈妈，身材都保持得很好。

所以，我可以看到这十几年来香港市民们对于瑜伽，包括孕产瑜伽观念的改变与进步，这真的给了我一种很大的满足感，即便我未来不再教瑜伽，我依旧会为自己在引导这个市场变化中所做出的贡献感到满足和自豪。但反过来，如今在内地走孕产瑜伽这条路似乎又回到了我开始的阶段，有点逆流而上的感觉，因此要在这条路上坚持并不容易。

曾经有学生跟我说："老师，我收学生几百块钱一节私教课，如果我不能够让她们在一两节课上看到身体明显的变化，那她们可能就不会再来上课……"因为她针对的是产后修复课程，我给她的回答是："你想想，产后妈妈的身体是经过前后9个多月的孕期慢慢演变成如今这个样子的，或者我们暂且忽略孕期前3个月对孕妈妈身体的影响，因为那个阶段可能受胎儿重量影响还比较小，但后面那6个月对身体的累积影响，你觉得能够通过一两次课程就得到解决吗？如果你觉得可以但因为自己没有做到，你就对自己产生怀疑，甚至认为自己是失败的话，我想告诉你，抱歉，这不仅是对你自己专业知识的不尊重，也是对于人体的不尊重，因为身体的修复是需要时间的。"

所以，当出现这种理念上的差异时，我也会直接说明。

我知道，现在在很多大城市，很多老师因为经济压力、市场竞争的问题，所以无论是接收到的信息还是追求的理念，都是以快速高效为好，但我们要明白的是，瑜伽的效用是细水长流的，它并非即时见效的。你可能上完一节课走出教室，身体并没有什么特殊感受，走回家冲完凉依旧没有明显感觉，但第二天起床，你会发觉自己睡得很舒服，起来精神也特别好，这些都是比较深层的影响，你并不能够即时感知或量度。但如果你能够给它一点时间，多点了解、多点接触，你会发现它给你带来的效益是更为长远的。

虽然这真的很难，现在很多孕产瑜伽课程主要是放在产后，比如说1万多块的课程帮你在10天快速修复腹直肌、甩掉大肚子或是三四次手法调整恢复身材等，但正如我在培训中一直强调的，产后妈妈为什么需要坐月子呢，其实是让体内失衡的妊娠激素、松弛素等恢复到平衡状态，这样身体的韧带和肌腱也能够慢慢收紧，而这些都与髋关节、骶髂关节的稳定息息相关。随着韧带的收紧，髋关节也会慢慢回缩，整体身材骨架也有所回缩。所以，即便不做任何手法调整，只是待在家中休息，随着激素作用的减退，分娩后的身体也会慢慢收紧，骨盆也会逐渐回归原位。

当然，如果我们能够做一些适当的运动练习，或是对一些日常生活习惯加以调整，那就会更有益于身体的恢复。但我们也要注意，不当甚至错误的动作则可能会进一步导致恶化。举个例子，很多妈妈在哺乳的时候因为右手抱宝宝，所以会习惯性地翘起右腿来支撑，而这个动作其实在无意间帮助收紧了右侧的髋关节，而相应的左侧髋关节韧带则是被拉长了。如果每天需要进行4到5次哺乳，与此同时，产后妈妈的松弛素作用不断减退，韧带收紧的过程又受力不均，久而久之就会出现关节韧带一侧较松一侧较紧的情况，导致骨盆不正，进而出现走路倾斜、腰酸背痛甚至是坐骨神经痛的症状。

其实对于这些状况，如果我们能够在产后适当做一些合适的练习，使得这些肌肉和韧带都能达到平均收紧的状态，甚至把这些练习延伸到我们日常生活习惯中，加以改变和调整，很多问题都是可以有效避免的。

再说到产后的手法矫正，其实认真想想就可以知道：半个小时或1个小时的按摩或是调整，是否真的能够改善在此之外那23个小时的不良姿态呢？它们是否真的足以相抗衡呢？

你说我是不是没有跟上时代发展，不接纳一些新元素的融入呢。说实话，最初学员告诉我想学这些手法时，我很震惊，但在课程之后，我也会深入地去研究，然后和相关领域的专家探讨，这种手法是否真的对孕妇/产妇有帮助，它们是否能够作为孕产瑜伽的一部分，瑜伽老师又是否具备这样的资质去教授这些手法。针对这些问题，我也专门和一些业内非常出名的脊椎神经科医生讨论过，当然还有国内外一些妇产科医生和骨科医生。因为确实我对现在这种被广为推崇的"手法矫正"现象也挺好奇的。

而他们给我的答案则是：这些手法确实能够马上看到效果，但这种效果带有一定的取巧性。譬如说，现在有位产后妈妈去做"假胯宽"调整，在完成一些按摩或是拉伸的矫正工作后，髋关节的大小可能在矫正前后的量度中会有明显变化，但其实那是因为产后激素还在起作用，韧带还比较松弛，无须特别专业的手法就能够将髋关节往内推，整个骨盆测量起来自然就小了。问题是产后妈妈离开矫正师回家后，髋臼窝依旧会变松；而在下次做调整时，髋关节因为韧带的自然收紧也在逐渐回缩，所以再次测量时自然是比前次要小，许多人会错把这自然的恢复当作是手法矫正的结果。

因此，我所咨询的专业医生，无一例外，都是建议：不要在产后半年内做手法调整。这个时期韧带还是较为松弛的，如果反复推拉，不仅无法帮你真正"缩髋"，还可能会导致髋关节稳定性的进一步下降。

吕晓丹：其实有许多女性对于孕期瑜伽的安全性问题还是有所担忧的，特别是年长的一辈，对于女儿或是媳妇孕期练习瑜伽可能会持反对态度，老师是否有什么合适的建议呢？

安·达·席尔瓦：其实，还是应该尝试与她们沟通一下。可以稍微想想：为什么在年长一辈生活的年代中，她们怀孕的时候还是要照常工作，该挑水时还得挑水，该干活时还得干活，而轮到女儿或者媳妇时，就应该多躺着、多休息，就应该吃完睡、睡完吃，就应该不要乱走、乱跑呢？

是的，她们可能会回答你，因为在她们那个年代，她们没有办法也没有选择，环境不允许她们卧床休息，不允许她们做一个全家侍奉的孕妈妈，她们必须照常上班、帮忙做家务、下地干农活儿，甚至直至分娩前一天还在工作……那为什么她们不觉得砍柴担水、扫地拖地也是一种运动呢？为什么不觉得其实这些手臂上抬或者是前屈向下的动作多少也跟体式有相似的地方呢？

从古至今，大多数女性在怀孕期间都是需要从事一定体力劳动的，而其实，这些适当的体力劳动，在无形之中也会促进我们的血液循环和能量流动，同时还能增强身体某些部位的力量，或是伸展放松身体某些僵紧的部位。而如今我们体力劳动减少，如果能够有针对性地做一些练习，效果当然是更好的。

吕晓丹：那么，对于孕期女性而言，瑜伽具体能够给她们提供什么帮助呢？

安·达·席尔瓦：首先，一般而言，如果孕期女性自身体质状况良好，也没有什么特殊问题，比如胎盘前置或是胎儿不稳等状况，那么孕妈妈做一些适当运动，其实是可以有效帮助她缓解身体肌肉肌腱的僵紧，舒缓身体疼痛压力的，特别是下腰背、胸腔和肩颈区域。

其次，孕妈妈通过一些打开胸腔的体式，也可以扩大呼吸的空间，因为很多孕妈妈在怀孕期间都会出现呼吸不畅的问题，而这些体式则可以有效改善这种状况。

再次，因为孕期激素的变化，孕妈妈的情绪也会出现比较大的波动，而参加一些孕期活动，让孕妈妈去到一个互相支持、互相关怀的群体里，这个群体是能够与之感同身受的群体，一起练习放松，一起分享资讯，其实能够帮助她们缓解很多压力和焦虑，这种群体和环境的支持对于孕妈妈而言是非常重要的。

如果只是一直待在家里，孕妈妈其实有很多忧虑无法倾诉，虽然可能上一辈的人有充足的经验，但是在深度的沟通理解上可能还是存在一定隔阂，孕妈妈也很容易出现疏离和无助之感。如果能够和同处这一时期的一个群体交流，在身体体验上就会有更多的共鸣，互相之间也可以有更多的安慰和建议，甚至只是简单地交流一下婴儿用品都能让孕妈妈的情绪放松许多。所以无论是身体还是心灵，瑜伽都能在一定程度上帮助缓解孕妈妈的压力。

很多一胎的孕妈妈会非常迷茫恐惧，而如果社群中有二胎妈妈，以过来人的身份提出建议并分享感受，也会有助于创造一个具有支持性的环境，让人更加放心，减少焦虑。而且，在她们课间讨论时，我也会经常参与其中，聆听她们的分享，帮助她们解答疑虑，甚至提供一些建议，这类型的互动对于孕妈妈而言很有必要，也是非常有意义的。

很多时候，心理上的焦虑疑惑会直接影响身体的僵紧状态。其实，大多资深的孕产瑜伽老师都会强调：孕期和产后瑜伽最重要的还是在精神和心理的练习，身体上的效用可能只是附带效益，心理上的支持和安慰才是真正帮助孕妈妈们走出低落情绪、缓解她们疼痛的关键。

例如，每个人对痛楚的感知和敏感程度都有所不同，当处于低能量状态时，即便只是轻轻一戳都会让人感到疼痛难忍；而处于高能量或者是比较昂扬向上的战斗状态时，由于脑部活动与肾上腺素的波动变化，或许连刀割的疼都是能够忍受的。

回到孕妈妈身上，孕期身体的大幅变化让她无所适从，如果她们内心存在很多烦恼，又无人可分忧解虑的话，这无论是对她们的身体还是分娩的能量都会有极大的影响。

所以，在孕产瑜伽这一领域中，瑜伽老师的角色更多像是一位心理治疗师，而不仅是生理治疗师。

吕晓丹：对于准妈妈来说，什么时候开始瑜伽练习最好？

安·达·席尔瓦：如果是没有运动基础的孕妈妈，建议在13周，也就是胚胎比较稳定之后才开始练习；而如果是本来就有运动基础，甚至是练习强度比较大的孕妈妈，建议在发现自己怀孕后就适时转为孕期瑜伽的练习，因为可能对于孕期而言，原来的运动量会过大，需要适当做出一些调整。

吕晓丹：孕产瑜伽课程与一般课程的区别是什么？孕妇可以

去上一般课程吗?

安·达·席尔瓦:很多人可能觉得孕期瑜伽只是在一般课程的基础上,让动作更加缓慢温和一些,于是就没有告诉老师,这其实是很危险的。因为在不同时期,孕妇需要避免的一些动作和注意事项是不同的。

所以,如果上课的老师对孕产瑜伽有一定程度的认识,了解孕产瑜伽的一些禁忌和调整,那么可以在提前告知老师的情况下去上这些课程,但是像高温瑜伽和强度过大的课程还是不建议。因为,高温瑜伽的室内温度比较高,对孕妈妈的心脏功能、血液循环和体能的要求都比较高,而且高温瑜伽室内较为潮湿,细菌也比较多,这些都是孕妈妈需要注意的。

无论参加什么课程,前提是一定要让老师知悉你的怀孕情况。

吕晓丹:对于孕产瑜伽的未来前景,您有什么想法?

安·达·席尔瓦:国内的孕产瑜伽市场确实很大,但这个"大"也意味着我们更需要正确地去引导和推广,同时,我们也要懂得正确地帮助我们的学生去推广。因为如果不能够正确地推广,我们随时可能把这个新事物扼杀在发展的初期阶段,比如说,若是因为不专业或是过于大意导致孕妈妈出现意外事故,那么,这门辅助疗法在进一步推广和普及的进程中就会更加障碍重重。

在过去几个月里走了那么多个城市之后,我从课程教学的过程还有课后学员的反馈中也发现,其实正如我那些朋友所言,国内有很多老师都希望能接触到安全科学的孕产瑜伽,她们都很谨慎、很用心地在这条路上学习,这也是让我重拾信心的一个重要原因。

说实话,如果从金钱的角度去分析,其实真的不一定要教孕产，因为我也有开200小时的瑜伽教培，还有其他理疗类的培训课程，相比而言，那些倒是轻松得多。因为教孕产你所需要的专业知识、每次课程会出现的问题，还有老师从其他学员身上带来的问题都是层出不穷、不断变化的，所以每次孕产教培课程结束，参与的学员完成了蜕变，而我自己也感觉像是脱了一层皮，因为你真的需要倾尽心力，甚至是绞尽脑汁去解答、研讨各类问题和状况。

而说到坚持，其实当你的学员告诉你，她们很开心、很轻松、很安全地生下宝宝，甚至带着宝宝来见你时，那种幸福感和满足感真的是无与伦比的；甚至有的妈妈会在生二胎或三胎时又再找到你，你就会觉得，自己所做的事情真的是对她们很有帮助，很有意义的。

无论是国内还是国外，孕产瑜伽的发展都是非常重要的，因为绝大多数女性都需要经历生宝宝这个重要的人生阶段，如果能够通过孕产瑜伽帮助她们平稳度过孕期，同时还能帮助她们避免一些产后"后遗症"，让更多女性免于生宝宝的恐惧和困扰，那我觉得自己所做的就是一件非常有意义的事情。

安·达·席尔瓦

香港Flo Yoga Acadmy创办人，国际瑜伽理疗师协会瑜伽理疗师C-IAYT、全美瑜伽联盟500小时资深瑜伽导师（E-RYT500）、孕产瑜伽导师（RPYT）、儿童瑜伽培训导师（RCYT）。

意料之外的长者瑜伽

采访/子玉

　　如果一堂瑜伽课能带来好的体验，我们会发现，它服务于哪一个人群的场景都是动人的。此前我有幸参与过老年大学的瑜伽课，而这一次，我听陈亚老师详谈了她的长者瑜伽班。他们已经坚持了3年，风雨无阻。

　　长者群体确乎是目前瑜伽社群的少数，但这个论点将来会站不住脚，因为老龄化社会正在到来。据中国发展基金会的报告，我们65岁以上人口即将占到14%，预测节点就在2022年左右。

　　所以这个谈话并不是为了猎奇——长者们练习瑜伽的内容与形式，在发生着相当值得思考的转变，而他们从中得到的收获，也让我们一次次地认知到有品质的瑜伽服务，在用心的基础上，永远有想象的空间。

　　子玉：我喜欢在广州街头、地铁遇到的老人们，他们背着球拍，去爬山、去跳舞，一起喝早茶，顺便买菜回来。看大家活出这个劲头，会觉得"最美不过夕阳红"并不是空话。老师是怎样开始服务于这个群体的呢？

　　陈亚：我们开馆是第16个年头了，以前没有想过做长者班，偶尔有年长的人进来咨询，就放到大课一起练。但后来发现，能坚持下来的不多：

其一，长者身体条件毕竟弱一些，练着练着，就没有自信了。

其二，也有一些长者的练习非常精进，特别不服输，这样容易练伤。剩下几个，身体条件特别有优势的，就成了难得一见的"种子"。

2018年，因为一个偶然的机会，我想教爸爸一些简单的动作，让他回老家也可以练，就萌发了一个念头——"教一个也是教，教一群也是教"，就发了个信息，看有没有其他长者愿意一起来。结果来了十几个老人，这个课连续教了7天。本想着做完就不做了，正赶上春节，过了春节之后，大家还想练，又练了10节，就停不下来了，变成了年卡。

所以在2018年2月7日，正式开了长者瑜伽班，现在刚举行了长者瑜伽第3年的年庆。

子玉：这群特殊的会员，看起来热情很高。

陈亚：现在瑜伽里面有两个人群，还不受重视，但前景特别广。一个是青少年，一个是长者。长者这个人群，他们退休之后，生命中没有特别多惊喜，所以有这样一个课程他们特别开心。

记得2019年有一次刮台风，积水很深，结果那天的课他们都来了，没有人迟到，我好感动。本来刮台风是一个不来的理由，但他们全来了。逢年过节，我都会很小心地问他们：要不要放假啊？他们都说：不要放不要放！真是比年轻人坚持得好。

子玉：曾有教过长者瑜伽的老师分享说，年轻学员通常不喜欢读瑜伽的书籍，而长者们拿《瑜伽经》回去，读得挺好，因为他们的生活经验、人生阅历更丰富。

陈亚：都说"老小孩儿"，越老越像小孩儿。这个过程中我发现，大家身体变弱了，事实上头脑还是蛮固执的，接受新东西不是那么容易。简单地像哄小孩那样"哄"他们是不行的。因为瑜伽有其背后的哲学，刚好可以结合到长者们的生活阅历，有了这方面的资源，使得他们比一般会员更能够静下心来。

长者课是两个小时，其中我们会坐下来聊一聊，有时候读一读《瑜伽经》。每人轮流读一条，就着这一条，谈谈各自的理解。或者大家坐下来，从各自平常得不能再平常的生活里，分享一两件让自己感受到美好的小事情。

一开始并不容易，大家觉得：一天天不都是这样过的吗？要是让他们说不开心的，倒可以说一大堆。我说：一定要找，一定要分享。于是开始有人讲出来了。别人说："对啊，我也有这种经历。"于是谈话被激活了，以这样的氛围开始一次练习，会特别平静和愉快。

老年人其实喜欢分享。回归家庭之后，孩子们都出去了，他们就看电视，这个电视剧结束，那个电视剧开始，演员还是那帮演员……过一段时间，就觉得无聊了。而来到瑜伽馆，他们可以跟其他人分享自己的生活，觉得又跟这个社会建立联系了。一节课结束，就盼着下一节课，星期一有课，星期天就跟孩子们开始说"我明天要去上课啦"，准备相关用品。大家还都带点吃的，下了课一起吃东西，聊聊天。

子玉：分享自己生活里的小快乐，这还不只是社交上的满足，我想更是回到开放感知力的状态。记得周海宏教授说过，一谈到素质教育，我们容易偏重理性素质（完成工作的能力），但其实还有感性素质（感知快乐的能力），也一样重要。从艺术教育，到瑜伽、正念等练习，其实都是围绕感知能力的训练。当大家找回这种状态的时候，还是充满了惊喜的吧？

陈亚：长者的身体在变硬，一同僵化的还可能有人的感知能力。什么都见过，或许就麻木了。要在视听、饮食方面有一点兴奋，甚至需要提高刺激，才能高兴一下。而在瑜伽的过程中，人变得敏锐，幸福能力会提高。

长者班有81岁的高老师，曾分享了这样一段经历。那天出了地铁走来馆里，正赶上雨，她就在商铺的屋檐下躲雨，忽然之间，感觉春雨怎么那么美，细细地飘落下来，滋润着万物……她是一位退休语文老师，兴之所至，为此作了一首小诗。在课前分享环节，感动了每一个人。本来一场雨造成了出行的麻烦，但高老师感知并分享了这场雨的美，一下子拨动了所有人的心弦。

《瑜伽姐妹》

作者：樱子

将时光，放在年龄的两侧

然后深呼吸

那不再属于你的

就荡漾

荡漾开在你的四周

像柔软的花瓣

徐徐绽开

俯身触摸，竟清凉如水

如花的心情

就在渐长的岁月中

鲜亮动人

伸展，舒缓

腰脊挺直

日子和脸庞再度红润

轻曼的感觉

在每一个不再年轻的躯体内

缓缓升腾，岚气缭绕

远远望去

像一群自由自在的鱼

四季的阳光

在她们的心里

溅起一片

花开不语的声音

子玉：我看过一部电影叫《时空恋旅人》，说一个家族的男人都可以回到自己的过去。最后男主角从父亲那里得到的"幸福秘诀"是，试着把平常的一天重过几遍，去发现第一次忽略了的细节，比如收银员的微笑，地铁上邻座大叔听的音乐……直到不需要再"穿越"，只需要带着发现的眼睛、开放的感知过好每一天。

不过我们还是要谈及体式，对于安排长者们练习，老师有怎样的考量？

陈亚：大家可能觉得，长者瑜伽只是把体式难度降低。事实上并非如此。

长者普遍肌肉力量弱了、柔韧性差了，关节也磨损、不稳定了，如果对他们说，我们要不服输、不服老，这种激进的练习是不负责任的。所以我建议长者不要进普通会员课，人都有不服输的劲儿，看别人做得那么强，觉得我也要做、我还行。我妈妈步入老年的时候，头脑还常常停留在年轻时代，走路已经颤颤巍巍了，还说"那棵树我可以爬上去，那地方我可以跨过去"……

在长者瑜伽课堂，我会重点建立大家的肌肉力量。你看他们的体形就知道，多数人上半身偏胖——其实未必是胖，而是松——两条腿却是细细的，这样身体不容易稳定。所以我们用很大时间段，以静态的、动态的不同练习，来建立肌肉力量。

在建立肌肉力量的同时（或稍后一点），再慢慢拉开适当的柔韧度。这个过程一定不能着急，我们从椅子上一点点过渡，从椅子上来到瑜伽砖上，再来到地板上。不能激起攀比之心，但也不能丧失练习的乐趣。

很多动作都是经过改良的，不是会员课的动作了。比如会员课所谓"开髋"的体式，长者瑜伽一开始绝不能那样做。他们大多髋部很紧，膝盖不稳定，很可能髋没打开，只用了膝盖代偿，这样会伤到膝盖。所以我们在正位的前提下，练习很多启动肌肉的动作，练习腿后侧腘绳肌的拉伸，等等，慢慢地，他们有了一定控制力，才开始引入一点开髋，都是缩短两腿距离来做。

但有一些力量我又会看得很重，比如核心力量。因为他们多数腰椎有问题，核心无力，所以这一块我们会加强，甚至比会员课做得还要强。现在练肘板，有几个长者可以保持3分钟。核心力量对他们来说很重要，可以让腰椎得到保护，同时为后面的练习打下基础。不是随便比画一下就完成一节课，基本上都会大汗淋漓的。

子玉：有什么特定的体式，会被完全排除在长者课堂之外吗？

陈亚：比如深度后弯，绝不会做。就算是年轻会员，大多数人也容易只是用腰顶上来，不会用到对的位置去练。年轻人身体的资本还算厚，可是老人家肩不行，腿不行，再用腰顶一下，腰也不行了，那就彻底坏了。所以这一类动作，我们不做。

还有就是不做肩倒立，偶尔会做肩倒立的变体，用椅子或瑜伽砖支撑臀部，不给颈椎造成压力。

在我的认知里，肩倒立是一个高难度体式，普通会员课已经多年不带这个体式了：真要做好，它是高难度的；做不好，摆个样式，它对身体不好。大多数人的肩膀，都不具备既打开又有力的条件，只是让颈椎来承重。加上现在都看手机，颈椎本身状况就不好。

头倒立也很少练，不过我会带领有关肩膀部位的练习。

简单的扭转会做，深入的则不做。长者们脊柱的关节本来就松动了，两边的肌肉变弱了，深入扭转的话，容易造成小关节错位，所以也不涉及。

子玉：通常中老年人容易有高血压问题，对此在练习中有什么考量？

陈亚：印象中我们的长者班没有高血压的，可能走进课堂的这部分人，自身健康理念还是比较好的。高血压人群能够练瑜伽的话，其实非常好，可以从几个层面获得帮助。

首先是将敏锐度提高，以此调整自己的饮食。道理上说"吃清淡一点"，大家都明白，但忍不了太久，很快会觉得几十年习惯了，没滋没味，还有啥意思？如果敏锐度提高，品尝味道的能力改善了，自然就会觉得这个味道已经够了。

另一方面，瑜伽练习疏解一个人的情绪，不那么急躁，这也是一个辅助。本身高血压的人就容易激动，争强好胜，如果这样的人来练习，那些强度高、挑战大，可能让人屏住呼吸的体式，都不能做。

子玉：从这个角度来说，让人面目狰狞的体式，都不是什么好的练习吧？

陈亚：是的。

子玉：有没有体形特殊的长者，比如特别瘦，或者特别胖的，来到老师的课堂？

陈亚：特别胖的没有。事实上，体形特殊往往意味着身体的不平衡，格外需要练习，去锻炼肌肉，建立力量，尽量回归平衡的体态。

子玉：会不会特别安排有关呼吸的练习？

陈亚：对呼吸会非常重视。长者的呼吸越来越浅，因为呼吸肌变弱，这个呼吸的"容器"小了，一点小事可能就生气。当呼吸的练习有序进行，能帮助长者调整好自己的心态。我听好几位长者分享说，在很生气、心不安的时候，他们学会了有意识地用呼吸来调整，非常有效。

子玉：会有专门的冥想时段吗？

陈亚：比较少。稍微停久一点，他们就打瞌睡。老人家精神虚，容易散，闭上眼睛的时间不宜太久，所以需要通过身体锻炼，慢慢地把神散的状态弥补一点回来。

子玉：就目前来说，在瑜伽馆开设长者课程的还不多，老师怎样看待长者瑜伽的前景？

陈亚：现在物质条件比以前好，60多岁退休的人，身体基本还不错，有这些条件的支持，未来的长者瑜伽会越来越好。而且他们一旦认同了瑜伽，会特别坚持，现在"60后"逐渐步入老年，大家思想上更容易接受这种练习。随着需求的增加，提供相关服务的也将越来越多，就像旅游，现在有越来越多根据长者的兴趣爱好、身体条件设计的旅游产品。

对于老年人，到处在谈养生，内容似乎就是吃点什么好的，怎样活得久一点。而瑜伽的结合点，是要提升生命的质量，不仅要"活着"，更要快乐地、有价值地"活着"。

没有人可以逆转衰老的过程，不过可以尝试在尊重自然规律的前提下，强健身体，舒展精神，享受当下。

我自己没有想过退休，因为瑜伽教学是我的热爱，其中当然包括长者瑜伽，这种分享不是负担，而是享受。

陈亚

医生，阿努萨拉瑜伽最高级别导师（ECAT），全美瑜伽联盟500小时资深瑜伽导师（E-RYT500），兴亚瑜伽创始人。

瑜伽与精神疾病康复

采访/吕晓丹

一个偶然的机会，我参加了一场由广州家康社工服务中心发起的新年瑜伽公益活动。其中有个特别的节目，是由常人眼中的"另类群体"所演绎的双人瑜伽，而这个"另类群体"，便是"精神疾病康复者"。

在老师的带领下，他们一同来到舞台的中央，两两配合，伴随着柔和的音乐，缓缓地移动身体，轻柔地舒展四肢……

或许对于许多人而言，这不过是个寻常的表演，也不涉及什么高难度体式，但若是对"精神疾病康复者"稍微有点概念和认识的读者，大概就会理解，这样一个小小的表演，对于他们来说并不容易。因为这需要的，不仅仅是肢体的协调与平衡，更是走向大众心理障碍的扫除与突破。

当然，这也不仅仅是一个表演。

作为一门课程，瑜伽已介入到这群"精神康复者"的日常服务中，有将近一年的时间。

精神疾病与社区康复服务

何谓"精神疾病康复者"？

　　他们多是曾在医院接受精神疾病治疗后出院，转入社区或回归家庭的患者，基本处于病情稳定的巩固与维持阶段。但由于精神疾病的特殊性，他们依旧需要持续服药，定期复诊，巩固复元效果，减少病发风险。

　　曾经，在观看电影《飞越疯人院》时，脑子里特别矛盾的一个问题就是：分工明确、秩序严谨的精神病院确实为精神疾病患者提供了一个高度专业化的治疗场所，一定程度上也减少了精神疾病患者因精神异常而造成的对自己或他人的伤害；然而，这个高度专业化的治疗体系通常也意味着缺乏人性化的考虑，忽略了患者的个人情感与社交需求。比如影片中并不悦耳的音乐、睡觉时被捆绑的手脚、对于患者娱乐活动的过多干涉与管控，这些都将精神疾病患者驯服为一群高度依赖医院，没有思想、呆滞木讷的人，难以再适应院外生活。

　　那么，出于回到现实生活的考虑，这些存在精神疾病的患者应该以何种方式被安放和对待呢？

　　谈及精神疾病，人们脑袋里总会有个先入为主的概念——那不就是疯子？毫无疑问，媒体中频频出现的关于精神病人伤人的报道，让人们自然而然地将"精神病人"与"暴力或危险人物"等同。见到他们，若非唯恐避之不及，则是冷眼相待甚至恶语相向，这让本就存在社交困难的精神疾病患者更加自卑，更难融入社会，以至于最后被社会完全"边缘化"或者"隔离"。归根结底，这种歧视和偏见还是源于认识的不足。

　　研究数据已经表明：只有极少数精神疾病患者会表现出暴力的倾向，而且大多是由于缺乏适当的治疗所致，大部分的精神疾病患者都是比较被动、内向的。

　　糟糕的是，这种长期形成的负面标签和刻板印象，不仅会让精神疾病患者难以有尊严地生活，更会导致潜在患者及其家属因为惧怕外在目光，而不愿求助就医，甚至在确诊之后囿于压力依旧否认，不愿遵从医嘱，以致错过治疗的最佳时机，演变成更严重的问题。

通常来说，那些长期接受药物治疗，在医院或是在家休养时间较久的患者，难以完全回归到正常社会生活，而要以康复者的身份重新投入职场，更是难上加难。精神疾病患者在急性期主要依靠药物的干预和治疗，而在巩固与康复阶段，一些焦虑抑郁、认知功能障碍、情感冷淡以及社交恐惧的问题也会逐渐显露。

那么，如何帮助他们调节心理情绪，恢复生活自理能力与社会适应能力，提高生活质量，重新融入社会，则成了一个重要问题。但这一目标，远非单靠康复者本人及其家属所能达成。

实际上，对于大多数精神疾病患者而言，医院通常只是治疗的第一步，除了急性期需要住院之外，更长时间的巩固与康复期还是要在院外进行。而且，精神医学的许多专家也表明，其实很多患者通过系统的康复训练，完全可以回归正常生活。

那么，如何为医院之外的精神疾病患者找到一条合适的回归之路呢？

近些年来，国内外也开始了关于社区精神康复服务的探讨，尝试以社区作为精神康复者在医院与社会之间的连接，从全人视角出发，探索从个人（身心）、家庭、社区三个层面为精神康复者提供服务，加强对于精神疾病患者的支援，促进社区居民对于精神康复者的接纳，引导他们更好地"回归"社会。

而下面要介绍的这所"爱心家园"，正是广州首家社区精神康复综合服务中心。与常设于郊区的精神病院不同，服务中心嵌入闹市区的居民楼之中，没有栅栏，没有警卫。

2013年，广州市开始展开社区服务精神康复者的相关探索，逐步在各区推行社区精神康复综合服务中心。越秀区残疾人联合会率先以政府购买服务的方式，成立了广州首家专业性非营利的精神康复综合服务中心（下称"越秀精综"），由广州市家康社会工作服务中心（下称"家康"）负责运营，为精神康复者及其家属，提供心理疏导、事前预防、实时支援、个案跟进、社区康复训练等支援服务。

谈起当初承接精神康复服务这一项目，中心负责人李淑恩也曾有过犹豫："其实刚开始考虑了很久，虽然我已经做了十几年社工，大多数领域我都接触过，但精神康复对于我来说还是比较新鲜的，很多状况怕自己处理不来。"

然而，考虑到"精神康复者"被污名化的现状以及现代社会人们所面临的精神健康问题，李淑恩决定接受这个尝试和挑战："精神康复者其实一直是一个被污名化、被边缘化的群体，大家都会觉得有精神疾病就是'疯子'，靠近他们可能就会拿刀砍你，在大家的潜意识中，他们就是一群很危险的人。但说句实话，其实每个人都有可能成为这样的人，谁能说自己是百分百健康的呢？谁都无法保证。"

李淑恩认为这是一个大众需要去正视和面对的问题："谁没有出现过抑郁的状态？谁没有可能突然天降横祸？谁能保证自己一辈子安然无恙呢？每个人都可能会遇到这样的突发状况，都有可能成为他们其中的一员，而如果我们对他们都不友善的话，那其实往后可能遭遇这种不友善的就是自己。"

确实，正如"丁香医生"发布的《2020国民健康洞察报告》中所示，情绪问题已成健康的最大困扰——85％的受调查者认为自己可能患有一种或多种心理疾病，包括抑郁症、躁郁症、强迫症、焦虑症、物质成瘾及其他心理疾病。虽然这些数据可能受到样本特征的影响，也并非确切的医学数据，但足可揭示，心理健康成为如今人们普遍关注的重要问题。

　　根据中国科学院院士、北京大学第六医院院长陆林在专访中的介绍，截至2021年年底，全国数据库里登记在册的重性精神障碍患者已达660万人[1]，而推测的实际数量则远远高于纳入系统的患者数量。2017年国家卫计委数据显示，我国重性精神障碍患病率达1%[2]，随着经济社会的发展和生活方式的转变，精神障碍的患病率也呈不断上升趋势。但是，对于这个占据中国总人口1%左右的庞大群体，我们却几乎只有在媒体报道的伤人事件中才能看到他们的存在，更多的时候，他们似乎消失在了"正常人"所能见到的日常中——通常，他们不是被送入精神病院，就是被强制困于家中，成为被社会遗忘的人。

　　"现在这个时代，生活压力这么大，工作压力这么大，加班到深夜的一大堆人，你说这些人的心里不焦虑、不紧张、不忧郁吗？其实都有。所以我也在想，这可能是个更有价值的事情，如果我们把这个事情做好了，帮助的可能不仅是这群精神康复者，或许还能惠及更多的社会大众。"考虑再三后，李淑恩定下决心。

　　然而，由于社区精神康复服务这个领域在国内也是处于起步阶段，并没有特别合适参考和借鉴的本土模式，因而家康的社工们也只能在摸索中前进。但从另一角度来看，这也给了他们更多引进和尝试新方式的可能和空间。

　　"因为我们这个机构是自己创立的，所以不管是在管理还是在操作方面，都没有什么固定或是太机械的硬性规定或模式，而且我们团队管理者也是比较年轻的，所以对于一些比较新颖或是

----

　　[1]　《建好国民心理健康"防护栏"》，《人民日报海外版》2022年11月22日。

　　[2]　钟玉英：《"健康中国战略"下社区精神健康服务协同供给的实现框架及路径》，《中国卫生政策研究》2020年第8期，第8—14页。

特色的东西，接受程度也很高，只要能够给康复者谋取一些福利或是给他们带来一些更好变化的方式，我们都愿意去尝试。"拥有扎实社工专业背景的李淑恩认为，社工的服务必须敢于尝试，必须保持开放的态度。

于是，从成立伊始，越秀精综便积极引进国际及中国港台地区先进的社区精神服务理念和经验，与香港新生会、园艺治疗协会等合作，引入复元概念作为崭新的模式，邀请国内外资深督导指导社工工作，同时也积极与本地社工服务机构开展互促交流。

与以往的康复模式不同，复元模式的重点不在于消除症状，也不局限于处理因精神病而出现的各种功能缺失，而是一个让精神康复者重新认识自己、建立正面的自我形象以及重建有意义的生活的康复过程。在这里，康复者是复元进程的中心，是复元进程的主导者，而家人、亲友及社区居民则是重要的支撑来源。

结合康复者兴趣，越秀精综为康复者们提供了多样化的精神康复选择，包括园艺、烘焙、音乐、手工、推拿、绘画、正念减压等活动，帮助康复者重新建立对生活的兴趣，认识到自身的能力和价值，提升康复效果。

而正是在这样一种开放创新的管理模式下，瑜伽练习也作为一种重要的探索，开始被引入到越秀精综的服务当中。

瑜伽介入精神疾病康复服务

2019年初，在"自雇自足"的一次活动聚会中，接触到了胡亚军老师关于瑜伽特教的经验分享，恰逢越秀精综也一直在探索帮助康复者快乐生活的途径，家康的社工便寻思着，或许可尝试将瑜伽引入精神康复的服务当中。

自称为"瑜伽老男孩"的胡亚军老师一直致力于将瑜伽带给不同的群体，这也是他做瑜伽特教的目的所在："所谓瑜伽特教，其实针对的是像中老年群体、男性群体（是的，如今男性也成了瑜伽练习的特殊群体）、外来工子女、残疾人、精神康复者……这些常人眼中可能并不那么适合做瑜伽的群体，教他们瑜伽，让他们用瑜伽来减压，通过瑜伽来照顾自己。瑜伽是适用于每一个人的，它并不是年轻女性的专属，这不仅仅是说说而已，而是真的可以去实现的。它不应该是小众的，它的理疗价值应该要被社会所认识和认可。"

"第一节试课后大家的反应倒是挺出乎我意料的，因为他们之前并没有接触过瑜伽，我也不确定他们会有什么样的感觉，但是学员课后的反馈真的让我很感动。因为课程结束后，他们填写了一个反馈表，跟所有瑜伽练习者一样，他们最享受的也是最后的大休息，感觉自己完全放松了……还有位参与者特别让人感动，写了好长的一段感谢语。"胡亚军老师回忆起第一次试课的情形。

此后每周1到2节的瑜伽课程，也始终遵循瑜伽理疗与社工服务中"助人自助"的核心理念。在课前，授课的瑜伽老师都会跟服务中心的社工，根据参与者的情况，就课程主题的设置和具体开展方式进行相应的讨论；整个课程的进行也会有社工在旁全程陪同引导；另外，课程结束后，还会有简短的交流和分享环节，参与课程的康复者可向老师提问，也可谈谈自己的课程感受，老师则可根据反馈，对后续的课程进行一定调整。

"当我看到他终于闭上双眼放松下来时，我真的特别特别高兴，特别特别感动！"教授课程的另一位瑜伽特教老师——刘红霞也跟我们分享了她的感受。

那是最令她印象深刻的一位学员。开始的几节课中，无论是课前的调息静心，还是课程尾声的大休息，在老师让大家闭上双眼的时候，那位学员还是会睁着眼睛直愣愣地望着她，"好像是从第六节课开始吧，我发现他闭上眼睛了，之后的练习也都能遵从我的口令闭上眼睛，脸上不再有那么紧绷的感觉了，你能感觉到他的神态是完全放松的，我当时真的超开心……"终于建立起的信任感让刘红霞老师既惊喜又欣慰。

确实，许多精神康复者由于长期的社交隔离或是心理障碍，会比较缺乏安全感，所以常常会保持一种警惕和戒备的心理，而对于身体接触的抵触和抗拒可能更为强烈，所以如果还没熟悉的时候，就贸然做调整，可能会引发他们的安全防备心理。

因而，刘红霞老师也强调，教授这个群体需要真心和耐心："要打破这层隔膜，需要你真心相待，他们对于他人的眼光和不友善特别敏感，而如果你是真心实意对待他们的话，他们也能很快感受到，之后他们就会慢慢卸下防备。"

"我们教的都是一些很简单的体式，一些能够让他们自己回家去做的练习，有时他们觉得太累了，我们就会多一些坐立和椅子瑜伽的练习，他们都很喜欢，后来我们还加入了双人瑜伽，因为大家互相之间都熟悉了，我一说练习这个，他们马上就找好伴搭好队了……我们教的体式非常简单，但你可以看到他们在课上玩得很开心。"

课程时间的设定，也是一个需要考虑的问题："他们的专注力并不能够维持很长的时间，所以，我们会将一个小时的课分为两节，半个小时一节，这个时长是他们比较容易接受的。"

采访期间，长期陪同上课的一位社工也跟我们分享了一个特别鼓舞人心的例子："因为我们这个课是早上9点，对很多康复者而言这个时间是比较早的，而且阿华又在服药期，但因为特别喜欢上这个课，他还是会坚持来。有一次，他来的时候困得眼睛都快睁不开了，老师叫他先在旁边休息一会儿，他还是要坚持着练，因为看着大家一起练，他也觉得自己不能够偷懒落下，他很喜欢这种活动身体的方式，而且在练习中也慢慢提高了自己对身体的操控能力，他妈妈告诉我们，原来他拿不稳筷子，但是现在竟然可以了！虽然这只是一个很小很小的进步，但他和他的家人都非常惊讶，也非常高兴。这也给了我们更多的信心，让我们知道这种练习是有用的，是可以给他们带来帮助的。"

在以肢体的锻炼和放松为主的瑜伽练习之外，中心还与南方电视台搞笑默剧《开心吧！》的编剧、主演，同时也是国际爱笑瑜伽认证导师的晴天老师合作开设了"大笑瑜伽"的课程。

"正巧他们也是做一些公益的工作，在和晴天老师聊天的时候，了解到他在做一些大笑瑜伽和大笑治疗的事情，而我们这里又有一些患有抑郁症和情绪较低落的朋友，就想着或许可以邀请他来上一下'大笑瑜伽'的课程，"李淑恩跟我们介绍了引入大笑瑜伽的目的，"我们会建议和鼓励康复者去参加这样的活动，虽然最终参不参加的选择权还是在于他们自身。"

谈到课程开展的效果，李主任非常乐观："现在是每周1节课，基本上每节课都有10位以上的康复者参加，我们刚开始也跟着上了几堂课。起码，一些学员说自己十几年没有笑过了，因为抑郁症的人很难笑，他们看到的世界都是灰色的，但是通过这个课程，通过一些活动和游戏，很多人最后都能开心地笑出来。我们每一次课程结束后，都会有分享讨论，让大家讲讲自己的收获。"

通过手指操、摇牛奶等独特方式学习大笑，许多平时照顾压力巨大、精神紧绷的家属也能全情投入，开怀大笑，而平日不苟言笑的康复者也慢慢有了笑容。

陪伴参与课程的社工也发现："可能刚开始时大家还没那么融入，只是按照老师教的方法'假笑'，但是慢慢地，这种'假笑'在不知不觉中就成了真笑，你可以在课程的后期看到大家发自内心的自然笑容。"

近来许多的研究也表明：欢笑是减轻压力和抑郁的有效疗法。《十大最佳抑郁症管理技巧》（*10 Best Ever Depression Management Techniques*）的作者、心理学家玛格丽特·韦伦伯格（Margaret Wehrenberg）认为大笑会通过减少引起压力的神经化学物质（例如皮质醇）的分泌，来产生积极影响；同时，它也会刺激产生积极感受的神经递质的分泌，如多巴胺和血清素等，多巴胺能够给人带来兴奋和愉悦的感觉，而血清素的分泌则有助于改善情绪和减轻疼痛。

瑜伽介入精神疾病治疗的研究

由于精神疾病的成因复杂，与患者的成长过程和生活环境有着重要关系，精神疾病的治疗与巩固道阻且长。

虽说，对于精神疾病的"阳性症状"（如幻觉或妄想），抗精神病药物发挥着关键作用，然而药物的干预却无法有效缓解"阴性症状"（如冷漠孤独、情绪低落、快感缺失与行为迟钝等）。另外，认知能力的下降以及记忆力衰退等功能退化也是常规药物干预所难以解决的问题。

这些症状对于精神疾病患者的日常工作与生活质量都会有极大的负面影响，而在缓解这些阴性症状方面，涵括身心各个层面的瑜伽练习或许是更为有效的。

作为一种古老传统的身心练习，瑜伽早已被用于应对成瘾、焦虑和抑郁等问题的治疗；然而，由于担心瑜伽中内省、冥想的因素可能会加重精神疾病患者的病情，特别是严重精神分裂患者，无论是医学还是瑜伽领域，学者专家们一直对瑜伽应用于精神疾病的治疗保持谨慎态度。直到21世纪初，研究人员才开始真正着手这一课题。

值得高兴的是，在过去短短的二十年里，研究者们已经朝着这个方向做出了重要的努力，而国外许多的精神疾病治疗计划也开始将瑜伽作为一种改善和补充的辅助疗法。

确实，对于普通人群来说，如果能够配合着呼吸和体式练习，瑜伽的放松效果是不言而喻的，一般在规律练习一段时间后，紧张和压力也会有所缓解。然而，若是存在一定精神疾病的患者，甚至是已经出现幻觉或妄想的问题，瑜伽练习是否依旧合适，又或者，它是否能为精神疾病患者带来一些医学治疗手段所难以达到的效果？另外，针对这一群体，瑜伽练习又有哪些需要注意的地方？

越来越多学术研究成果表明，瑜伽作为一种安全方便的辅助疗法，在治疗精神疾病方面是可行且有效的。从已有研究来看，大多数结合使用了体式和调息法，避免了冥想。且瑜伽介入治疗带来的积极影响是多方面的，包括减轻精神症状和抑郁、改善认知能力、提高生活质量等。当然，对于产生效益的具体作用机制，专家们也在已有证据的基础上，提出了许多假说，但确切机制还需要更多的研究与探索。

印度神经心理学家乌瓦克·梅尔万·米塔与甘达尔等人通过整合来自神经生物学的研究证据，探讨了瑜伽对于精神疾病患者的效益及作用机制，认为患者在跟随老师学习及练习瑜伽体式这个模仿和被模仿的过程，会通过强化镜面神经元系统，改善患者的社会认知和同理心；另一方面，瑜伽练习和各种冥想方式也可能有助于增强内外侧前额的成像分析，从而提升患者的神经认知和心理能力。

香港大学李嘉诚医学院精神医学系临床教授及系主任陈友凯通过全球首项将瑜伽应用于早期精神疾病患者的临床研究，发现瑜伽的练习能够补足药物在治疗认知功能退化方面的不足。在进行12周的瑜伽干预治疗后，患者的长期及短期记忆力、注意力和行动协调能力均有明显的改善，同时临床症状及抑郁情绪均有好转。而脑部扫描的数据也显示，患者的脑部结构（与动作及感觉有关的大脑中央后回及与左右脑信息交流有关的胼胝体）发生明显变化，这说明患者的动作及感觉都变得更加灵敏，接受和处理信息的能力也有所提高。

精神疾病患者大多在神经网络、身心和人际关系等各个层面存在一定的"脱节"状况，而瑜伽练习的有效之处，正在于帮助康复者让这些"脱节"的部分，重新建立起"联结"。

正如前面所提到的，首先，我们可以看到，结合体式和调息的瑜伽练习，有助于提高康复者对于自己身体的掌控和平衡能力，瑜伽的练习通过前屈、后弯、侧展、扭转等不同方式，通过不同身体位向的练习，让内在的神经纤维与肌纤维去连线、再连线，提升身体的力量与柔韧性，增强身体的协调性。

其次，在强化对于身体掌控能力的过程当中，也会帮助练习者达到一种专注和放松的状态，缓解紧张和焦虑的状态，培养起头脑对于身体和情绪的觉知能力，给人提供一个看清自己思想本质的窗口，而"看清这一本质，理解它是如何影响和扭曲你的现实生活的，这是应对精神疾病的关键"。瑜伽的练习有助于他们将自己根植于现实的生活，打破感知世界与现实世界之间的脱节。

再者，由于精神疾病会严重影响社会认知能力，许多精神疾病患者的社交能力和社会功能都有所退化；而群体练习的氛围，再加上平日一些辅助练习，甚至是双人瑜伽，都需要人与人之间的交流互动和协助配合，这对于康复者的社交能力也会是个有效的提升，有助于鼓励康复者打开自我，从而更好地去与外界交流，更好地融入社区，融入社会。

另外，非常重要的一点是，从患者的角度出发，瑜伽还是一种依从性较高的康复途径。因为，精神药物治疗的不依从性正是导致精神疾病复发（即"旋转门"现象）的一个重要原因。许多研究发现，精神疾病患者对于瑜伽介入治疗的依从性较高，精神疾病患者在治疗初期参加瑜伽练习的动机并不强烈，但参与之后坚持的可能性较高。与研究相一致，越秀精综项目中跟随上课的康复者们也基本能坚持上课，甚至还会在结课时，主动咨询中心的社工，什么时候会再有类似的瑜伽课程。

当然，需要注意的是，对于存在较为严重精神疾病的患者，瑜伽的练习还是需要在专业医师或治疗师的监督配合下进行，以防负面影响。

未来的探索与思考

虽然中心引入瑜伽的活动和服务不过短短一年时间，但康复者们对于瑜伽的反应是积极的，成效也是明显的——从害羞内向甚至自卑封闭，到勇敢站上舞台展现自我，这个过程融合了康复者个人、家属以及社区的共同努力。

"我们希望能够帮助他们走出家庭，走出社区，融入社会，让更多人去看到他们的存在，而不是总是用奇怪的眼光来看他们。其实在我们这里，主要是从医院里转移出来，处在过渡阶段的精神康复者，基本处于比较稳定的状态。但他们很多都不愿意同外界交往，家属也很辛苦，既要承担照顾这些康复者的责任，还要承受来自社会、来自外界的异样眼光，心理的压力通常是更大的。"家康的社工告诉我们，其实精神疾病对于患者及其家属而言都是一种身心的双重煎熬，因而更需要社会各界的包容与支持。

"我们想借助瑜伽人的力量来帮助他们。虽然国外和国内港澳台地区在通过瑜伽服务精神疾病患者这一领域已有许多尝试，但内地真正将这项服务系统化和规范化的服务确实还很少。我们可能没有太多经验，但是我们可以慢慢学习、慢慢探索，根据学员的状况去调整。"

访谈中，精综项目负责人李淑恩也表示，往后也会持续将瑜伽的活动开展下去。虽然初期是以锻炼身体为主，但慢慢地可能会尝试更深入的探索："刚开始，我们也没有说真的想通过瑜伽达到深入治疗的效果，当然我们也不在乎体式的标准和难度，我们更关注的是，他们通过瑜伽能够得到身心的平衡，因为我们坚信，运动本身就是一种很好的心理治疗方式。我们希望他们能够参与到做瑜伽的这个过程当中，身体得到运动，在运动中身体分泌的多巴胺也会多一些，心情也会更愉悦一些，这是我们的出发点。"

细细想来，瑜伽疗愈（Yoga therapy）的核心理念与"复元模式"中所倡导的新型精神康复理念，其实是如出一辙的——从"全人"视角出发，综合运用各种技巧的整体思维，到包容、尊重个体独特性，坚持因人而异的基本原则；从强调自主保健、自我教育的自我赋能理念，到提倡正面向上的情绪引导以及鼓励积极的社会支持……这种"人本"观念和整体导向的范式，无论是对于精神疾病患者的康复治疗，还是用于照护我们日常的身心健康，都将是更为全面且可持续的。

曾经，一位精神科医生在关于《我穿越疯狂的旅程》的书评中这样写道："精神疾病患者的自救，是整个人类寻求自救的一部分，而且一定是最惨烈、辉煌的那部分。当我们满怀泪水地观看的时候，也别忘了施以援手，因为他们不仅仅是他们，他们也是我们的一部分。"

而当我们能够设身处地去理解他们、支持他们时，他们也就不再是"他们"，而是逐渐成为"我们"。

我想，这是精神康复的成果，也是瑜伽"联结"的目标。

特别鸣谢：广州市家康社会工作服务中心、广州伽年华瑜伽特教基地

胡亚军

亚洲瑜伽学院高级导师，《瑜伽》杂志专栏作者，广州老年大学、广州市文化馆及多个社区瑜伽老师，伽年华瑜伽志愿服务队队长。

刘红霞

高级瑜伽导师、瑜伽理念传播者、杨氏颂钵疗愈师，长于教授阴瑜伽、哈达瑜伽、理疗、中老年瑜伽、颂钵疗愈等课程。

参考资料：

H. R. Nagendra. "Integrated yoga therapy for mental illness." Indian journal of psychiatry 55. Suppl 3 (2013):S337.

Meera Balasubramaniam, Shirley Telles, P.Murali Doraiswamy. "Yoga on our minds: a systematic review of yoga for neuropsychiatric disorders." Frontiersin psychiatry 3 (2013): 117.

Sat Bir Singh Khalsa. "Yoga for psychiatry and mental health: an ancient practice with modern relevance." Indian journal of psychiatry 55.Suppl 3 (2013): S334.

N. Gangadhar Bangalore, ShivaramaVarambally. "Yoga therapy for Schizophrenia." International journal of yoga 5. 2(2012): 85.

Elizabeth Visceglia, Stephen Lewis. "Yoga therapy as an adjunctive treatment for schizophrenia: a randomized, controlled pilot study." The journal of alternative and complementary medicine 17. 7(2011): 601–607.

Dik-Chee Lai, Wing-Chung Chang, Wendy Wan-Yee Tam, Christy Lai-Ming Hui, Eric Yu-Hai Chen. "Cognitive and affective perspectives on formation and maintenance of grandiose delusions of a patient with schizophrenia." East asian archives of psychiatry 23. 4 (2013): 160.

M. S. Reddy, M. Starlin Vijay. "Yoga in psychiatry: an examination of concept, efficacy, and safety." Indian journal of psychological medicine 38. 4 (2016): 275.

王桂芳、黄日添、刘世文：《深圳市龙岗区社区重度残疾康复服务模式探讨》，《中国康复医学杂志》2013年第4期，第296—299页。

魏爱荣、罗俊明、汪磊萍、武宁强：《瑜伽疗法对神经症患者治疗效果的影响》，《中华现代护理杂志》2010年第5期，第556—558页。

面对无声的现代流行病

撰文/代代

"一场无声的流行病正在世界范围内蔓延,并对我们的健康、寿命、安全、生产力以及我们后代的教育造成灾难性影响。"加利福尼亚大学伯克利分校人类睡眠中心主任、神经科学家马修·沃克教授在《我们为什么要睡觉》一书中指出。

睡眠问题已成为一个全球性的公共卫生问题,根据世界卫生组织的说法,将近三分之二的成年人每天睡眠时间不足8小时。而面对这一成因复杂的"现代流行病",在常规的心理学与药理学疗愈方法之外,中医与瑜伽等传统综合身心疗法也受到越来越多的重视。

"睡眠缺乏"是所有工业化国家的流行病,过去的一个世纪,睡眠时间减少最为剧烈的国家如美国、英国、日本等,同时也是生理疾病和精神障碍加剧程度最为严重的国家。忽视睡眠的代价十分昂贵,它正在侵蚀着人类福祉的各个面向以及社会组成的每条经纬。

整体来看,社会之所以对睡眠漠不关心,是因为很多人并不知道为什么要睡觉,甚至认为睡觉只是浪费时间。从演化的角度来探讨,睡眠是在高等脊椎动物中普遍存在的现象,不管是天上飞的、陆地跑的，还是水里游的，都需要睡眠这种行为。

但仔细想想，这又是多么不可思议的事情。因为，在严苛的野外环境中，睡眠中的动物其实是处于一种对外界完全没有防备的状态，甚至还浪费了其他生产生活的时间。虽说为了能在特殊环境下睡着，这些动物也进行了睡眠的演化，可若从安全和生存的角度判断，睡眠实在算不上是一种优势。

但事实是，即便可能存在安全威胁，睡眠的需求依旧是无法省却的。睡眠随着地球上的生命本身一起演化，而它之所以能坚毅不挠地随演化同在，是因为它的好处一定胜于看似明显的危险。

已有研究表明：睡眠对于不同类型的动物来说有着不同的功能。在神经系统较为简单的动物中，睡眠状态与其成长及环境的压力有关；而在有着更为复杂的神经系统的动物中，睡眠还起着支持和促进认知过程（如学习和注意力）的关键作用，需要更多选择性注意和工具性学习的行为更是会进一步提高对睡眠的需求。

因而，我们可以得知：睡眠是演化过程中无论如何都不能省略的生理功能，它不是一个单一的状态，而是一组复杂的大脑过程，可以满足动物的多种生理需求；对于脑部这种要处理大量资讯的器官，睡眠更是维持其功能不可或缺的过程。

你观察过婴幼儿吗？你把婴幼儿推进超市，对于宝宝来说五颜六色的货品是多么新奇，但你会发现，不一会儿宝宝就能在你的怀里或者婴儿车里睡着，因为大量的信息处理不过来了，只能通过睡眠来修复一下，多么可爱的"自救行为"。

如果你认为睡眠只是停止了来自外部环境的刺激，那对于睡眠的理解就出现了一定的偏差——睡眠不仅仅是让身体休息的过程，也是让大脑休息的过程，更是主动整理脑部讯息并进行脑部功能维护的过程。睡眠丰富了各种大脑的功能，包括学习、记忆、做出合理决策与选择的能力，睡眠还关照着我们的心理健康，重新调整我们大脑中的情绪回路，让我们能够在第二天继续清醒、冷静地迎接人际和心理上的挑战。

传统医学高度重视睡眠的作用。中国传统医学认为：药补不如食补，食补不如睡补。睡眠是大补，对于免疫系统、代谢状况、肠道微生物群、心血管等都有重要的调理作用。睡：目垂则为睡。现代人睡觉的时间越来越晚，因为不愿意闭眼，因为闭眼后会更容易感受到刺激，很难体验到内在的平静；因为闭眼后，安静出现了，刺激出现了，失眠也出现了。久而久之，慢性疾病和心理问题也随之出现。

而在有着几千年历史的印度传统自然疗法——阿育吠陀理念中，睡眠（Nidra）与食物（Ahara）及能量管理（Brahmacharaya）构成了人体的三大支柱，阿育吠陀经文中曾讲道："幸福与否、营养（体质良好）与消瘦、有力与虚弱、性能力、博学与无知、生存与死亡，所有这些都依赖于睡眠。"

阿育吠陀，也被称为生命的科学。它与瑜伽相辅相成，将瑜伽的原理与练习应用于身心的疗愈和疾病的治疗，而传统瑜伽也借助阿育吠陀的概念来阐释瑜伽的疗愈作用，两者综合服务于人类的身心健康与平衡。

当我们讲到"治疗"时，这是一个"他动词"，但瑜伽和阿育吠陀中所讲的"疗愈"都是"自动词"。我们只能帮助想帮助自己的人，因为当疾病出现时，不管寻找佛陀还是医生，他们都是给如何自己帮助自己提供一些方法。"病"的背后是习性，由于不同的习性，我们可以发现每一位病人的头脑总是处于受干扰的状态，想从病人变成健康的人，就如从猴子变成僧人，是极其困难的，所以，我们只能帮助真正有意愿帮助自己的人。

制造问题的思维模式解决不了问题。很多病人由于自身过往的经历，因而很多"病"其实是病给人自己看的。对于这样的人，病是有好处的，可以很好地保护自己。疾病的发生可以让一个人看到自己的狂妄，可以透过疾病看到健康，通过不平衡看到平衡，通过提高自我觉知，认识自我，从而改变思维，提高解决问题的能力。

所以，瑜伽理疗中，不仅仅是针对病症，更多的是针对病根——思维模式。因为症状在这样的思维模式下，只是冰山一角而已，多年的积累，只是给我们呈现出很少的一部分，瑜伽理疗的终极目标是提高对方的自我觉知。

在人类的历史中，我们习惯了日出而作、日落而息。那是因为当我们处于太阳光下的时候，我们的身体会释放皮质醇激素，这会让我们的身体保持活力和动力，完成生产工作；而当太阳落山，黑夜到来，人体就会释放褪黑素，它会告诉大脑要放松下来，沉淀下来，准备进入休息和睡眠的状态。

然而，如今的我们暴露在各种光谱的环境中，而且大都存在用眼过度的情况，特别是大量电子产品的使用：手机、电视、电脑、广告荧屏……这些光线如同太阳，也会刺激我们产生皮质醇激素，让我们感到兴奋；同时，这些强光还会强烈刺激视网膜，再加上这些组成影像的小光点处于快速的变化动态中，眼睛以及控制眼睛转动的肌肉也会跟着收缩，这会让面部、头脑都处于高度紧张的状态，进一步消耗人体原本不足的"气"，使人变得更加虚弱。

我们经常说，一堂好的瑜伽练习课，在摊尸式里，眼睛是放松自然闭合的；如果闭不上或眼皮不断眨动，那就是因为练习里有过多的刺激。当然，我们也可以通过闭眼练习，有针对性地放松眼睛和面部皮肤，减少眼睛周围的对抗，减少压力，这对于神经衰弱以及存在睡眠障碍的人而言，都是非常好的练习。

有目的地练习闭眼，通过眼球向后进入到头颅，只有当眼球放松，头颅才能放松，如此，便能进一步感受到内在的平静，强化内在的觉知。通过身心的平静，让血液纯净，缓解压力，因为压力总是通过血液进入全身。

闭眼练习技巧

简易盘坐，双眼放松且目视前方；

感受眼皮，这时眼皮会慢慢出现沉重感，不要对抗，继续放松双眼皮；

随着时间的流逝，感受眼皮的愈加沉重；

眼皮会自动下沉，眼皮来到半开半闭的状态，等待；

眼皮开始不停地眨动，继续等待；

随着时间流逝，眨动减少，眼皮自动关闭；

一旦关闭，不要再睁开眼皮，感受眼皮区域的放松；

感受眼球的后沉及放松，这种放松感由眼球向外渗透到整个面部皮肤；

带动面部皮肤放松再延展到全身的皮肤放松；

静坐，感受呼吸。

我们全身的器官都布满了自律神经（交感神经和副交感神经），若一混乱，受这些神经支配的心脏、胃、肠、血管及其他器官的活动，就如同脱缰的野马一般，难以控制。我们的身体便会出现各种症状，如：手脚发冷、疲倦、肌肉酸痛、血压问题、呼吸问题、胃肠问题、皮肤问题……被冠上"现代病"的疾病，大都与这种自律神经的失调有一定关联，睡眠问题也不例外。要想应对睡眠的问题，我们就必须协调自律神经，让它回归到正常运作。

　　因而，针对各种慢性疾病，从瑜伽理疗的角度来看，首先要解决的就是压力问题。压力问题常会以睡眠障碍的形式表现出来，所以，当一个人的睡眠和消化问题得到改善，那就说明采取的方案已经开始有效果了。

　　在阿育吠陀医学里，由压力导致的睡眠问题与火元素紧密相连。在阿育吠陀理念中，宇宙的万事万物都是由水、火、土、风、空五大元素所组成，这五大元素在动态变化与结合中，相互影响，共同作用于我们的身体。火元素代表改造和转化，体现热量与激情，也与脑海中的想法、情感和偏执痴迷等情绪密切相关。

　　现代社会生活鼓励人们充满活力、充满力量，因而需要火元素的刺激；然而，当火元素过度积聚的时候，就会让人感到燥热和烦恼，导致身体失衡。由于火元素的原初位置在眼睛，火元素的过量就容易引发眼睛的疾病以及睡眠问题。

　　针对火元素失衡引起的失眠问题，可以通过以下一些练习加以调整。

　　体式（Asana）：在体式练习中多一些放松的元素，以沉淀稳定为主。这种练习被称为：放松类型（Langhana）①。融入水土元素的练习，多做一些针对骨盆区域的放松与伸展，配合呼吸缓慢地流动，帮助舒缓放松，便于入睡。

---

　　① 注：瑜伽练习可以作为管理身体能量的有效技巧，当身体处于能量低沉的状态时，通过Brhmana类型的练习滋养激活能量；当身体过度兴奋和躁动时，通过Langhana类型的练习平静放松身心。Langhana练习特点：前屈、扭转和仰卧体式居多；在温和的体式中停留较久；有更多支撑和休息放松的体式；以缓慢舒缓的节奏进行练习。

特点 ＼ 模式	Brhmana模式	Langhana模式
特质	滋养，激活	消除，缓解
能量类型	增强	收摄
呼吸	吸气，保持（内屏息）	呼气，保持（外屏息）
体式	后弯/侧屈	前屈/扭转
	站立体式	仰卧体式
	挑战体式中长时间停留	柔和体式中长时间停留
	串联体式流动	有支撑的修复体式
节奏	节奏更快	节奏更慢
	体式间较少停留	体式间更多休息
声音	声音更大	声音更柔和
	音调更高	音调更低沉

表6：瑜伽能量管理Brhmana-Langhana模型[①]

呼吸法（Pranayama）：可以在体式中加入卷舌式（Sheetali）[②]或者嘶式（Sitkari）[③]呼吸控制法。利用舌头的呼吸控制法对大脑的放松非常有效（人体有十二对脑神经，其中五对都跟舌头有关，包括迷走神经、三叉神经、舌咽神经、舌下神经以及颜面神经），这两种呼吸法具有清凉效果，能够给身体降温，配合缓慢深长的呼

---

① 资料来源：翻译整理自Olga Kabel的《如何操控你的身体能量：Brhmana-Langhana模型》

② 卷舌式呼吸法（Sheetali）：张嘴卷舌伸出口腔吸气，闭嘴通过鼻子呼气。

③ 嘶式呼吸法（Sitkari）：张嘴通过牙齿缝隙吸气，闭嘴通过鼻子呼气。

吸，可以安抚神经系统。

延长呼气：在睡前观呼吸并适当地延长呼气，延长呼气可以激活副交感神经系统的运作，启动身体的休息与复原机制。研究发现：睡眠不足损害心血管健康的机制大多与交感神经有关。延长呼气还可以很好地调节上升气（Udana），上升气与记忆相关，失眠的人容易在睡前各种胡思乱想，干扰睡眠。

触摸（Nyasa）[①]：当双手扶在眼睛上并观呼气为主，通过触摸，稍微施压，让眼睛放松下来，这也是和自己重新建立联结的方式。

抹油（Abhyanga）：睡觉前，在脚底、腹部、眼睛下抹油（以加热后的冷榨芝麻油[②]为主），增加滋润度，防止肌肉紧张，柔软身体，舒缓神经，让身体得到完全的放松，从而促进睡眠。也可在练习前抹油。

唱颂（Chanting）：唱诵、听音乐都是很好的建议，特别是轻柔的音乐和唱诵对于自律神经的调节有非常好的作用。在唱诵时，不要纠结于词汇的意思，只是去感受体内的振动。听觉也是自律神经收集资讯最重要的来源，而后再通过神经传导到呼吸、心跳、循环系统等。

制感（Pratyahara）：适当地减少对外来消极新闻与信息的

――――――――――――

① Nyasa：梵语nyasa译为"放置、触摸"。在印度传统中，这是一种用手指或双手触摸身体上神圣、敏感或有医学效用部位的行为，用现代西方科学解释，这种带着觉知的动作，会将身体的感知与充满爱意的思想相连，建立起身心联结。

② 芝麻油：在印度，芝麻油被称为重要的护肤油与神经系统的滋补剂，并且是以和缓、扎稳根基以及强化滋补的方式来改善症状的，因为皮肤和心会经由神经传导物质不断地互相联系，故而对皮肤有益的，往往对心理也有帮助。

接收。分析、处理信息并对之加以回应都是在消耗自己的能量，这会造成身体能量的浪费，让我们陷入负面的思考，还会抑制负责奖赏、快乐和笑容等活动的多巴胺的分泌或者使其回收浓度不足，进一步加剧身体问题。

以上这些练习都是为了能够在闭眼后体验到内在的平静，通过睡眠提高，重整大脑和身体健康的能力，这也是自然之母对抗死亡的最佳行动。

希望这些建议能够对大家有所帮助，也祝大家都能享受一个好的睡眠。

代代（代琴纯）

传统瑜伽践行者，中国管理科学研究院新兴行业发展研究所客座教授、研究员，师承印度凯瓦拉亚达玛瑜伽研究学院（Kaivalyadhama）博雷教授（他所撰写的《瑜伽是人类的非物质文化遗产》（*Yoga as Intangible Cultural Heritage of Humanity*）由印度政府递交联合国教科文组织，作为瑜伽申请成为人类非物质文化遗产的重要论文），全美瑜伽联盟认证500小时资深瑜伽导师（E-RYT500）、美国吠陀学院认证阿育吠陀健康咨询师、印度认证瑜伽理疗师。曾做客央视《创新之路》栏目和朱迅老师、陈伟鸿老师对话传递健康。

失联的我们等待已久的解药

撰文/吕晓丹

最近，与朋友聊天时谈到在参加"瑜伽理疗"①的培训。果不其然，冒出的第一个问题就是："瑜伽理疗是做什么用的？帮人缓解腰背疼痛或是调整姿势不正的问题吗？"我点头又摇头。

的确，一方面，应对身体的疼痛是瑜伽理疗非常重要的一部分；另一方面，这门科学所涵盖的内容却又远不仅于此。

搬出一个关于"瑜伽理疗"的权威定义，或许能够很快把这个问题搪塞过去；但在此之外，需要思考的也是，由于这一领域正处于方兴未艾的时期，除了像朋友这样的好奇、困惑之外，似乎还有许多误解与怀疑。

对于身体的疼痛问题，专业科学的医疗人员岂不更为可靠？论及手法，瑜伽理疗又与那些康复按摩师或是整骨正脊师们有何区别？

下面，我们先从两个具体的案例开始。

---

① 瑜伽理疗：本文谈论的"瑜伽理疗"即Yoga therapy，又译作"瑜伽疗愈""瑜伽疗法"，这里权且采用见的说法。

两个案例

案例一：一位专业的外科医生，同时也是位优秀的作家，她才华横溢，能力出众，却会时常遭受头疼的折磨，遍尝多种药物依旧无果，而后在旁人建议下寻求瑜伽理疗的帮助。让她感到吃惊的是，尝试接触一个多月后，自己的头痛状况就有了很大好转。

案例二：患者是位神经科学专家，也是印度最好的医生之一，还是位虔诚的信教者。70多岁时，他曾做过一次心脏搭桥手术，但手术过后就出现了失声问题。由于经常需要发表公众演讲，所以"失声"对他而言，是个非常严重的障碍。于是，他找到瑜伽理疗师，在进行一些呼吸训练后，他成功恢复了声音。

上述案例中两位专业医生找到的这位瑜伽理疗师，其实就是"现代瑜伽之父"克里希那玛查亚的儿子，也是跟随他学习瑜伽理疗多年的学生T. K. V. 德斯科查①。

那么，为什么现代医学难以解决的问题，瑜伽理疗能够有所帮助呢？两位医生各有自己的见解。

被头疾折腾已久的女医生尝试分析带来好转的原因："你们似乎比我们更了解身体，了解它的错综复杂之处，我们确实知道身体是怎么运作的，但是我们不知道什么是僵硬，什么是灵活，我们不知道如何让一个身体变得灵活。我们的工作缺乏爱与关怀，我们是技术专家，我们拥有各种工具和药物，但是我们不

---

① T.K.V.德斯科查："现代瑜伽之父"克里希那玛查亚的儿子，"瑜伽理疗"概念的重要传承者，创建克里希那玛查亚研究院（即克里希那玛查亚瑜伽院）以继承和传递克里希那玛查亚的圆融智慧与精湛教学。著有《瑜伽之心》（*The Heart of Yoga：Developing a Personal Practice*）、《健康、疗愈及此之外》（*Health, Healing & Beyond*）等书。

知道怎么去爱，去关怀。当我来到这里上课，我感到我是被爱护的，我是受到关怀的，单是这种感觉已经让我好了一大半。我偶尔还是会出现头痛的情况，但它已不再那么困扰我了。如今，我与头痛的关系跟过去完全不同了。"

T.K.V.德斯科查同样询问了遭遇"失声"问题的医生，应该如何解释瑜伽理疗发挥作用的机制。这位医生的回答是："当我进行宗教实践的时候，从来没有人教我应该如何集中注意力，我只是机械地去做这件事。在医学领域，我被教导着如何去做事情，却不知道自己在做些什么。而像你们这样的人，教会了我如何关注自己正在做的事情。所以即便我现在的宗教实践仍和以前一样，却会有更明显的效果，因为我专注于我的宗教实践和瑜伽练习，当我做瑜伽的时候，我知道我在做什么。因为我在集中注意力，我认为这比我没有集中注意力做事的效果要好得多。"

关于案例的思考

列举这两位杰出医生的例子，一方面，并非想强调"瑜伽理疗"的神奇疗效（在接下来的分析中，我们将会发现，疗效发挥的关键还是在于患者本身），而是想明晰瑜伽理疗所做的事情与现代医学的区别；另一方面，则是因为这些作为医疗从业者的专业人士，对于瑜伽理疗的选择与认可，经过科学训练的他们，或许也能对这背后作用的原理给出更合乎逻辑的解释。

即便是"瑜伽理疗"重要继承者、瑜伽学者T.K.V.德斯科查本人，也曾明确表态要对瑜伽理疗产生作用的原因做出解释是个非常复杂的工程，特别是在过去："如果科学问我，你怎么证明这个，我不知道怎么证明。我只能说，当有人来的时候，我们可以帮助他们，他们也感觉更好。我们帮助别人，但我们不知道为什么会发生作用，我们甚至不知道它是如何发生作用的。"

很明显，在这里瑜伽理疗所用的方法技巧与现代医学是完全不同的，无论是第一个案例中"通过关怀改变患者对于疼痛的认知"，还是第二个案例中"通过简单的呼吸训练帮助患者关注身体专注当下"，虽然有点不可思议，但这些简单得令人怀疑的方法，却是真实有效地在发挥着作用。当然，这并非特殊案例。

越来越多的研究显示：瑜伽对人类生理、心理和精神方面的不适或痛苦有着重要的治疗效果——从对身体灵活性、肌肉张力和耐力的益处，到对肥胖、消化、背痛、高血压、呼吸道疾病、关节炎以及焦虑抑郁等情绪状况的影响等。

瑜伽理疗的历史

瑜伽理疗的发展并非一蹴而就。虽说瑜伽已有两千多年历史，但根植于此的瑜伽理疗却是新近才发展出的概念。

从已有资料来看，古典瑜伽文献对于瑜伽理疗并没有翔实的定义和描述。《瑜伽经》（*Yoga Sutra*）中，瑜伽被定义为"止息意识的波动"，却几乎没有提到瑜伽在身体层面的作用，当然更没有将其当作治疗的手段，而如今众所周知的《哈达瑜伽之光》（*Hatha Yoga Pradipika*）虽然谈到了瑜伽体式的许多益处，但它们基本也不是用于治疗的，即便涉及清洁法的部分，也只是作为瑜伽士们为了精进体式和调息练习，实现个人精神层面成长的工具。所以，直到近一两百年，瑜伽的主要作用仍是作为一种帮助人实现自我解脱和灵性成长的重要工具。

瑜伽理疗的梵文为"yoga-cikitsa"，即用瑜伽来对抗疾病或不健康的症状。在为国际瑜伽理疗协会撰写的文章《探索作为理疗的瑜伽》中，克里希那玛查亚晚期重要弟子A.G.莫汉之子，"瑜伽理疗"概念的又一重要继承者加内什·莫汉博士明确指出："关于身体健康的正式定义以及治疗的指南（或者说

cikitsa），仅在阿育吠陀这一传统印度医学中有翔实描述。瑜伽本身并非一个独立的医疗系统，它并不具备属于自己的医学生理学。"

那么，瑜伽为何会被运用于身心治疗，瑜伽理疗又是在什么样的背景下发展而来？从一项被苦行僧们用来折磨肉身，求得精神发展或解脱的工具，到如今逐渐成为被主流医学认可的重要补充疗法，这中间发生了什么？在西方医学迅猛发展的时代，瑜伽理疗何以能够独树一帜，甚至被称作科技时代幸福生活的一门重要科学？

瑜伽与科学：从杂耍特技到科学检验

谈到西方科学理念融入东方瑜伽传统的过程，可以说是扑朔迷离的。

事实上，瑜伽最初引起西方人士的注意，除了那些似乎超出常人极限的高难度体式，还有就是瑜伽士们所展现出的"特异功能"，如悬浮、飞翔，甚至是藏在盒子里深埋地下却依旧能够存活的特殊技艺。

A.G.莫汉的《克里希那玛查亚传》中对此也有相关的介绍：在20世纪30年代，几个法国医生去到印度，他们对瑜伽士们控制自主神经系统的能力（比如心跳）非常感兴趣，于是克里希那玛查亚便在迈索尔王公的邀请下，展示了自己停止心跳的技能——在一分多钟的时间里，在场的医生即便是用上听诊器，依旧无法听到他的心跳，人们甚至都以为他已经离开人世了。

所以，西方科学最初对瑜伽感兴趣，更多是因为瑜伽士能够做一些常人无法做到的事情，或者说一些"超能力"的事情。这些奇闻逸事，对西方人来说就像魔法一般，似乎难以用理性的科学逻辑加以分析。

于是，一些西方医生和科学研究人员在对瑜伽生发出浓厚兴趣后，开始阅读相关的瑜伽传统典籍，着手进行关于瑜伽的研究，通过现代科学的视角对瑜伽效果进行分析。他们想要探索清楚，这些"特异功能"到底只是障人眼目还是确有其事。

与此同时，一些印度的瑜伽习练者，也开始尝试将瑜伽应用于临床的治疗。"印度是个非常贫穷的国家，任何廉价的医疗体系对我们来说都是非常有用的。我们需要一种不用花费很多钱就能摆脱疾病的方法，而瑜伽提供了这样一种替代选择。"T.K.V.德斯科查解释了印度家庭医学盛行的原因。

尽管瑜伽体式在20世纪前就已被应用于印度传统医学阿育吠陀之中，但直到20世纪初，约根德拉（Shri Yogendra）、斯瓦米·库瓦雷扬南达（Swami Kuvalayananda），还有克里希那玛查亚等现代瑜伽运动的先驱，才逐渐将专注于精神层面的瑜伽导向服务于健康的技术疗法，他们尝试在实践中将古老瑜伽疗愈智慧与现代科学理念结合，以更为清晰而实用的方式传达给世界。

1918年，约根德拉在孟买创立瑜伽研究和教育组织，发起关于瑜伽的医学研究，而后又在1920年到美国纽约建立瑜伽学院，研究探索瑜伽的生理和心理效用。

1924年，被誉为"科学瑜伽第一人"的斯瓦米·库瓦雷扬南达，建立了世界上第一所瑜伽研究中心"凯瓦拉亚达玛学院"（Kaivalyadhama），通过西方科学实验研究的方式开展关于瑜伽技巧的研究，创办瑜伽科学期刊《瑜伽弥漫差》（*Yoga Mimamsa*），推广普及瑜伽相关的科学研究成果，甚至专门出版了一本《瑜伽理疗》（*Yogic Therapy*）的书籍，向大众及医学领域的人士介绍瑜伽理疗的基本原理和方法。

而"现代瑜伽之父"克里希那玛查亚更是融合传统吠陀哲学的知识，开创了一种既实用有效又精微深刻的瑜伽练习，这种练习既可以作为有效的治疗康复工具，同样也可以是实现精神成长的道路。

20世纪中后期以来，随着瑜伽的风靡以及现代科学的发展，更多关于瑜伽的研究开始涌现，来自不同领域的学者、医生和科学家运用严谨的现代实验模式，进一步证实瑜伽对于身心的效用。

这里，要提到一位非常重要的人物，可以说，正是他为瑜伽理疗融入西方医疗保健系统铺平了道路。曾担任克林顿总统的内科医生，被《福布斯》杂志誉为"世界七大最具影响力的老师之一"的迪安·奥尼什（Dr. Dean Ornish）①，在跟随斯瓦米·沙吉难陀（Swami Satchidananda）学习瑜伽多年后，将瑜伽作为一种压力管理技术纳入为心脏病患者所提供的整体治疗项目中，这个治疗心脏病的项目于1990年获批纳入保险范围，这也标志着医学领域开始承认瑜伽作为一种治疗的选择。

另一方面，解剖学、生物力学、神经生理学、认知行为学、社会心理学等现代科学研究的融入，也对古老瑜伽技巧发生作用的确切机制进行了探索，例如：

瑜伽呼吸法是如何调节神经系统运作，增强人体压力韧性的。

瑜伽中带着觉知的呼吸与动作，是如何帮助我们训练和平衡多重迷走神经系统，从而帮助我们安全探索头脑、身体与情绪的。

瑜伽与正念练习为何能够对镜像神经元产生积极影响，提高我们的共情能力，从而促进亲密关系的建立？

为何瑜伽练习要强调专注于深层觉知的"内感受"，它对我们的大脑、免疫系统和情感生活有什么影响？

为何我们能够通过持续重复的瑜伽练习，主动创建有益的

---

① 著有《逆转心脏病》，他是首位证明通过改变整体生活方式能够预防甚至逆转心脏病的心脏病专家。

大脑回路，激活神经可塑性，将垫子上的稳定感受延伸到生活当中……

这些研究都赋予了瑜伽理疗更强的说服力，它的疗效也逐渐获得更多的认可，一些医院开始将瑜伽纳入医疗体系，作为重要的补充疗法。

瑜伽的目标：从苦修解脱到治病疗愈

从一门实现灵性成长的工具到为服务身体健康的科学，两个看似毫无关系的目标是如何统一于瑜伽理疗当中的呢？克里希那玛查亚的《瑜伽密义》（*Yoga Rahasya*）[①]为我们探索这一问题，提供了一个重要视角。

克里希那玛查亚认为，在瑜伽的教学中，两个最关键的要素便是：练习者与练习目的，他将瑜伽练习的目的分为：为了健康的瑜伽（Siksha），作为理疗的瑜伽（Cikitsa）以及为了实现个人转变的瑜伽（Upasana）。

《瑜伽密义》中，克里希那玛查亚以一种全新的方式介绍了瑜伽的练习，他根据吠陀哲学中关于生命阶段的理解，将瑜伽的目标整合到生命的每个不同时期之中，从而让习练者能够以更为

---

① 《纳塔穆尼的瑜伽密义》（*Nathamuni's Yoga Rahasya*）：这本具有传奇色彩的书，传说是由9世纪印度圣哲纳塔穆尼（Nathamuni）所著，后原著失传。20世纪初的某一天，克里希那玛查亚突然陷入昏迷状态，在他意识恢复之后，就将这份失传已久的著作神奇地还原了出来。无论传说是真是假，不可否认的是，这是一部介绍瑜伽哲学的优秀作品，其中囊括了许多实用的知识，包括瑜伽在人生不同阶段是如何发挥重要作用的。难得的是，其中一些经文还谈论了某些特定体式对于女性的健康效益。而且，在经文的注释中，克里希那玛查亚还着重强调了一句如今在世界各地瑜伽教学中流传甚广的名言，也是瑜伽理疗的一个重要理念：体式不是一成不变的，需要根据个人需求加以修改。

实际有效的方式，获取瑜伽带来的最大效益。根据练习者的年龄段，他将瑜伽分为了三种不同类型的练习，各个年龄段的练习有着相应的目标：

青少年学生瑜伽习练的目的在于建立或培养力量。在这个时期，身体健壮，能量不易耗尽，因而这个阶段的练习可以是充满活力的；

成年学生瑜伽习练的目的应是保持健康。这个时期的人们面临着许多责任，身体自我更新的能力下降，因而瑜伽练习应当更为温和；

老年学生的瑜伽习练则应更多关注冥想和精神层面。随着岁月流逝，到生命最后的阶段，人们的能量活力都有所削减，体力消耗也应相应减少，因而这个阶段，瑜伽的练习可以帮助人们带着更平静和成熟的态度去看待生活。

与过去的瑜伽文本相比，《瑜伽密义》中所阐述的原则可以说是更为实用且更具实际意义的。根据克里希那玛查亚的说法，瑜伽经过调整可以整合到生活各个阶段，且遵循这一路径，习练者依旧能获得解脱的最终成果。

也就是说，这种追求身心健康的目标并不会与瑜伽的终极目标相矛盾；相反，以身体为中心的目标转变，极大地提高了瑜伽的适用性。瑜伽的练习不再局限于过去的禁欲苦修人士或是严格的遁世者，而是逐渐发展为一种适应世俗社会的身心修习方法。它不仅能够服务于有不同需求和目标的人群，对于不同年龄阶段的练习者也更具科学指导意义。

瑜伽理疗是什么

再回到最初的问题，瑜伽理疗是什么，又有什么独特的医疗价值，或者说我们为什么需要瑜伽理疗？虽说瑜伽作为一种练习，本身就具有疗愈性质，但所有瑜伽课程都能称之为瑜伽理疗吗？

从前面的分析中我们已可看到，瑜伽理疗处理的远不仅是身体疼痛的问题。国际瑜伽理疗师协会（IAYT）对其的定义是：运用瑜伽的哲学和练习，帮助个人朝着改善健康和幸福的方向发展的过程。

可如何定义健康与幸福？是保持身体无痛健壮有力？是拥有取之不尽的物质财富？是身处舒适的生活环境？是做着稳定有尊严的工作？是拥有富足的精神生活？还是拥有朋友家人的温暖陪伴？这的确是个复杂的概念，或许每个人都有自己的定义。

理疗培训中，加内什·莫汉博士曾跟我们分享过他在瑞士培训时的一个例子："瑞士，可以说是世界上最美好、最宜居的一个国家——仙境般美丽的自然景观，让人赏心悦目的山水草木，温和湿润的气候，没有污染、没有腐败、没有动荡、没有不安，人们有很多的假期，失业了政府会供养你，生病了你有免费的医疗保障……然而，就是生活在这样一个'人间天堂'里，参加培训的学员中，依旧有35%左右的人存在某种程度上的抑郁问题，他们依旧感到不幸福。"

这似乎难以理解，但仔细想想，"自寻烦恼"确是人类常态，因为我们身上携带着这种"焦虑因子"。一定程度上，它或许是人类赖以生存的一种本能，它让我们能够居安思危、未雨绸缪，通过对未发生的危险的敏锐觉知来保护自己；然而，一旦过度或是长期处于这种头脑运作模式，于身于心都会是痛苦和折磨。

现代社会的我们，逐渐摆脱了来自老虎、狮子追捕的烦恼，但似乎也在陷入更严峻的威胁。科学技术的进步解放了我们的双手双腿，减轻了人类的繁重劳力，极大地提高了社会的生产力，按理来说，本应为我们争取更多休闲舒坦和享受生活的时间，而事实却是，在这个强调成就和效率的社会里，我们因为缺乏安全感，变得更加分秒必争，变得更加恐慌焦虑。

我们害怕跟不上时代的步伐，于是更加拼搏努力，时刻待命；我们担心天有不测风云，于是在自以为能够抓住的现在，咬紧牙关透支身体；我们想要永久地抓住眼前的美好，于是拼尽全力维持当下。可这些向外的探求是否真的减少了我们的恐惧，是否真的让我们"生活更好"了呢？似乎并没有。

培训接近尾声时，传来台湾艺人高以翔在录制综艺节目《追我吧》时猝逝的消息。难受的同时更是心疼和惋惜，难以相信这样一个看起来阳光帅气、充满活力的人怎么就突然倒下了。然而，悲剧又何止这一桩？在这个飞速运转的时代里，高度紧张、持续过劳导致的焦虑抑郁已成为困扰现代人的主要问题，更是越来越多慢性病症的主要源头，而瑜伽理疗，或许可以成为应对这些问题的一剂良药。

加内什·莫汉博士在接受*Yoga Journal*采访时谈到慢性疼痛治疗的复杂性："其实很多像背痛这样的慢性疼痛问题，无论是医疗技术（包括手术药物）还是运动康复方法，几乎都没有什么成效。许多慢性疾病也都面临类似的困局，比如抑郁、焦虑，各种慢性疼痛，从肩颈酸痛、背痛，到更为严重的坐骨神经痛、椎间盘突出、哮喘、肠胃问题、月经不调和不孕症等等，这些问题的根源都不那么单纯，并不是'我被某种病菌感染，我服用抗生素，然后我就能痊愈'这么简单，它们往往是一个人生活的方方面面的影响所致，与呼吸、运动、饮食、压力等等都有关联……"

而瑜伽理疗的独特价值，正在于它是一个涉及身心层面的、多维度的整体疗法。关于瑜伽理疗的内涵，许多知名的瑜伽理疗师和瑜伽老师都曾给出自己的见解，虽然具体表述略有不同，但基本遵循以下几个关键要点，也可以说是瑜伽理疗的核心理念：

1.全人视角

在瑜伽理疗中，人是一个宏观整体，是一个拥有不同生活经历和心理体验的完整个人。作为瑜伽理疗师，应该从"全人"的视角出发，要面对的是"存在问题的个人"，而不是治疗"某个人的问题"；要考虑的是涵括身心层面的，一个有思想、有人格、有感情的"社会实体"，而不仅是一个简单的物理实体。

瑜伽理疗是一种整体的治疗方法，它综合运用瑜伽中的各种技巧和工具，包括体式、呼吸法、唱诵、冥想和积极的自我肯定等，帮助个体自我赋能，达到更健康的身心状态，从而更好地生活。

这也是为什么克里希那玛查亚会说"一个体式或是一种调息法，就能治愈某种疾病"的观念在本质上是有误的。单纯的体式练习并不能治愈疾病，必须综合各方面的因素去考虑，并从多个维度提出可能有帮助的练习，它们必须是一个完整练习的一部分，它们必须融入我们日常的生活之中，只有这样，它才有可能真正发挥作用。

比如应对抑郁，这是如今困扰许多人的一个症状，但其实并没有单一的方法能够帮助患者康复，依靠药物更非长久之计，对此，加内什·莫汉博士建议的做法是逐步引领他们更多地参与日常生活，通过体式、调息、冥想等手段，循序渐进帮助他们调整身心状态："一般来说，我们会教一些舒适的体式，如脊柱伸展、打开胸腔的练习；延长吸气的深呼吸练习；观想练习，特别是将光亮带到内心，再让它充盈全身；自我关怀和正念练习，通过学习正念察觉自己的思绪，观察消极情绪如何升起、经过简单的'自我肯定'后，让情绪流走……这些都是瑜伽练习的组成部分。如果学员能够坚持做这些，同时又能得到亲友的支持，抑郁症的情况就会有所改善，直至最终摆脱痛苦。"

2.因人而异

"因人而异"是瑜伽理疗的基本原则，也是克里希那玛查亚的教学基石。"我父亲教导的精髓在于：并不是人需要去适应瑜伽，而是需要调整瑜伽习练，以适用于每个人。这也是我父亲传承给我的最重要的观念。"T.K.V.德斯科查在《瑜伽之心》一书中强调。

由于每个人的身体和心理状况存在差异，所处的文化和背景也各不相同，因而瑜伽理疗的出发点在于个体。充分尊重个体的独特性，根据每位患者/学员的具体状况，包括身体情况、情绪状态、年龄性别、饮食习惯、工作压力、休闲方式、文化背景等来设定个人化的瑜伽练习，如此，瑜伽习练者才能从中获取最大效益。

瑜伽从来就不是一种标准化的方案，它需要因个人的需要加以调整和修改。即便面对同样的病症，对于不同的患者，瑜伽理疗师给出的应对方案也可能是完全不同的。"我们没有针对具体问题的具体解决方案，例如，有些人可能因为家族病史而有高血压，有些人可能因为压力而有高血压，有些人可能因为焦虑而有高血压，有些人可能因为处于生命中的某个时期而有高血压，有些人则可能是因为一段关系的破裂而突然患高血压……"T.K.V.德斯科查认为并不存在一概而论的瑜伽治疗方法，更不会有包治百病的方案。

在这里，"人"的观念就是非常关键的，需要通过观察与交流，充分了解患者/学员的实际状况并密切追踪其练习反馈，才能给出切实有效的瑜伽方案。"即便我已教授瑜伽理疗39年，我依旧还是要当面见到患者，并与之进行交流互动，才有可能知道应该要给出什么应对的方案，即便只是很简单的头痛问题。"T.K.V.德斯科查坦承道。

3.自我赋能

在瑜伽理疗的培训中，加内什·莫汉博士常说："我们能做的是帮助他们帮助自己。"听着好像有点拗口，但其实这里的主旨正在于，我们无法仅仅通过我们的努力，帮助会员/患者彻底解决什么问题，重要的是他们自身必须参与其中。

因为瑜伽理疗是一种自主保健、一种自我教育。这种自我赋能的整体理念，是让学员成为自己的主导者和治疗师，主动地为自己的健康而努力。而作为瑜伽理疗师，应该做的则是将这些技巧教予患者/学员，让他们运用这些技巧去帮助自己解决问题。因为无论是教学还是治疗，我们想要的都不是他们永久的依赖，而是希望能够培养起他们自我探索和自我成长的能力，从而鼓励和促进他们独立自信地去面对和解决问题。

这种"助人自助"的理念，其实也是如今各种社工/心理/康复治疗所倡导的基本价值，它是瑜伽理疗的核心要素，更是瑜伽理疗师有别于医生及物理治疗师等的关键之处。

培训过程中，班里很多同学说感觉瑜伽理疗的课堂就像是个充电的过程，不仅仅是知识的扩充，更是一种能量的补给。

或许，这便是一个在老师引导下自我赋能的过程——我们卸下防备、静下心来，配合着缓慢的呼吸和流动去放松，放下紧张与不安，让四处游走的感觉回收身体，用心聆听接纳身体传递的信息，通过积极的语言赋予自己能量，在唱诵与体式练习中培养韧性和力量，然后带着温柔微笑和感恩之心去与周围的生活做联结。

我们学习着通过这些技巧自我赋能，而后也尝试运用这些技巧去帮助更多的人实现自我赋能。

4.正面引导

"我爱你，髋部。谢谢你为我所做的一切……"当这样的话语出现在瑜伽理疗的课堂上时，我们都禁不住笑出声来。

确实，这对于仅把身体作为工具使用的我们来说，听起来似乎有些不自然甚至矫情；可是，再细细想来，这不正是重新建立与身体联结最关键的地方吗？只有去看到它，去认识它，去感受它，去呵护它，去真正建立起对它们的觉知，才有可能做出针对性的增强、放松或是灵活的练习。

而反过来，人的思想状态对于治疗也有着关键的作用——一个健康积极的思想和心理，如友善、慈悲、关怀与理解，会对我们身体的不适与疼痛有重要的缓解作用，同样，消极负面的情绪则会延缓甚至加剧病症。

这其实并不难理解，我们也可以从很多现实案例中找到支持。过去，我们可能会认为这不过是没有科学根据的心理暗示，可近些年来的神经心理学研究，已明确揭示了这种由心到身的"下渗效应（Trikle down effect）"，也阐明了头脑状态是如何通过对神经系统和免疫系统产生影响，从而作用于人体的。

瑜伽理疗的新困境

1.过度医学化

科学的融入极大地促进了瑜伽理疗的发展，主流医学对于瑜伽理疗的认可程度也在不断提高，瑜伽逐渐融入现代医学领域成为补充疗法。

但需要警惕的是：瑜伽理疗并不同于现代医学疗法。毋庸置疑，它们都有着各自无法替代的特质和优势，但无论是看待分析问题的视角，还是应对处理问题的方式，两者都有着明显的区别。

在欢迎现代医学对传统瑜伽理疗效果进行检验，融入西方科学理论去探索瑜伽机制的同时，瑜伽理疗师们也要小心避免瑜伽理疗滑入过度医学化的误区，因为这不仅会影响瑜伽理疗效用的发挥，更会丢失瑜伽理疗的核心本质。

这里一个关键的问题在于，虽然许多瑜伽理疗从业者都意识到这一整体视角的重要性，也对人的整体性有着非常清晰的概念，但在具体实践或治疗层面，还是会习惯性走入医学的治疗路径——"你的身体有什么问题？""导致你背痛的原因是……""这个体式可以缓解腰痛……"细想一下，这与从部分（微观）着手，病症导向的现代医学模式有何区别？

国际知名的印度文化及瑜伽文化研究学者格奥尔格·福伊尔施泰因（Dr. Georg Feuerstein）也曾表示过自己对这一问题的担忧："在其漫长的历史中，瑜伽的生命力一直与瑜伽教学的传统启蒙结构和口头传授模式紧密相连。而在西方，一种新的瑜伽范式正在形成，这种范式弱化了上面提到的两个传统要素，引进了源于医学与心理学的新概念和练习，虽然这种转变是必要的，也是必然的，但也会将瑜伽理疗置于过度简化的境地，这是必须极力避免的。如果瑜伽理疗仅仅把自己当作一种物理疗法或呼吸疗法，那么它就无法再保存原始瑜伽的整体范式。"

2.僭越本职工作

作为现代瑜伽理疗师，或许需要懂得一定的生物解剖知识、一定的运动力学知识、一定的神经心理学知识、一定的病理学知识……但它们的作用，应该都在于服务瑜伽理疗的应用，而非舍本逐末，脱离瑜伽理疗的范畴，甚至抛弃瑜伽理疗的核心理念；更不应该的是，让自己僭越本职，在未经深入学习的基础上，就贸然涉足其他专业领域。

这其实也是全美瑜伽联盟（Yoga Alliance)会在2016年取消对于"瑜伽理疗师"认证的原因，为了避免非专业人士滥用"理疗师"这一名号做一些本应接受医疗保健行业管制的事情，比如开具药方或针对特定身体精神状况做出明确诊断治疗等。很明显，这些已超出瑜伽理疗师的工作之列。

追随T.K.V.德斯科查瑜伽理疗传统的瑜伽教育者，《瑜伽解剖学》的合著者雷斯利·卡米诺夫认为，对"瑜伽理疗师"角色认识不清可能会带来很多问题："即便是最熟练和经验最丰富的瑜伽理疗师，也不会通过'治疗剂或治疗法来治疗疾病'，这是专业医疗系统的范畴。"

瑜伽并非医疗体系，瑜伽理疗所做的，是通过引导患者/学员，疗愈自己。如果缺乏对于自己工作范围的认识，也没有明晰一些不能跨越的界限，那么无论对于自身、患者/学员，还是瑜伽理疗本身，都会是一种伤害。

雷斯利·卡米诺夫强调从事瑜伽理疗的人必须明确自己的定位："我们绝不能为了融入主流医疗服务，就将瑜伽理疗冒充为新的治疗专业，这不仅会偏离瑜伽理疗本质，也会让我们和物理疗法、按摩疗法、舞蹈疗法等已经确定的领域出现无谓的地盘之争。"

一味解药

1.现代医学的有力补充

现代医学的发展——各种重大的医学发现、新药物的出现、新医疗科技的研发，确实对提升治疗成效和增进病人福祉有着变革性的意义，帮助精准对焦病灶，方便医生对症下药，迅速解决某些疾病和疼痛，但面对慢性疾病，甚至是难以明晰根源的疑难杂症时，单靠高精尖的生物医学技术，恐难获得持久改善。如今人类大多疾病依旧是难以治愈的，"现代医学"并非神话，我们依旧需要找到与疾病共存的方式。也如19世纪美国著名医生爱德华·特鲁多的墓志铭"有时是治愈，常常是帮助，而总是关怀和慰藉"。

"瑜伽理疗在解决现代西方医疗保健的一些挑战中起着至关重要的作用。这个角色，在某种程度上，正在帮助将一个基于疾病和以医生为导向的照护范式，转变成一个基于健康和整体导向的自我照护的范式。"美国维尼瑜伽（Viniyoga）学院创始人，现代瑜伽理疗先驱盖瑞·克拉夫索明确指出了，瑜伽理疗对于正在遭受严峻挑战的现代医学的重要性。

2.应对"失联"问题

现代社会中，大多数人的身心都处于失联的状态，用《美食、祈祷与恋爱》电影的编剧伊丽莎白·吉尔伯特的话说，就是"只是把身体当作租来的汽车一般对待"，身体似乎"除了帮我们把头部从此处搬运到彼处，好让我们观看、担忧、思考和解决各种事情外，它的存在没有任何其他理由"。糟糕的是，这种失联不仅存在于我们与自己的身体之间，还存在于我们与身边的人、与其他的生灵，还有与周遭的环境之间。

现代工业与信息科技的发展，加速了个体原子化与人类劳动异化的趋势，也加剧着个体与他人、与社会疏离的程度——面对面的直接交流被社交媒体上的互动所取代，人际距离疏远、亲密关系淡化、社会信任瓦解……这些都在使我们的"失联"状况不断恶化，这种"失联"正是导致人们焦虑、烦躁、痛苦甚至分裂的一大根源，也是如今各种社会问题丛生的一大根源。而瑜伽理疗作为一种平衡与整合的古老方法，或许能够帮助唤醒我们的觉知，激发我们联结的本能，帮助我们重新建立起与自我、与他人、与外在世界的深刻联结。

在被问及瑜伽理疗与医生治疗之间的主要区别时，T. K. V.德斯科查的回答确实是发人深省的："对任何人来说，不管他们的痛苦是什么，都必须有一种人性化的接触。我是在和一个有个性的人打交道，一个人，而不是一捆捆的纸。我想看的是人，不是X光，不是实验室的测试，等等。事实上，我看着他们，观察他们，替他们把脉——这些事情对一个人来说是如此不同。在我看来，这种人与人之间的接触，在现代化与专业化的大背景中，可能正在退居其次，而我希望它能够回来。"

身处这个人工智能飞速发展、科学技术日新月异的时代，我们比以往任何时候都更需要也更呼唤医学温度与人文关怀，而我想，瑜伽理疗的融入，会是现代主流医学的有力补充，也将会是现代社会"失联"问题的一剂重要解药。

参考资料：

Tirumalai Krishnamacharya. Nāthamuni's Yoga Rahasya. Krishnamacharya Yoga Mandiram, 2004.

T. K. V. Desikachar. The Heart of Yoga:Developing a Personal Practice. Simon and Schuster, 1999.

T. K. V. Desikachar, Richard H. Cravens. Health, Healing, and Beyond: Yoga and the Living Tradition of T.Krishnamacharya.North Point Press, 2011.

A. G. Mohan. Krishnamacharya: His Life and Teachings. Shambhala Publications, 2010.

Roger, Martin Davis. The Yoga Therapy Handbook. AKU Press International, 2007.

John Kepner, Nischala Joy Devi, Joseph Le Page, et al. "The differences between yoga teacher training and yoga therapist training and the distinction between yoga teaching and yoga therapy." International journal of yoga therapy 24.1 (2014): 7–21.

Ganesh Mohan. "Invited article: Exploring yoga as therapy." International journal of yoga therapy 16.1 (2006): 13–19.

Eric Shaw. Seeds of Future Past Krishnamacharya's Savvy Yoga Rahasya.

T.K.V. Desikachar. Science, Medical Conditions and Yoga as a Therapy.

另，部分资料援引自斯瓦斯塔瑜伽理疗（Svastha Yoga Therapy）教师培训课堂。

瑜伽疗愈的身心灵层级如何落地

采访/子玉

这是与张鹤老师探讨"瑜伽疗愈"（Yoga therapy）的谈话内容，话题从疗愈与理疗的不同之处展开，扩展到这种疗愈如何在生活中落地，如何系统学习瑜伽疗愈，等等。

子玉：相对于"疗愈"，我们似乎更常见到"理疗"的说法，这两者是不一样的吧？

张鹤：不一样，其中一部分有重合。说起"理疗"，像是这个人有点问题，需要处理。比如，你有严重的脊柱侧弯，或者需要做产后修复；一部分需要去医院，一部分需要找康复理疗师。这是所谓理疗。

而瑜伽老师，或者健身教练，通常被认为是做运动的人，可否去做理疗这部分？我觉得可以，但资质较难把控。你去医院，一个物理治疗师需要有相应的培训，也需要考证，而现在市场上，系统学习之后再去做理疗的还比较少。

就理疗而言，你的问题治好，理疗过程就结束了。疗愈则是一个更大范畴的概念，每个人都有一些特定的需求，可以去疗愈的，那不一定是"疾病"。比如说，我的平衡感不好，需要做一些训练，解决走路老崴脚的状况。这是一个问题，却不是一种疾病。

所以疗愈的层级，会多一些，包括情绪层面的以及呼吸、能量层面的。简单说，理疗倾向于治病，疗愈倾向于养生。

我觉得，瑜伽更多是一个养生的学问，通过一些练习，在自己的整体健康出现大的问题之前，去保养它。

子玉：在此前对运动康复师的访谈中，我们知道医院的运动康复医疗服务，可以与外面的运动康复师合作，因为医生没时间教康复动作，进行后续的练习指导。身体的恢复，确乎是一个长期过程。

张鹤：身体出现了问题，第一个阶段是去医院，这个毋庸置疑。我有一个私教案例，是一个小姑娘，她在一个课堂上做下犬式，旁边一个同学做倒立，结果倒下来砸她胳膊上了。后来她上我的解剖理论课程，是打着石膏过来的。这是第一阶段，医院做处理。

石膏拆了之后，她的手臂运动功能不好，无法完全伸直。医生让她做拉伸，她老觉得不对劲，就来找我，这就是第二阶段，让手臂慢慢恢复功能。

从逻辑上来讲，第二阶段不难——如果你知道身体的运动原则，就不难。由于她之前上过我的课，知道一些基本原则，我用两节私教课，带她设计了恢复序列，回家坚持练习，有什么问题再问我。这种状态下，一个月不到，她手臂的正常功能恢复，再过一两个月，练习都没什么问题了。

到第二阶段，可以说理疗过程结束了。再往下，她这个受过伤的手臂，需要针对性的训练去保养，更多地，这就属于疗愈了。

疗愈需要更长时间去做。包括一些慢性疼痛的情况，有些慢性疼痛的成因，你很难解决或去除，只能余生都做针对性训练。我曾有一个私教会员，之前双腿出过车祸，虽然能正常走路，但在日常运动中会产生代偿，代偿导致身体出现不平衡，需要不断针对性练习，去缓解这种不平衡（呼吸层面、内脏层面、慢性疼痛层面等等）。如果这个叫理疗，那你理疗一辈子，似乎不太合理吧，所以这也是保养或疗愈。

为什么说有些成因"很难解决或去除"呢？一些健康建议，我经常和学员讲，你不要久坐，不要穿高跟鞋，可是大部分私教会员完全做不到。你在窗口行业，比如做银行职员、酒店高管，不想穿高跟鞋，那你得考虑转行了。她们只能穿高跟鞋站一整天，可能还要小跑。还有私营业主，一开会开一整天。怎么办？只能是你在不正常的工作状态之后，额外做练习，来平衡这种"不正常"。可能眼下还没什么问题，时间长了，没有相应的保养（疗愈）的话，他们就要去做理疗了。

我现在做的一个比较大的课题，是研究和思考针对不同职业展开疗愈的方式，包括身体层面，也包括情绪和心理的压力。情绪和心理的压力，直接影响神经系统、内分泌系统的状态。不是说像医院一样给你开药，而是通过一定练习，压力缓解之后，人体最重要的两个系统（神经、内分泌）会自发地做一些调整。瑜伽，就是给自己身心的滋养。

子玉：老师提到瑜伽疗愈是更大范畴，包括了身心灵不同层级，其中"灵"我们很少讲，听着也比较玄，怎样理解它们才比较"落地"呢？

张鹤：就整个身体层面，一方面，你需要有长时间静态维持的能力。瑜伽体式分静态和动态，在静态体式中，你保持8至10次乃至更多次呼吸，这是为了让身体在压力较小的情况下，维持比较久的时间。经过这种训练，同样坐两个小时开会，我的身体压力比较小，保持健康的可能比较大。

另一方面是运动功能，就像流瑜伽、阿斯汤加这类偏动态的训练。为什么做这种训练？在生活中，你不可能避免走路、跑、跳、爬楼梯、抬手拿东西等日常活动，所以必须有运动能力。

瑜伽作为一种训练，在身体层面要维持这两种功能。在两种功能之上，还有贯穿一生的功能，就是呼吸。你吸气时，身体是往外扩张的，呼气时，身体是往内回收的，且不谈"气"和能量层面，至少在这一张一弛的过程中，会伴随着力（呼吸也是一种运动，能运动是因为有力），这样的力，怎样和你静态体式的张力平衡，怎样和你动态体式的张力达成一致和融合？这也是需要考虑的问题。

以上都做好了，意味着身体可以保持平衡的状态。否则，当你的结构张力、运动张力和呼吸张力相互打架，一定会出问题。不一定到达生病的地步，但至少让你对生活的体验感很不爽。这是"身"的层面。

"心"的层面，更多是涉及情绪。

一个人情绪要好，首先身体不能有太大问题，比如你面对一个处于极端疼痛中的人，不要讲大道理，说你要淡定，他无法淡定，因为他背痛！作为一种慢性疼痛，背痛很常见。不解决疼痛，内在的压力势必让人情绪暴躁。

还有呼吸状态，直接影响内分泌和神经系统，这两个系统一旦出现失衡，情绪和整个状态不可能好。

举简单的例子，女性有生理周期，青春期、生理期、孕期、更年期，处在这些过程中的女性，情绪波动会比一般人大，往往就是内分泌和神经系统失衡导致的。在实际教学中，我们需要从这些角度去理解和关爱对方，选择适宜的体式、呼吸等练习方法，情绪平复之后，才能好好地思考问题。

谈到"灵"的层面，大家觉得是阳春白雪，甚至封建迷信的东西。我们换一个说法，"灵"的问题，就是你的认知，是你对生活、社会和世界的洞察力。

瑜伽认为，你要尽量真实地去认知，基于当下的条件做出合理选择。做出选择的过程中，注意不要出现5种痛苦/烦恼/障碍（Klesah）——无明、小我、憎恶、欲望和恐惧的状态。你要关注到，每个人都有的这5种状态，其会对自己的认知、判断和行为造成影响。把这方面平衡好的话，我觉得至少这是入门了。更深的就没法讲了，每个人的体验不一样。

作为一个整体的瑜伽疗愈，是在这3个层面去做的。至于瑜伽哲学，更多侧重于第3个层面，但如果脱离了前两个层面，我认为大众很难达到第3个层面。实际情况不允许。怎样整合这3个层面，是我们需要思考的。

子玉：很少听人这样谈论身心灵。

张鹤：我跟学员讲，我会把你带到一个我能到、大部分人也能到的地方，再往后的个人修行，是你自己的事。在"灵"的层面深入，如果我们两个都达成了，那有得聊，可以相互促进；可是如果老师把学生还无法"见到"的描述很多，非但后者无法达到，反而扰乱了他当下该做的事情。

子玉：我们回到"身"的层面。解决不适和疼痛，需要进行局部调整，同时瑜伽练习也强调整体练习，可以阐述一下局部和整体的关系吗？

张鹤：首先明确什么是健康。

第一，没有疼痛；

第二，可以在静态姿势中维持较长时间，不影响正常的工作和生活；

第三，能够进行日常生活中必需的运动；

第四，具有良好的呼吸模式。不良的呼吸模式会导致疼痛或运动功能受限；

第五，具有承担压力的能力。

不要觉得这个人每天待在家里，开开心心就可以了，绝大部分人要工作、旅行的。我说承担压力是指，你至少具有每天工作8小时的能力，或者冲刺100米恰好赶上（即将启动的）公交车的能力，或者负重15公斤走上1000米的能力……这样才能说你是比较健康的人。

前面4点，很多老师做得不错了，大家容易忽视的是第5点。理疗关注的是你不疼了，可以走了，但你是否恢复了承担压力的能力？后面需要有足够强度的训练。

另外你会发现，理疗有明确需要针对性调整的地方，比如脊柱侧弯，或者我脚踝疼，眼睛就盯着需要理疗的地方。问题是，这个地方调完了之后，有没有放到身体的大环境中，去做整体的功能训练？这个很多时候就没有了。

参加我培训的老师，经常跟我讨论案例，我反复强调的就是，你这个调整的效果为什么不能持久？所谓效果，需要整体的功能训练来维持。只有把调整好的脚踝，放到整体的功能训练里，才能看到接下来要处理的问题在哪里。脚踝重新成为整体身体功能的一部分，才算是瑜伽疗愈。这是局部和整体的关系。

而有时候也要调转过来，先把局部拎出来处理好，再放回去进行整体训练。假设你身体某部位有的问题，你觉得只要坚持每天做整体练习，就能把局部带好，但若是局部代偿的习惯不改，很可能只是固定了你的代偿模式。这时候需要先处理好局部问题，再融合到整体功能性训练中去。当然整体功能包括静态、动态和呼吸。

以上是瑜伽疗愈从局部到整体的思路。怎样判断一个人整体上恢复了健康，就是通过前述的5点。

子玉：对于现在国内的瑜伽疗愈，老师认为有哪些常见的误区？

张鹤：我们已经谈到了一些。首先，瑜伽不是放在神坛上供起来的东西，不是说要用身体去迎合所谓标准的瑜伽练习。标准是一个方向，在身体能力达到之前，肯定都是不标准的，要找到适合自己的状态。

还有，不能用身体去证明老师正确，我经常被私教学员证明我的认知是有误区的，所以从学员那里学到特别多东西——哦，原来还有这种情况，那应该怎么处理？

瑜伽这种工具，希望实现的是练习者的解脱，你从疼痛中解脱，从情绪中解脱，从对生活的纠结中解脱，后面可能还有意义更深远的解脱……是练习者运用这个工具，而不是把自己奉献给这个工具。你喜欢瑜伽，跟我喜欢喝茶一样，这茶是要带给我滋养的。对自己慈悲，对自己关爱一点，瑜伽会很有意义。

另外，瑜伽老师值得思考的一个问题是，我们做学术讨论，需要在一个有理有据的立场上。让我们的训练逻辑成立，更多从身心的原理（原则）层面入手，不论说能量，还是说三脉七轮，我觉得那都是身心的原理；而不是说满足于"我跟谁谁学的"，从哪里看来的，因为人家很权威，所以一定是对的。那你在做针对性处理的时候，会遇到问题。

我们学的知识，它是一个总结，那往往是直接搁谁身上都不一定好用的，你要懂得去调整。这些都需要思考，当然，包括我在内。

子玉：您曾进入不同体系学习，对于如何系统学习瑜伽疗愈，成为有一定水准的老师，有怎样的建议？

张鹤：如果你希望给自己贴一个标签，进入一个体系深入学习是不错的选择。若你要学习完整的疗愈训练，我认为，不能只学一个流派。

有侧重静态练习的流派，有强调动态练习的流派，也有专门练习呼吸的知识体系。就我个人的练习经验和职业履历而言，单练静态不练动态、单练动态不练静态，或者单练呼吸不练身体，都是不行的。前面强调了，静态、动态、呼吸，都是健康练习所需要的。

比如你单练呼吸，呼吸越练越强，而身体是气息和能量的容器，你内在的水流越练越强，容器还是豆腐做的，时间长了一定出问题。只有容器足够结实，才能承载里面有力的能量，这是不言而喻的。

我想强调的是，最好学一点底层逻辑、底层知识。现在市场上95%甚至更多的课程，不适合初学者去学。对初学者而言，这些老师讲的很高级，很"分支"，需要学习者具备大量基础知识。这些基础知识还不仅是瑜伽体式技术、呼吸方法，更要理解有关身体原理的知识。

这方面我受益于当初学的生物专业，人体解剖和生理学、遗传学、发育生理学等等，是我们的必修课。基于有关人体底层原理的认知，再去上那些"高级"的课，才能理解老师在讲什么。所以我能理解一种常见的状况，学员从培训中记了现成的方法，回去发现不好用，也不知怎么办，为什么？就是对底层知识不了解。

怎么学呢？买教材回来看：一开始，看体育专业的解剖学和生理学；然后，看医学生的解剖学和生理学；再往上，看完整的理论性书籍，比如《解剖列车》，现在有些课程比如螺旋链、费登奎斯，都有这本书的影子，你先看了这本书，再去上后面的课程，相对容易学懂。

这种书呢，买回来不等于你看完了，看一遍不等于你看懂了。不要看一遍不太懂就觉得自己脑子有问题，多看几遍就好了。

我跟很多老师探讨过这个问题。某种程度上这也是市场引导，大家都想学"拿回去就能用的"。但是没有底层知识，拿回去你也不会用、用不好。然而如果我讲解剖基础，纯理论讲7天，每天布置预习、复习作业……这样我招不到学生。"一招治百病"，就招得到生。所以也很无奈，就建议大家看书。

另外，不少学员宁可学无数分门别类、彼此不太相干的课程，也不愿把自己认为有价值的课程复习两三遍。实事求是地说，第一次学习吸收率有限，包括我自己，什么录音、笔记、视频，你回去再看，完全不是那么回事。一个扎实的课程，复习两三遍才能慢慢理解它。

我经常去复习，老师都说："你还来干吗？""没事，我就是来练一下。"在这种练习过程中，我会因为老师的某一个点触类旁通，灵光乍现，新的感悟也就出现了。

最后一点，不管学什么流派，自己要练，练了之后才知道书里和课上在说什么。不必追求一上来就特别"标准"，否则就会失去从不标准到标准的过程中，学习、理解、总结的机会。

子玉：有朋友提到"开单神器"，老师自己有"开单神器"吗？

张鹤：我的"开单神器"就是学员的反馈。倒不是反对学一些"开单神器"课程，毕竟跟大众解释专业内容挺不容易的，而是说，你自己心里有数，在让人开单之后，你的课程服务要真正给予对方什么。满足对方当下的诉求，然后呢，提供一个整体的练习方向。

客户留下来很重要，客户黏性同样重要。一个问题解决了，还会有新的问题。时间长了，就不仅是理疗层面，还会有心态等方面的影响了，如此才是真正的双赢。这么多年来，我很感动的是，很多学生跟随我走下来，一直支持我。

子玉：老师能在局部以及整体健康上帮到学员，意味着你具有相应的能力。而学习《瑜伽经》的时候，可能遇到这样的问题："经文里提到的那些'能力'，老师你也有吗？或者说，人确实可以得到吗？"

张鹤：必须承认，我没有《瑜伽经》里谈及的能力，也没遇到过谁有。

身心灵类型的课程，我参加过一些。为什么有人参加？我的体会是，大家需要寻找某种慰藉，或者转移生活中的注意力吧。我也喜欢茶、香道，可能是出于类似的需求。对这种需求，我是尊重的。比如这段时间你很累，去旅行放松一下，回来依然为工作生活而焦虑。正因为大家的焦虑和委屈，才有那么多课大受欢迎吧。

相对于批判别人，我更愿意反思自己。在瑜伽疗愈类课程中，我们可否增加一些对会员的关爱、共情或理解？增加一些对他们的生活有实际意义的东西？

比如说，让人不仅通过旅行来暂时缓解焦虑和委屈，而且学着在生活中更好地与焦虑和委屈共处，甚至在认知层面上，让自己的焦虑情绪减少一点。这是近两年我在学习、思考和尝试的。如果大家在日常生活中，能被很多正向的东西所充盈，有更多满足感、价值感的话，那么一些在我看来不特别靠谱的课程，会减少一点吧。

在瑜伽哲学范畴，与认知有关的，我认为也应该学一学，尝试把它们用在生活中。瑜伽理论里有一个特别好的"行动瑜伽"（又译为"业瑜伽"），是说你在行为当中，真正把注意力放在当下时间和行为本身，不纠结于行为结果以及他人看法。我觉得，只要做对了行为，大部分情况下结果是必然的。这些思考或智慧，也值得学习，就像体式练习从不标准到标准的过程。

为什么要讲瑜伽疗愈呢？疗愈是在特定的时间和空间里，能够让你当下的一个行为，成为自己整个生命的滋养。

这种滋养给你"充电"，让你有足够的能量，或者说心力，去面对之后不尽如人意的事情，同时看到生活中美好的、尽如人意的事情，如此一种平衡，也就大体达成了。

张鹤

生物学研究生教育背景，美国瑜伽联盟500小时资深瑜伽导师（E-RYT 500），阿奴萨拉国际授权导师，元素禅瑜伽培训中心创始人，具有10多年瑜伽解剖生理学、精准顺位课程、流瑜伽课程、呼吸与调息法课程及阿奴萨拉课程教学经验。

后　记

　　如果说这本书能够出版，是走过了一条路的话，那这是怎样的一条路呢？

　　于我而言，是不断体验、学习、思考，同时不断被支持、被关照、被启发的路。

　　论其缘起，可能是我买体验卡去走访大量瑜伽场馆的经历，也可能是阅读，或者与晓丹的一些交流吧。总之是在这个知识领域，传统与现代，合理与错位，甚至真伪之间，有一些发现如鲠在喉，于是就一吐为快。

　　而对于晓丹而言，作为长期的瑜伽习练者，用她自己的话说：从瑜伽这种传统练习中获益许多，但也看到了它在传播过程中的许多问题，因而也在尝试将自己学术上的训练和长期的瑜伽练习相结合，希望能够以更科学化、更现代化的方式，重新去探讨瑜伽、正念和太极之类的心身练习，看看其能够如何更好地服务我们今天的工作与生活。她以清晰的价值观、出色的学术才能，写出了如此硬核的文章，我想多少会对增加中国的瑜伽知识厚度有所贡献吧。

　　感谢接受我们采访的老师们，感谢那些知无不言、特别慷慨的分享。篇幅所限，其中有一些老师的分享，应会收入下一个合集，主题是"瑜伽体式的深度"，也是这本《瑜伽可以很科学》

的延展，敬请期待。

感谢王志成教授一直以来的指导与帮助，让这一切成为可能。

最后，也非常感谢帮助审校并给出专业意见建议的编辑团队，使得文章能够以更好的形式、更优的质量呈现给我们的读者。

子玉

2023年8月